易学、易记、易考、易用

中医内科学四易口诀

主　编　李玉芬　周宿志

主　审　周礼伯

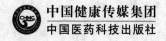

中国健康传媒集团

中国医药科技出版社

内容提要

《中医内科学四易口诀》配合高等医药院校中医教材（以第五版、第六版、第七版、第八版作为初编，以第九版定稿），将"中医内科学"按考试和临床要求的内容编成口诀，采用口诀与注释相结合的形式介绍各病证的病因、病位、病性、症状、证候分型、方药诸内容。

本书口诀紧扣教材，顺诀释义，便可理解、弄懂、记忆、熟悉中医内科学的内容，易学、易记、易考、易用，适合于教学之需、自学之需、考试之需与临床之需，故名《中医内科学四易口诀》，解决了知识过手问题，使中医药院校学生、临床中医师、中药师及中西医结合医师学习中医知识变得易懂而好学了。

为中医院校学生毕业考试、助理执业医师考试、执业医师考试、主治医师考试、研究生入学考试、西学中考试、传统医学师承出师考试和传统医学医术确有专长考试等各种医学考试奠定了扎实的基础。

读记熟悉此书，无需跟着"考试指导丛书"类追赶，无论怎样出考试题，考试的内容基本几乎都包括在本书口诀之内，或包括在注解之内。

因此，熟读此书，不怕考试。

图书在版编目（CIP）数据

中医内科学四易口诀/李玉芬，周宿志主编. —北京：中国医药科技出版社，2017.10
ISBN 978-7-5067-9455-8

Ⅰ.①中… Ⅱ.①李… ②周… Ⅲ.①中医内科学—基本知识 Ⅳ.①R25

中国版本图书馆 CIP 数据核字（2017）第 185789 号

美术编辑 陈君杞
版式设计 张 璐

出版 **中国健康传媒集团** | 中国医药科技出版社
地址 北京市海淀区文慧园北路甲 22 号
邮编 100082
电话 发行：010-62227427 邮购：010-62236938
网址 www.cmstp.com
规格 787×1092mm ¹⁄₁₆
印张 12¼
字数 272 千字
版次 2017 年 10 月第 1 版
印次 2019 年 11 月第 2 次印刷
印刷 三河市双峰印刷有限公司
经销 全国各地新华书店
书号 ISBN 978-7-5067-9455-8
定价 **29.00 元**

获取新书信息、投稿、为图书纠错，请扫码联系我们。

序

　　中医药学的教育对于培养人才，发展祖国医药学，作出了不可磨灭的贡献。

　　原始的中国医学教育主要是师徒相承。早期医学教育机构的创立，发端于南北朝时期。《唐六典》记有宋元嘉二十年，太医令秦承祖奏置医学，以广传授。秦承祖是创立医学教育机构的始祖。隋唐时期皆设置太医署，开展其正规的医学教育。且唐代太医署已具备较完善的教育体制，教学人员及学生都有明确的编制。各府、州亦仿照太医署建立地方性医校。宋金元时期开办了医学教育，还建立了考试、奖惩、破格录用等制度。

　　清代医学教育于1749年《医宗金鉴》刊行后，即用《医宗金鉴》作为教科书，一直沿续到清末。《医宗金鉴》为清政府编纂的医学丛书，其中《四诊心法要诀》、《杂病心法要诀》、《妇科心法要诀》、《幼科杂病心法要诀》、《外科心法要诀》、《正骨心法要诀》、《眼科心法要诀》等，都是采用歌诀体裁编著，使学者熟书明理，易于理解，便于诵记。民国年间，中医界的有识之士为抵制政府对中医的歧视压制和西方列强的文化侵略，开办中医学校，培养中医人才，为发展中医药写下了可歌可泣的历史。

　　新中国成立后，随着近代高等中医药院校的建立，为适应中医药教育和临床的需要，先后由国家组织全国著名中医药学专家编写出版了系统的中医药类高等教材。

　　"中医学四易口诀"就是根据这套高等教材中的中基学、诊断学、内科学、妇科学、儿科学、外科学、眼科学、耳鼻喉科学等学科的内容，系统地编成了口诀，后列注释。

　　口诀包含的内容紧贴教材，顺诀释义便能理解、熟悉教材；若能进一步诵记口诀，便能促其熟练掌握教材内容。因本口诀易学、易懂、易记、易考、易用，按此诀背记、对照教材理解，可助学员熟练中医的理、熟练中医的证，使自己成为优秀中医人才而打好牢固而准确的基础。可以说"中医学四易歌诀"是解放以来，或可说是《医宗金鉴》问世以来，所见到的内容最全面、学习最方便、适用于考试与临床的一部易学、易记、易考、易用的医学口诀。

　　熟记、熟练中医学知识，用中医理论作指导下的治疗方法是有效的，甚至是高效的，这足以证明中医是自成一体的科学体系。中医的体系庞大而复杂，要学好中医、成为优秀中医师实在很难。为解决学习中医学各科内容广博，难于记忆和熟练掌握的问题，周礼伯医师团队作了近二十年艰辛的尝试，编著"中医学四易口诀"，推广"口诀法"学习中医学。

　　口诀把中医复杂而深奥的理论用歌诀语言浅显易懂、提纲挈领地表述了出来，使中医易于学习理解、掌握运用，势将获得良好效果。这对于继承、弘扬中医学，促进祖国医学的广泛传播与发展，培养国内外中医优秀人才，无疑会起到十分积极的作用。

对此，我甚感欣慰，乐为之作序。

成都中医药大学　李大琦

前 言

中医学的优势在于整体观念、辨证施治及激发自我愈病的能力，以及维持人体良好的健康状态。

中医学的起点和归宿，都是以与整个生态环境息息相关的"活人"为其观察、诊治的对象，始终以辩证的、联系的、发展的、多因的、多变的、运动的观点去分析、处理人体的病与健。

中医学是在中华民族之生存、健康的历史长河中得到了反复检验的卓有疗效的经验医学。然而，要做一名优秀的中医师并不容易，要学习掌握的内容太多，为了让学习者清楚不混，于考试与临床都能准确应用，编者经过多年探索，借鉴百家之长，结合自己的学习与临床经验，编写了《中医内科学四易口诀》，以望学习中医者能熟练掌握有关内容，为成为优秀的中医师打下良好的基础。

《中医内科学四易口诀》按照《中医内科学考试大纲》的要求，再参考高等院校毕业试题、研究生入学考试试题和执业医师考试试题中的知识要点和临床都必须掌握的相关知识的重点、难点、疑点等进行了揉融综合，尽量将诸多知识结合点嵌融入本书口诀的内容中，并结合编者的临床实践，广泛接受了国家级、省级高端精品课程教学导师和资深临床专家的修改意见，以及对各种考试要点都非常熟悉的一线教学导师的指导意见，再据此基础将口诀进行精化、简化、实用的凝炼，采用口诀与注释相结合的形式编写而成。本书易学、易记、易考、易用，故名《中医内科学四易口诀》。本诀令人记之不混，用之准确而高效，在临床及考试中确实大有用处，能让学习本诀者掌握好中医学知识，提高临床疗效。

本书口诀具有"新、齐、精、韵、灵"的特点。"新"是创新、新颖，不拘于前人，皆属创新编写，清楚易记，不易混淆，尤宜考试与临床。"齐"是齐而博，对凡属临床必需之内容，都进行了新编，齐博而忠实，与前人编的口诀不一样，忠实于教材的核心内容而临床好用。最大限度地减少了易引起混淆及歧义之处，以提高记忆质量。"精"是精辟、简洁，不含与临床意义疏远的东西，能助学习者铭记关键内容，以利考试与临床运用。"韵"是押韵，采用人们习惯的七言字诀，力求押韵，好读易记。"灵"是灵活，记得准而用得准，只有在用得准为前提之下的灵活，才能为学习者在未来的临床上提供极佳的知识储备。

对冷洪岩医师对此书所提出的修改建议表示感谢！

谨对审核此书的成都中医药大学李大琦教授和周礼伯医师深表谢意！

书中不当之处，敬望学者和同仁指教，以便再版时纠正。

编者

目 录

总 述

各　论

总　述

第一章　导　言

第一节　中医内科学的定义和范围

中医内科外感杂，两者联系又转化，
各有病因和病理，临床特点诊治法。
疾病杂医大方脉，伤寒温病外感括，
《金匮要略》说杂病，扁鹊分科先师家。

注

中医内科学是用中医理论作指导，以辨证论治为原则，系统阐述和处理内科病证的一门学科。其涉及内容极为广泛，主要包括外感时病和内伤杂病 2 大类疾病，两类疾病是相互联系又相互转化的，但各有其病因病理，临床特点和诊治方法。

中医内科因其研究范围很广，古称"疾医"、"杂医"、"大方脉"。

一般来说，外感病主要指《伤寒论》及《温病学》所说的伤寒、温病等热性病，这类病由外感风寒暑湿燥火及疫疠之气所致，其辨证论治以六经、卫气营血和三焦的生理、病理的理论作为指导。

内伤杂病主要指《金匮要略》及后世内科专著所著述的脏腑、经络、精气血津液等杂病，主由七情、饮食、劳倦等内伤因素所致，其辨证论治是以脏腑、经络、精气血津液的生理、病理之理论作为指导。

扁鹊被认为是最早的分科先师医家。

第二节　中医内科的学术发展源流

一、中医理论奠基时期

原始社会《山海经》，记载内科病名症，
周礼天官分科医，疾医内科之医生。
中医殷周战国基，内经观念重整体，
阴阳五行粗规律，重视脏腑经络系，
邪情饮劳脏气络，四诊方法内容启，
三因制宜治未病，标本正治与反治，
制方饮食精神疗，针刺大法原则毕。

《内经》二百多病证、仲景伤寒六经论。

三百七十五剂，《金匮要略》论杂病。

注

请顺诀释义。

早在原始社会，就有《山海经》一书记载了"风、疟、痟疾、腹痛"等内科病证的名称及症状。《周礼·天官》记载了分科医：疾医、食医、疡医、兽医4种，其中疾医相当于内科医生。

中医理论的奠基时期是殷周到战国时期。核心书籍是《黄帝内经》，包括《素问》和《灵枢》两部分，共18卷，各81篇。

《黄帝内经》的基本理论可概括为：

1. 强调整体观念：人是整体、人的病与健和自然环境有关。

2. 将阴阳五行学说贯穿于生理、病理、诊断和治疗等各方面，摸索出人体疾病变化与治疗的粗略规律。

3. 重视脏腑、经络，论述人身五脏六腑、十二经脉、奇经八脉等的生理功能、病理变化及相互关系。

4. 在前述理论指导下，叙述六淫、七情、饮食、劳伤等病因以及脏腑、六气、经络的病理变化。

5. 论述望闻问切四诊的诊断方法和具体内容。

6. 确定治未病，因时、因地、因人制宜、标本，正治反治，制方，饮食宜忌，精神治疗及针刺大法等治疗原则。

由此，《黄帝内经》奠定了比较系统的中医理论体系，已见理、法、方、药的雏形，成为内科学理论的渊源。《黄帝内经》记述了200多种内科病证。张仲景《伤寒论》以六经论伤寒，分别讨论了六经病证的特点、联系、变化及治法。《金匮要略》论述了脏腑杂病、制定了375首方剂，多为功效卓著的名方。

二、中医理论的继承发展时期

隋唐继承发展期，《外台秘要》消渴疸。

《诸病源候》最早著，病因病理证候鉴。

《元丰备对》宋神宗，太医局分九科传。

金元刘河间主火，张子和主攻下选，

丹溪滋阴东垣土，《圣济总录》风证篇，

水肿《鸡峰普济方》，董汲脚气现存专。

三因极说至今用，《十药神书》肺痨见。

注

从隋至唐是中医理论继承和发展的时期。《外台秘要》记载了消渴病人的尿是甜的，和对黄疸病及治疗效果的观察。《诸病源候论》是我国现存最早的病因病理学和证候学专著。宋代宋神宗时期《元丰备对》书中记载了太医局分9种教育医学生传授中医学知识。

金元时期四大医家发展并总结了具有特色的中医理论和治疗方法。他们各自用《内经》理论，根据自己实践提出了各自的主张。

刘河间提出火热证，主张用寒凉药，被称为"寒凉派"。张子和认为不论内、外因致病，如损害人体就该驱邪外出，广泛用汗、吐、下驱邪，被称为"攻下派"。

李杲（东垣）认为"内伤脾胃，百病由生，"当补脾胃，后世称为"补土派"。朱丹溪独树"相火论"，"阳常有余，阴常不足"，主张滋阴降火，被称为"滋阴派"。金元时期的《圣济总录》专论诸风。张锐《鸡峰普济方》把水肿分为多种类型。

宋代童汲《脚气治法总要》是现存较全面的脚气病专著。元代葛可久著《十药神书》是一部治疗肺痨病的专著。陈无择著《三因极一病证方论》创了外因、不内外因的三因学说，沿用至今。

三、中医理论的系统完善时期

> 中医系统完善期，明清《内科摘要》记，
> 医学上传寿世保，景岳全书极精辟，
> 温疫温热温病条，温热经纬感伏气，
> 湿热病篇湿温病。类证中风金匮翼，
> 理虚元鉴痎疟论，慎柔五书和医林。
> 唐容川著血证论，血证四法影响深。

注

中医理论的系统性完善时期是明清时期。薛己的《内科摘要》是我国最早用内科病名的专书。

虞氏的《医学正传》发展了朱丹溪的学说。龚廷贤著《寿世保元》适用内科临床参考。《景岳全书》对内科许多病证病理的分析与归纳极为精辟。

吴又可著《温疫论》是我国传染病学较早的专门论著。叶天士的《温热论》概括了温病的发病途径与传变规律，成为外感温病的纲领。吴鞠通《温病条辨》使温病学说更趋系统和完善，建立了温病辨证论治体系。王孟英《温热经纬》将温病分为新感和伏气两大类进行辨证施治。薛生白《湿热病篇》对湿温病进行了探讨。

林珮琴著《类证治裁》极为实用。熊笏著《中风论》，尤在泾著《金匮翼方》，此两书对中风病进行了专述。胡慎柔著《慎柔五书》、绮石著《理虚元鉴》都对虚劳作了分析。

2、卢之颐著《痎疟论疏》对劳疾进行了专篇论述。王清任的《医林改错》对瘀血作了详细论述，创立了活血化瘀诸方，补阳还五汤是治气虚血瘀的名方。唐容川的《血证论》是血证专著，提出了治血证四大要法，对后世影响较深。

第二章　中医内科学疾病辨证论治思路与原则

第一节　以病机为核心的辨治思路

内科首辨阴阳证：重辨病名因位性，

"寒热虚实"病势机，舌脉症状及体征。

四诊病性位因机，明本立法方药灵。

分清矛盾之主次，辨清何病与何证。

病机病生发变理，诸内必有诸外形。

病机辨证论治基，审察病机守机珍。

病机词汇用准确，脏腑病机掌握准。

治病求本标本况，同病异治相关情。

正治为逆与证逆，反治从治假象云。

注

中医内科（宋代称大方脉）的辨证首先要把阴阳辨别清楚！察舌按脉先辨阴阳！重点应辨识清楚以下6点：①病名；②病因；③病位；④病性之寒热与虚实；⑤病势；⑥病机。

病机就是疾病发生、发展和变化的机理，"审证求机"（原称"审证求因"）是根据"有诸内必形诸外"的理论去把握疾病的本质，从而得出辨证的结论。

而辨证论治、审证求机中极为重要的一环，就是要抓住病人的舌象、脉象、症状、体征。因此，应从四诊着手，去识病（辨识病证及其类别）、辨性（寒热虚实）、定位（确定病位）、求机（审证求机）、明本（治病必求其本）、立法（确立治疗法则）、选方、遣药，以求治之灵准。分清主要矛盾与次要矛盾，辨清是什么病或什么证。

病机是辨证论治的依据和基础，是理论联系实际的桥梁。"审察病机"是辨证论治的前提，"谨守病机"是论治必须遵守的原则。"求机"的过程就是辨证的过程。"审证求机"是辨证的基本要求，对立法组方起着直接的指导作用。因此，要准确使用病机词汇，对脏腑病机必须熟练地准确掌握。

辨证治疗内科疾病的三大原则是：

（1）治病求本；

（2）标本状况即标本同治、急则治其标、缓则治其本；

（3）同病异治，异病同治。

（4）正治又叫逆治，是逆疾病的证候性质而采用的治疗原则；如虚者补之（菀陈则除），实者泻之，寒者热之，热者寒之，微者逆之，甚者从之，坚者削之，客者除之，劳者温之，损者温之，结者散之，散者收之，留者攻之，燥者濡之，急者缓之，逸者行之，惊者平之。

（5）反治又叫从治，是顺从疾病的假象而采用的治疗原则：如热因热用（即以热性药治疗具有假热症状的病证），寒因寒用（用寒性药治疗具有假寒症状的病证），通因通用（以通利药治疗具有实性通泄症状的病证；如瘀血所致的崩漏应活血祛瘀；膀胱湿热之尿频，尿急，尿痛当清利膀胱湿热），塞因塞用（以补益药治疗具有闭塞不通症状的病证）等都属反治法。

一、中医辨证方法

中医辨证方法多：八纲脏腑六经辨，
卫气营血和病因，三焦经络方剂辨，
中医学点西医好，辨证辨病结合研，
思路开阔看整体，病情病程有预见。

注

中医辨证用八纲辨证和脏腑辨证（治疗杂病），六经辨证（治疗外感），卫气营血辨证（治疗温病），病因辨证，三焦辨证，经络辨证和方剂辨证。各种辨证方法有各自的特色、各有所长，不要偏于使用某一种辨证方法，应将各法结合使用才更具诊断价值。

《灵枢》说："夫五脏之有疾也…疾虽久，犹可毕也，言不可治者，未得其术也"。"审察病机"、"谨守病机"，灵活运用中医八大治法：汗吐下和、温清补消，以恢复健康。

中医治病的最终目的是要达到"阴平阳秘"，"以平为期"：总之，健康就是形气和谐，脏腑和谐，表里和谐，上下和谐，体内体外和谐，经络畅通，气血滑利，津精液充足且其运行通畅，饮食睡眠排泄正常，卫气强壮而抗病力强，恢复脏腑功能尤其是脾胃的纳运功能正常，祛除脏腑病变造成的病理产物。

（由此，笔者与同仁认为人体健康的标准应为：1. 每天能安睡 8 小时以上。2. 鼻涕口涎正常。3. 大小便正常。4. 口渴与出汗、涕涎、二便保持正常比例。5. 体力付出与恢复疲劳的时间正常。6. 有饥饿感，饮食正常。7. 常年皮肤和头的触感温度偏凉，而手心、足心和下阴触感是温暖的。8. 不感任何肢末或肌肉酸胀软乏。9. 十指尖、十趾尖触觉、温度觉敏感正常。10. 70 岁以上牙齿咀嚼功能尚好）。

中医师学点西医更好，借助西医的检验结果，以用西医诊断的内容富饶中医的四诊，力求"司外揣内"同"司内揣外"相结合，以望闻问切查与视触叩听、检验等诸法结合诊断，使中医师有能力把中医辨证同西医辨病结合起来（切记：对辨病不能单独理解为辨西医诊断出的病，中医学也有自己的病名诊断）研究疾病，让自己思路开阔而更加灵活，统看整体，预见病情、病程及治疗转归预后。

简言之：中医把人和生物看成一个复杂的系统，把人看成一个巨系统，用系统辨识的方法去解决人的病变。据此，中医有强大的生命力。

西医学内容请参见周宿志医师著《西医诊断学四易口诀》、《西医内科学四易口诀》及《中西医结合内科学四易口诀》，李玉芬医师编的《中西医结合妇科学四易口诀》及《中西医结合儿科学四易口诀》。

健 康 口 诀

胃留余地壮，气血旺盛畅，
起居顺天意，饭前先喝汤，

晨拍手补气，揉指血通畅，

桌上菜种多，生熟搭配良，

烟瘾按阳溪，睡眠调节当，

无胀无堵感，面泽耳眼亮，

涕痰涎便汗，排泄皆正常。

高寿由此做，人间福乐享。

注

饭前先喝汤可以减少血糖。按阳溪穴有助于戒烟瘾。

二、四诊与辨证的运用

四诊详准基础正，围绕主症去辨证，

从病发展过程辨，个别症状关键呈。

既要辨证又辨病，再由辨病去辨证。

辨清病名因位性，虚实病势病机等。

注

四诊的详细而准确是正确辨证的基础，应围绕主症去辨证，从病变的发展过程去辨证，有时个别症状是辨证的关键。从辨证→辨病→辨证，是一个诊断疾病不断深化的过程。不能只以"辨证"为满足，必须既辨证，又辨病，由辨病再进一步辨证，病证结合，而获得准确辨证的目标，以达到治病的目的。而在具体辨证时，应辨清其病名、病因、病位、病性、虚实、病势、病机等。

第二节　病证结合的辨证思路

一、病、证、症的基本含义及关系

症为体征单个症，包括症状和体征，

为病现象非本质，据此表现可辨证①。

证为证候阶段性，病因位性和邪正，

高度概括其病理，多个症状内联成；

单症反映病现象，疾病本质证反映；

症为辨证之前提，辨证结果谓之证②。

一个病含若干证，同一证见多种病；

病为全程特点律，中医治病要对证，

同病异治异（病）同治，皆因证之异同定③。

注

①症为症状，指疾病的单个症状和体征，是疾病所表现的现象，不是疾病的本质，故症状表现是辨证的主要依据。所以症状是辨证的前提，证是辨证的结果。如患者见壮热、烦渴、面赤、息粗等症状，舌红、苔黄、脉洪数等体征，则辨证为里热实证。

②证为证候，具有阶段性。证是疾病过程的病理总和。证横观整个病态过程。证是对疾病处于某一阶段时，对其病因、病位、病性、邪正双方的力量对比的高度病理概括，每一证

候都有其特定的症状和体征，故构成证候的症（症状和体征）都有其特定的内在联系。请再分析上例"里热实证"。

③一个病含若干证（证为证候。故病是对证的高度概括），同一证（证候）见于多种疾病中。如血瘀证见于头痛、腹痛、胁痛、痛经等病中。腹痛病有寒邪内阻、湿热壅滞、中虚脏寒、气滞血瘀证等不同证候。

病是对疾病全过程的特点和规律的概括。

中医既辨病又要辨证，但中医治病要针对证，因为证的不同，故治亦不同。正是证有异同，中医才有同病异治，异病同治，如五更泻与肾阳虚之阳痿，虽病种不同，而都用温补肾阳之法治之，皆因其证相同。

二、辨证与辨病的区别与联系以及两者的结合

> 整体观念去辨证，望闻问切综合评，
> 分析归纳推理断，病某阶段综合认。
> 辨证体现证因脉，治理法方药统性。
> 证横涉及中西病，反映诊疗体系性，
> 同病异治异同治，辨病难时靠辨证。
> 辨病识本特异性，握病重关针对性。
> 中医辨病中医理，某病共性规律针，
> 辨病施治同异治，结合个体不同证。

注

辨证要从整体观念出发，把望、闻、问、切四诊方法所得的各种资料综合分析、归纳、推理、判断，从而获得对疾病某一阶段病情的综合认识。辨证体现了中医的证、因、脉、治、理、法、方、药的系统性。证在横的方面涉及许多中医或西医的病，反映了中医辨证论治的诊疗的体系性和同病异治、异病同治的基本精神。在辨病较困难时，中医可通过依靠辨证取得疗效。

辨病是认识疾病的本质和特异性，把握疾病的重点和关键，以加强治疗的针对性。中医辨病要运用中医理论，对辨病不能单纯理解成辨西医的病，中医师要根据四诊识证、辨病，分析内在病变机理，针对某个病的共性及基本规律进行治疗，因此，"辨病施治"与"同病异治"，结合个体不同的证相互补充，结合施治。

三、治疗原则

> 治疗调节整体平，审证求机明标本，
> 把握动态异法宜，据让因势治未病，
> 重视调摄与护理，精神护理畅心情，
> 针灸推拿拔火罐，烫法浸泡外敷行。

注

中医内科学"在第9版（新世纪第三版）高等中医教材中列出了8大治疗原则：

1. 调节整体平衡，从调整阴阳入手，去其有余即去其阴阳之偏盛；阴盛则寒，阴盛化生水湿痰饮；阳盛则热，阳盛化生瘀滞燥结；去其有余用温、清、利、下之法。补其不足即补阴阳之偏衰，用补阴或补阳之法。

2. 审证求机论治：审证求机习称审证求因，求因就是求机。证与病机都是疾病的本质反映，是疾病的主要矛盾，故治病当遵循"审证求机"论治的原则。"同病异治"与"异病同治"是审证求机论治在临证中的基本应用。"证同治亦同，证异治亦异"说明了"证"是决定治法方药的最根本最可靠的依据。

3. 明辨标本缓急：本是事物的主要矛盾，标是事物的次要矛盾，急则治标，缓则治本，先标后本，先本后标，标本很急则标本同治。

4. 把握动态变化，分阶段施治，在外感病与内伤病中犹为重要。

5. 顺应异法方宜，具体有因时、因地、因人制宜三个方面。

6. 据证因势利导，顺其病势，就近祛邪，以获最佳疗效。

7. 先期治未病，即病防变。"见肝之病，知肝传肝，当先实脾"，即肝病要调补脾胃，使脾气旺盛而不受肝病传脾。

8. 重视调摄护理，如饮食护理、生活护理、精神护理、服药护理、保持精神舒畅，还可用针灸、推拿、拔火罐、烫法、浸泡、外敷等法进行护理，重在辨证护理，随证而异。

第三节　中医内科疾病的辨治原则

辨证全面分析病，掌握证机之特性，
外感归类三焦证，卫气营血六经病。
恢复脏腑之功能。复肺主气宣降能。
脾胃升清降浊运，心血脉行主神明，
肝疏升发肝风动，疏泄藏血濡润筋。
肾阴肾阳常不足，复肾长育殖骨髓。
气血津液经络肢，寒热虚实脏腑随。

注

辨证原则为：

1. 全面分析病情，根据"四诊"及其相关检查结果，客观地整体的把握病情。

2. 掌握病证病机的特点。中医内科分疾病的外感与内伤两大类。外感病主要按三焦，卫气营血和六经之证候进行归类。内伤杂病按五脏进行归类，治疗以恢复脏腑之功能。

3. 肺系病证按肺失宣发肃降，以当复肺主气、司呼吸的功能。

4. 脾胃系统病证按中焦气机升降失常的病机特点治疗，以复脾胃主运化、受纳，升清降浊的生理功能。

5. 心系病证按血脉血行障碍和心失司神明的病机特点辨治，以复心主血脉和神明的功能。

6. 肝系病证按肝气疏泄不畅、肝阳升发太过，肝风内动等病机特点辨治，以复肝主疏泄、藏血濡筋的生理功能。

7. 肾系病证主要按肾阴、肾阳不足的病机特点辨治，以复肾生长、发育、生殖、主骨、主髓等生理功能。

气血津液、经络、肢体病证当按其寒热虚实、及其所隶属的脏腑的不同进行辨证施治。

《黄帝内经·异法方宜论第十二篇》说治病有五法"砭东西药北方灸，南针导引按蹻中"，即在我国古代，用砭石治病来自东方，用药治病来自西方，用灸治病来自北方，用针治病来自南方，用导引按蹻治病来自中部地区；"导引按蹻"来自自己，只有自己才能做导引。用药物治病只是其中的一种方法。中医治病一定要诸法皆用而获得最佳疗效。

《汤液醪醴论第十四》说："其色见浅者，汤液主治，十日已。其见深者，必齐主治，二十一日已；其见大深者，醪酒主治，百日已"。一剂知，二剂已，中医师都希望；但是，大深之病，还是要待时间，病才能转化好；百日左右能够治得基本病愈的疾病比较普遍。

第三章 中医内科疾病辨证论治概要

第一节 外感六淫病证辨治概要

一、风

> 风阳开泄袭阳位，轻扬善行动数变，
> 百病之长多游走，寒热燥湿常相兼，
> 外风寒热中经络，内风肝阳热阴风。
> 风寒束表肺失宣，荆防达表汤加减。
> 风热袭表失清肃，发热恶寒桑菊安。
> 风入经络角弓反，防风牵正玉真散。

注

风邪具有善动不居，轻扬开泄的特点，为外风。当与内风相区别。

1. 春季多风病。风为阳邪，其性开泄轻扬，易袭阳位，即易侵犯人体的高位和肌表。阳受风，上先受之。

2. 风性，侵袭人体多见恶风、自汗等症状。

3. 风性善行而数变（风性善行是指风邪伤人，病位不定。数变指风邪致病具有变幻无常，行无定处和发病迅速的特点）。

4. 风性主动，致病则见动摇不定的特点，故诸暴强直（四肢抽搐，颈项强直，角弓反张等），皆属于风。

风为百病之长，常相兼他邪（燥、湿、寒、热）而侵袭人体致病。

风寒湿三气杂合而至，合而为痹证类。外风有外感风寒、风热和风中经络，内风有肝阳化风、热极生风、阴虚风动。

外感风寒束表则肺失宣降，用荆防达表汤加减。外感风热袭表则肺失清肃，症见发热、恶寒用桑菊饮加减。外风中入经络则角弓反张，用防风汤、牵正散或玉真散加减。

1. 风寒证

> 风寒束表肺失宣，荆防达表汤加减，
> 苏杏芷橘苓葱曲，寒热酸痛咳无汗。

注

风寒外袭，病机为风寒束表，肺卫失宣。症见：恶寒重、发热轻（有一分寒热便有一份表证），头身酸痛、咳嗽痰稀，无汗，苔白，脉浮紧，当疏风散寒，用荆防汤类：荆防败毒散，荆防达表汤：苏叶、白芷、橘红、赤苓、葱头、炒建曲，生姜（口诀未编入生姜，当留意加生姜）。

注意：凡是在《方剂学四易口诀》中没有的方剂，在本套"四易口诀"中都编诀补入，学习者当留意。

2. 风热证

> 风热袭表失清肃，发热恶寒桑菊饮，
> 少汗无汗脉浮数，痰黄渴咳头咽疼。

注

风热外袭，病机为：风热袭表，肺失清肃。症见：发热重，微恶风寒，少汗或无汗，脉浮数，痰黄或稠，口渴，咳嗽，头痛，咽痛，苔薄，舌边尖红，当疏风清热，用桑菊饮加减。

3. 风入经络证

> 风入经络角弓反，防风牵正玉真散，
> 颈强歪斜游走痛，牙紧抽挛脉浮弦。
> 麻木不遂祛风痰，白附羌防芷蝎蚕。

注

风邪入络，病机为：风邪入络，络脉痹阻。症见：脉浮弦，拘急不利，颈强，口眼歪斜，肢体关节游走性疼痛，甚则牙关紧闭，四肢抽搐拘挛，角弓反张，治当祛风通络，用防风汤、牵正散或玉真散。麻木不仁，半身不遂需祛风搜痰，用白附、羌活、防风、白芷、全蝎、僵蚕等。

腹内鸣响，呃气矢多，要联想着风，如痛泻要方。肌肉瞤动、眼睑跳动、脑血管痉挛要联想着风，进行辨证施治。

总之，凡遇善行而数变，病位不定，动摇不定，行无定处和发病迅速的病证，都要联想着风，进行辨证施治。

注意：在四易口诀的各科中，往往一个药名就代表一个方剂。如"防风"代表防风汤。

防风汤：防风、当归、杏仁、黄芩、甘草、葛根、麻黄、大枣、赤芍、生姜、秦艽。

口诀：防风汤归杏芩草，葛麻枣芍姜秦艽。

二、寒

> 寒阴伤阳性清冷①，寒性凝滞②和收引③。
> 恶寒厥冷呕吐泻，拘急很痛脉沉紧。
> 冬季寒病夏阴暑，寒则气收凝滞疼。
> 外寒侵表中寒证，内寒脾肾寒内盛。

注

寒淫证候：冬季多寒病，夏热贪凉受寒则患阴暑病，又叫"夏日伤寒"。寒："寒则气收"，肃杀、潜藏、凝结阻滞因凝滞而疼，收缩、牵引、拘急。寒邪是具有寒冷、凝结、收引等特点的外邪，叫外寒。当与内寒相区别。寒与风或湿相兼为病叫风寒，寒湿。

外寒：外寒有寒邪侵表和中寒两证。伤寒，风寒，寒湿，寒痹。

内寒：内寒有脾肾阳虚证和阴寒内盛两证。心阳不足，脾阳不足，肾阳不足，脾肾阳虚，肝寒，肝经寒凝。

①寒为阴邪，易伤阳气，寒性清冷。寒邪侵害人体的临床表现为阳气衰退的寒证：脘腹

冷痛，呕吐，腹泻，恶寒蜷卧，手足厥冷，下利清谷，小便清长，精神萎靡，脉微细等；外寒侵袭卫阳则恶寒重、发热轻。

②寒性凝滞（凝结、阻滞），寒则不通，寒凝血瘀，临床多表现为痛证。寒凝最痛，痛者寒多。

③寒性收引（收缩牵引）。寒袭肌表，寒伤肌表卫气，腠理闭塞则恶寒发热，无汗。寒气客于脉外则脉寒，脉寒则缩踡，缩踡则脉绌急，绌急则外引小络，故卒然而痛而且痛势剧烈。寒客血脉则头身疼痛，脉沉紧。寒客经脉则肌体屈伸不利，冷厥不仁。冬季多寒病。

1. 寒邪袭表证

寒邪伤表肺不宣，辛温解表麻黄煎，
寒重热轻头身痛，浮紧苔白冷无汗。

注

风寒袭表，病机为：寒邪伤表，肺卫失宣。症见：恶寒重，发热轻，头身疼痛，脉浮紧，苔薄白，遇冷痛剧，得热痛减，无汗。治当辛温发汗，散寒解表，用麻黄汤加减。

2. 中寒证

中寒伤阳四逆汤，恶寒战栗昏迷僵，
麻木冷挛面青紫，口鼻气冷沉伏象，
神志迟钝呼吸慢，舌苔白滑当助阳。

注

中寒病机为：寒邪直中，损伤阳气。症见：恶寒战栗，昏迷僵直，肢体麻木，四肢冰冷挛痛，面及皮肤青紫，咬牙冷颤，口鼻气冷，脉象沉伏，神志迟钝，呼吸缓慢，舌苔白滑，治当助阳破阴，温里祛寒，用四逆汤加减。

三、暑证

暑为阳邪性炎热①，脉洪面赤烦壮热，
暑性升散耗气津②，暑多挟湿③恶呕泻。
暑热伤人袭肌表，影响气机和神志。

注

暑邪具有炎热、升散、兼湿的特点。常在夏至之后，立秋之前侵犯人体致病。暑纯为外邪。

①暑为阳邪，其性炎热，显得机体亢奋，临床表现为脉大洪数，面红赤，心烦壮热、大热、高热，大汗，大渴，热扰心神则烦躁闷乱。

②暑性升散，暑易耗气伤津，临床表现为汗多口渴。气随津泄而气虚，气短乏力困倦，严重时昏倒不省人事。

③暑多挟湿：临床表现为恶心、呕吐、泄泻。暑热伤人袭肌表：伤暑则皮肤缓而腠理开，故暑热汗出较多，汗多则伤津，气随津泄则气耗。津伤则无以滋润故舌干口燥。气耗则机能减退，气虚气短，倦怠乏力，少气懒言。

④暑热影响气机和神志：暑热致气机升降紊乱则头晕目眩，心烦闷乱。暑热影响神志：暑热之邪内传脏腑而扰乱心神则气机逆乱，蒙蔽神明则卒然昏倒，不省人事，神昏谵语等中

暑重症。仲夏多暑病。

1. 中暑

中暑热蒙气阴伤，生津人参白虎汤，
热渴恶呕燥无力，短气胸闷头昏胀，
突然昏倒谵语抽。生脉参附龙牡汤。

注

中暑发热在盛暑之时，或高温作业环境。又叫"中热"、"中暍"。中暑病机为暑热蒙心，气阴两伤。症见：身热烦渴，恶心呕吐，皮肤干燥，四肢无力，短气，胸闷，头昏胀痛，甚则突然昏倒，谵语，抽搐。尿短赤，舌干少津，脉细数无力，治当清暑生津，用人参白虎汤加减。如气阴大伤，当益气养阴，救逆固脱，可用生脉散合参附龙牡汤。

2. 暑热证

暑热亢盛耗气津，清暑益气汤生津，
发热灼热脉细数，食少倦怠口渴饮。
阴暑夏热食凉起，寒邪侵袭香薷饮。

注

暑热病机为：暑热亢盛，耗气伤津。症见：入夏常发热，肌肤灼热，午后热甚，脉细数，食少倦怠，口渴引饮，治当清暑益气、养阴生津，用王清任的清暑益气汤加减。

3. 暑湿证

暑湿藿香正气散，身热不扬闷少汗，
恶风恶心便溏胀，脉濡苔腻口苦黏。

注

暑湿病机为：暑邪夹湿，郁于肌表。症见：身热不扬，胸闷头闷少汗，恶风，恶心，大便溏薄，腹胀，脉濡数，苔腻，口苦黏或淡。治当清暑化湿，用藿香正气散化裁。

四、湿证

湿阴伤阳阻气机，隐袭趋下重浊滞，
缠绵难愈伤脾胃，湿病广泛内外湿。
湿淫头昏沉如裹，嗜睡困重肢体倦，
或伴恶寒又发热，肢体关节肌肉酸，
渗漏湿液湿疹痒，纳呆胀痛痞闷满，
尿浊便溏面晦带，舌苔滑腻脉濡缓。
湿夹风暑水痰毒，湿遏卫表头病患，
外湿困表滞络毒，内湿寒湿湿热脾。

注

湿为长夏主气。湿为阴邪，易伤人体阳气，阻遏气机升降出入，易伤脾胃，因"脾恶湿"，湿盛则伤脾。湿邪致病隐袭，趋下袭阴位；湿性重浊黏滞，一旦致病则缠绵难愈，病程长；湿邪致病，范围广泛。

湿邪分内湿和外湿。内湿与外湿可以互为因果。外湿有"湿困卫表，湿滞经络，湿毒浸泡"3个证型；内湿有"寒湿中阻，湿热内蕴，脾虚湿困"3个证型。

湿淫证候则见头昏，头沉重如裹，嗜睡，身困重不爽，肢体倦怠，或伴恶寒发热，或肢体关节肌肉酸痛，或渗漏湿液，或湿疹发痒，或纳呆食少，脘腹胀痛痞闷满，尿浊便溏，面色晦暗，带下，舌苔滑腻，脉濡缓。

湿常兼夹为患：如风湿证、暑湿证、水湿证、痰湿证、湿毒证，以及湿遏卫表证，风湿犯头证。各自可有不同的证候表现。

1. 湿困卫表证

湿困卫表卫气郁，霍朴夏苓身痛酸，
迁延缠绵热不甚，如裹闷胀口中黏，
微恶风寒脉浮濡，脘痞泛恶稀溏便。

注

湿困卫表的病机为：湿邪困表，卫气被郁。症见：身体酸重疼痛，迁延缠绵，身热不甚，头重如裹，胸膈闷胀，口中黏或淡，微恶风寒，脉浮濡，脘痞泛恶，大便稀溏，面色淡黄，舌苔白腻。治当芳香化湿，用霍朴夏苓汤加减。

2. 湿滞经络证

湿滞经络留关节，酸痛重着苡仁汤，
固定不移漫肿痛，屈伸不利酸肿胀。

注

湿滞经络的病机为：湿邪袭络，留着关节。症见：关节酸痛重着，固定不移，漫肿疼痛，转侧屈伸不利，酸软肿胀，舌苔白滑或白腻，脉濡缓，治当祛湿通络，用苡仁汤化裁。

3. 湿毒浸淫证

湿毒郁表浸肌肤，湿气疮疹二妙丸，
瘙痒黄水脉滑数，尿浊带腥痒疥癣。

注

湿毒津淫的病机为：湿毒郁表，浸淫肌肤。症见：脚生湿气，疮疖，疱疹，湿疹，局部瘙痒或流黄水，脉滑数，尿浊，带下腥臭，疥癣，舌苔黄腻，脉滑数，治当化湿解毒，用二妙丸化裁。

五、燥证

燥阳秋肺①性干涩，温燥凉燥伤津液②。
外燥秋生化热火，内燥上中下当别。
内燥伤阴舌少津，消渴盗汗五心热。

注

燥邪是具有干燥、收敛等特性的外邪。五脏阴液的根本是肾。肾恶燥，胃恶燥，肺恶燥。燥易伤肺。燥胜则干。"诸涩枯涸，干劲皴揭，皆属于燥"。燥分内燥和外燥。

内燥因出汗太多，或攻下太过，或精血内夺，均可导致阴津亏耗而失于濡养滋润而生燥病。

温燥发于秋之初，因夏季余热火邪和秋气不断敛肃所致。

凉燥发于秋末近冬之寒，此深秋之凉是凉而燥，叫凉燥。

①燥为阳邪。无论温燥或凉燥，都将是燥易伤肺。肺为娇脏，喜润而恶燥，故燥伤肺津则见干咳少痰，或痰黏稠难咯，或痰中带血，或喘息胸痛等。

②燥性干涩。无论温燥或凉燥皆伤津液，造成阴津亏损的病变（燥胜则干），如口鼻干燥，咽干口渴，皮肤干涩，甚则皲裂，毛皮不荣，小便短少，大便秘结等。

内燥当别上燥、中燥、下燥，累及肺脾肾大肠。内燥有消渴，潮热盗汗，五心烦热等临床表现。有时两燥同时侵犯人体发病。

外燥侵袭人体易化热化火。外燥以秋季多见。在干燥的天气中，空气湿度减少可导致人体细胞水量不足，燥病细胞水分减少，燥热患者的水和电解质多是紊乱的，燥病还见于某些维生素缺乏症。燥为缺少水分，治燥当补水滋阴。

1. 温燥证

温燥袭肺肺津伤，热咳少痰桑杏汤，

头痛口渴微恶寒，燥烦便干咳不畅。

注

温燥病机为：燥邪袭肺，肺津受伤。症见：发热、咳嗽少痰、头痛、口渴喜饮，微恶风寒，唇干咽燥，心烦，大便干燥，咳痰不畅，舌红少苔，脉细数，治当清宣凉润，用桑杏汤化裁。

2. 凉燥证

凉燥束表肺不利，发热痰稀杏苏散，

干咳痰少口咽燥，头痛鼻塞又恶寒。

注

凉燥病机为：凉燥束表，肺气不利。症见：发热，咽干唇燥，干咳痰少，痰质清稀，头痛鼻塞，恶寒无汗，舌干苔薄，脉浮弦，治当宣肺发表，化痰润燥，用杏苏散化裁。

六、火证

火阳热著性炎上，生风动血生肿疡，

耗气伤津火毒热，火扰神明神志茫。

高热渴汗脉洪数，面红尿赤躁狂妄。

外火感受温邪起，五气化火热躁狂。

火毒内陷心包血，及早开窍清心凉。

湿火毒热盛三焦，黄连解毒热躁狂。

注

火邪是具有炎热升腾的外邪，叫火热之邪。当与内火相区别。另有温邪，当别。

①火热为阳邪，其性炎上。火为热之著。"阳胜则热"，火热伤人则多见高热、恶热、烦渴、汗出、脉洪数等；热扰心神则神志迷茫，高热，口大渴，出大汗，脉洪数，面红目赤，尿赤尿短，心烦失眠，狂躁妄动，甚则神昏谵语等。

②火易生风动血。生风即热极生风，可见高热，神昏谵语，四肢抽搐，目睛上视，颈项强直，角弓反张等。动血即火热迫血妄行，可见各种出血，如吐血、衄血、便血、尿血、紫癜、月经过多、崩漏等。

③火热之毒易生肿疡。

④火热易耗气伤津，临床见热象：口渴喜饮，咽干舌燥，尿短赤，大便秘结。"壮火食气"则可有全身性津、气衰脱。

外火因感受温邪所起，风寒暑湿燥这五气入里化火叫"五气化火"，火性躁动，"诸躁狂越，皆属于火"，可表现为热、躁、狂。火毒内陷心包见神昏谵语或动血（各种出血证），要及早开窍清心、凉血止血。

1. 火淫证候

火淫温热阳内盛，发热面红口渴甚，
便秘尿黄舌质红，苔黄脉数主要症。
风热犯表肺胃热，肝火上炎心火盛，
肠热腑实扰胸膈，肝火犯肺营血阴，
热闭心包病势剧，火淫先把热邪清。

注

火淫证候因温热之邪致阳内盛，症见发热面红，口渴甚，便秘尿黄短少，舌质红，苔黄，脉数。

火淫证候常见有：

风热犯表证，肺热炽盛证，胃热炽盛证，肝火上炎证，心火亢盛证，肠热腑实证，热扰胸膈证，肝火犯肺证，热入营血证，热闭心包证（病势重剧）。

火淫证候首先要清解热邪。

2. 火热证

火热高热烦渴汗，面红目赤口舌烂，
舌红苔黄脉洪数，夜热失眠尿赤短，
舌绛昏谵脉细数，吐血衄血发疹斑。

注

顺诀拆义时当注意"或"字，即火热证的临床表现为：高热壮热，汗出，心烦，渴喜冷饮，面红目赤，口舌糜烂，小便短赤，舌红苔黄，脉洪数；或身热夜甚，心烦不眠，渴不多饮，甚则神昏谵语，舌红绛，脉细数；或吐血、衄血、发疹、发斑等。

治当清热泻火。

再注：温热之邪经肌表口鼻而入，则肌表营卫失调，阳气郁阻，不得泄越致机体阳气亢盛，功能亢奋，正邪剧烈搏斗则高见热恶热喜冷、脉数等一系列火热征象。

大热、高热使皮肤腠理疏泄失常，玄府常难（阖）合故汗大泄；热伤津液故大渴大饮，热在营阴故脉洪大数。热壅血脉故血流加速，血液充盈隆盛，严重者血热逆乱妄行而见一系列动血出血的病证。

温、热、火：温为热之渐，火为热之极。火热常混称。但热属外淫，如风热、暑热、湿热。火与热的区分是：热在中医学中没有属于人体正气的说法。

火分壮火和少火。壮火食气又称火邪，是指火盛耗气，甚至伤阴。少火是指人体正气，此少火藏于人体脏腑内，有温煦升发的作用，就是阳气的作用，这叫少火，又叫少火生气。

温与热同属外感热病的一类致病因素，故在临床上常常把"温热"并称，叫做温热病邪。

"阴虚则内热，阳盛则外热"和"气有余便是火"，都是指火热。火热由脏腑经络阴阳气血失调所致。

外火即外感火热是直接受温热之邪（暑热天，高温作业等）致火热病证。外火可由风暑湿燥寒转化而来；邪侵阳明燥土易化火，但邪侵少阴湿土则很难化火。

风寒暑湿燥侵袭人体，多数要经过一段化热过程：寒邪从阳化热、湿郁化热、风与燥从阳化热化火，都生成火、火毒，都可患热证如口舌糜烂、舌生芒刺、肿毒疮疡，或高热、超高热而扰乱神明见狂躁、谵语、神昏，甚至高热生风而见四肢抽搐，目睛上视，颈项僵直，角弓反张等。

简言之：外火是外感风热、火热之邪而引发机体阳热过盛致机能亢奋，症见初起发热重、恶寒轻，头痛脉浮，继而壮热烦渴，脉洪数，常生风动血。

内火（即内热，多属虚火）是阳气过盛化火，邪郁日久从阳化热化火，五志过极化火（如气郁之肝火），症见面红目赤，心烦口渴，尿赤便结，舌红苔黄，脉数等症；或精血亏耗，阴虚阳亢而虚热虚火内生；症见五心烦热，或骨蒸潮热，失眠盗汗，舌红少苔，脉细数；或虚火上炎之牙痛，咽痛颧红升火等症。

外感风热、感受火邪，感寒从阳化热，湿郁发热，气郁化热，风与燥从阳化热化火，阳气过盛化火，五志过极化火，阴虚阳亢之虚热虚火。

3. 火毒证

火毒壮热烦不眠，躁扰发狂神昏谵，

疮肿局部见脓血，脉数有力苔黄干。

注

脑的神志疾病多见于阳亢，火盛。实热实火、虚火、郁火、痰火、心火、肝火，火证几乎见于所有精神疾病中。火热灼津或气机运行障碍，会影响人体气血津液运行而产生痰浊、水湿、瘀血等，这些病理产物又会影响气机运行，互为因果。七情伤及脏腑产生痰瘀湿火，上蒙清窍出现神机失用等病。治火毒当泻火解毒。

4. 火邪为病总诀

躁热过极火来犯，实火病急因外感，

火毒疮肿脉搏数。心火昏谵口舌烂，

肝（胆）火眩晕目赤痛，脾火唇肿口渴烦，

胃火口渴牙龈痛，肺火咳血黄稠痰。

肾火晕鸣五心热，消瘦盗汗腰膝软。

大肠便秘肛门（灼）热，小肠尿痛口舌烂，

膀胱血尿淋浊癃（闭）；虚火潮热五心烦，

肺阴不足咳少痰，心阴怔忡又失眠。

肝肾阴虚头眩晕，耳鸣遗精腰膝痠。
脾胃阴伤虚火旺，口渴欲饮口燥干。
阴虚火旺要滋阴，气虚内热用甘温，
实火要用苦寒剂，阳气衰败温补肾。
火热温性都相近，燔热伤津阳热盛，
热渴面红脉洪数，动风动血发斑疹。
心肝受灼则狂躁，营热疮惊抽搐昏。

注

躁热过极都因火来犯。实火发病急，因外感而起。火毒则发红肿疮疡，口舌唇溃烂，脉数。心火扰神则神昏谵语，且见口舌糜烂。

肝胆火热则头晕目眩，目赤肿痛。脾火则口唇红肿疼痛，口渴烦躁。胃火则口渴，牙龈肿痛。肺火则咳血，咳吐黄稠痰。

肾火则头晕耳鸣，五心烦热，消瘦盗汗，腰膝酸软。大肠热则便秘，肛门灼热。小肠热则尿痛尿急，口舌糜烂。

膀胱热则血尿，淋浊，癃闭。虚火则潮热盗汗，五心烦热。肺阴不足则干咳，咳嗽少痰。心阴虚之虚热则心悸，怔忡失眠。

肝肾阴虚之虚热则头晕目眩，耳鸣遗精，腰膝痠软。脾胃阴伤之虚火旺盛则口渴欲饮，口燥咽干。

阴虚火旺要滋阴，气虚内热用甘温，实火要用苦寒剂，阳气衰败要温补脾肾之阳。

火、热、温性质都相近。高热燔热损伤阴津，阳热内盛，大热大渴，面红，脉洪数。高热易动风，动血，发斑疹。

心肝受灼则狂躁，营血热则患高热，疮疡，惊厥，抽搐，昏迷。

火邪总见脉数。实火则见脉洪数，洪大数，弦数，滑数等，虚火多见脉细数或细弦数。火多见苔黄舌燥。大肠火、小肠火、膀胱火热。

注意：学习本书者应着重对比记用本书口诀中的阴证、阳证、火证、热证、水证、湿证。疾病虽变化无穷，总不离阴阳；阴阳总不离水火。中医师必须知道水火，治病必须注重水火（寒热水湿、火热湿）。

5. 火热炽盛证

火毒热盛充三焦，黄连解毒高热躁，
面红目赤气粗渴，口臭便秘斑疹瞄，
直视痉厥神昏谵，苔黄舌红芒刺焦。

注

火热炽盛的病机为：火毒炽盛，充斥三焦。症见：高热烦躁，面红目赤，气粗口渴饮冷，口臭，便秘，或斑疹吐衄，甚则直视、痉厥、神昏谵语，舌苔黄，舌质红绛，重则舌起芒刺。治当泻火解毒，用黄连解毒汤化裁。神昏用牛黄清心丸。火热内闭而腑实便秘者，用牛黄清心丸配合调胃承气汤治之，以清心开窍，通腑泄热。

第二节 内生五气病证辨治概要

外感六淫与内生五邪的区别

内生五邪病理联，类似燥火风湿寒，

脏腑气血（津）液失调，引起综合病机变。

注

有时外感六淫与"内生五邪"相混杂，应仔细辨明其病理变化。内生五邪是指体内气血津液、脏腑等生理功能失调所引起的综合性病机变化而产生的类似风、寒、湿、燥、火六淫外邪致病的病理现象。

因其起病于体内，故称内风（肝阳化风，热极生风，阴虚风动，血虚生风），内寒（寒从中生），内湿（湿从内生），内燥（津伤化燥），内火（火热内生即阳气过盛化火，邪郁化火，五志过极化火，阴虚火旺及脏腑之火）。

一、内风证

（中风、热极动风、肝阳化风、阴虚风动、血虚生风、虚阳浮越）

内风_{中风}抽搐头眩晕，肢废震颤语言謇，

卒然昏倒不省事，半身不遂歪斜见。

诸风掉眩属肝经，或是风从体内生。

肝风内动四证型，肝阳热极阴血症。

阳亢热极内风动，高热抽搐神志昏。

肝亢化风肝风动，面色如醉头眩晕，

昏倒头热口眼斜，半身不遂实风生。

阴虚血虚风麻木，四肢蠕动筋脉_拘紧。

下元虚衰虚阳浮，痰浊上泛瘖痱症。

血气并上为大厥，阳亢阴虚因果成。

内风配用外风药，麻木不遂虫药斟，

风夹痰瘀火兼治，虚风柔肝又滋肾。

注

内风又叫"动风"。内风的临床表现为眩晕，四肢抽搐，震颤，动摇不定为主要症状（此为内风总的表现症状。这是应掌握的诊断肝风内动的四个证型的共同要点）。重则表现为手足废弱不用，语言謇涩，甚则卒然昏倒，不省人事，口眼歪斜，半身不遂等。内风即"诸风掉眩，皆属于肝"，以及"风从内生"之类。

内风的临床表现有实证和虚证之分。肝风内动证分为肝阳化风，热极生风，阴虚动风，血虚生风4个证型。

实证如阳邪亢盛，热极动风，症见高热不退，四肢抽搐，神志昏迷等。

肝阳偏亢，肝风内动，常见眩晕，头部热痛，面色如醉，甚则猝然昏倒，口角歪斜，半身不遂等。

虚证如温病邪热伤阴，阴虚生风，虚风内动则见筋脉拘急痉挛，手足蠕动等症，或下元

虚衰，虚阳浮越，痰浊上泛，发为瘖痱重症等。瘖为舌强不能言。痱为足废不能用。"血之与气，并走于上，则为大厥"。因为阴虚与阳亢互为因果，引动内风，所以内风每多虚实夹杂。

内风实证宜平肝息风，虚证当补养息风。内风配用外风药，麻木不遂者可加虫药，风夹痰、瘀、火要兼顾治疗，虚风则息风兼柔肝滋肾。

1. 肝阳化风证

> 肝阳化风目眩晕，镇肝息风天钩饮。
> 肝阳上旋阳亢风，肌肉瞤动麻木震，
> 面红目赤头痛剧，昏仆斜不省人事，
> 痰鸣言謇脉弦细，头重脚轻行不稳。

注

肝阳化风的病机为：肝阳上旋，阳亢化风。症见：目眩头晕，肌肉瞤动，麻木震颤，面红目赤，头痛如掣，喉中痰鸣，语言謇涩不利，头重脚轻，行走不稳，脉弦细。甚则突然昏仆，口眼歪斜，不省人事。治以平肝息风潜阳，用镇肝息风汤、天麻钩藤饮化裁；也可用一贯煎合天麻钩藤饮。

2. 热极生风证

> 热极生风羚钩汤，内陷心肝动内风，
> 壮热如焚伤营血，抽搐项强反角弓，
> 两目上视神不清，弦数有力舌质红。

注

热极生风的病机为：邪热亢盛，伤及营血，内陷心肝，扇动内风。症见：壮热如焚，手足抽搐、颈强头痛，角弓反张，两目上视，神志不清，脉弦数有力，舌质红。治当清热凉肝息风，用羚角钩藤汤化裁。

3. 阴虚风动证

> 阴虚风动阴血虚，补肝汤加大定风，
> 筋脉失养虚风动，四物枣仁草瓜同。
> 手足心热精神疲，四肢瘛疭肉瞤动。

注

阴虚风动的病机为：阴血不足，筋脉失养，虚风内动。症见：手足心热，精神疲倦，四肢瘛疭，肌肉瞤动，舌红少苔，脉大无力，口干舌燥，颜面潮红。治当滋阴养血，柔肝息风，用大定风珠、补肝汤加减。补肝汤：当归、熟地、白芍、川芎、炒枣仁、炙甘草。

二、内寒证（寒从中生）

> 内寒脾肾阳虚患，内寒脾肾肾为主，
> 分清寒邪有偏盛，内寒还是阳虚主，
> 内寒阳虚虚为主，外寒伤阳寒为主。
> 两者伤阳致阳虚，抗邪力低阳虚著。

> 收引冷白静稀润，面色苍白形寒肢冷。
>
> 肢节痹痛筋脉挛，尿涕唾痰稀清冷，
>
> 宫寒泄泻舌甲寒，阳痿水肿血瘀证，

> 心阳不足悸忡闷；脾阳_{不足}便溏冷胀满。
>
> 肾阳不足腰膝冷，阳痿尿频子宫寒。
>
> 肺气不足痰清稀，少气自汗咳嗽喘。
>
> 肝寒头部巅顶痛，呕吐涎沫咯稀痰。
>
> 两侧少腹乳房痛，睾丸疼痛或寒疝。
>
> 外寒病急实证多，虚寒病久病势缓。
>
> 寒滞肝心胞宫证，寒胜痛痹经常见。

注

内寒形成主要是脾肾阳气虚衰，尤其与肾阳虚衰有关。

内寒是虚而有寒，以虚为主。外寒是寒伤阳气使阳气受损而虚，以寒为主。内寒与外寒都属寒损伤阳气。外寒病急以实证多见，虚寒是内寒病势缓，以虚证为主，是因素体阳虚显著，抗邪能力低所致。

内寒临床特点是：收引，冷、白、清、稀、润。"诸寒收引，皆属于肾"：症见肢节痹痛，筋脉拘挛，面色苍白，形寒肢冷，齿印、甲印寒象，阳痿。

"诸病水液，澄澈清冷，皆属于寒"。症见涕唾痰涎稀薄清冷，尿清长，大便泄泻，五更泻，水肿。阳虚不能温煦血脉，内寒收引血脉而血行不畅而致血瘀，症见痛处固定，遇寒加重。

心阳不足则心悸，怔忡，胸憋闷。脾阳不足则便溏肢冷，脘腹胀满。肾阳不足则腰膝冷痛，阳痿，尿频，子宫寒。

肺气不足则咳痰清稀，少气自汗，咳嗽咳喘。肝经寒滞可见头痛巅顶痛，呕吐涎沫，咯稀痰，少腹痛，乳房痛，睾丸痛，寒疝，用吴茱萸汤。感受外寒发病急，实证多。内伤虚寒病程久，病势缓，常见寒滞肝、心、胞宫证。寒胜以痛痹常见。

1. 阴寒内盛证

> 阴寒内盛四逆汤，阳气衰寒肢厥冷，
>
> 腹中冷痛吐清水，下利呼慢气息冷，
>
> 神志迟钝面肢肿，舌淡苔白脉细沉。

注

阴寒内盛的病机为：阴寒内盛，阳气虚衰。症见：形寒厥冷，四末欠温，腹中冷痛，呕吐清水，下利清谷，呼吸缓慢，出气息冷，或神志迟钝，面肢浮肿，舌淡，苔白滑，脉细而沉。治当助阳祛寒，用四逆汤化裁。

2. 脾肾阳虚证

> 脾肾阳虚阴寒凝，附子理中温脾肾，
>
> 腰膝酸冷面苍白，脘腹冷痛呕恶频，
>
> 畏寒喜暖五更泻，舌胖齿印小便清。

注

脾肾阳虚的病机为：脾肾阳虚，阴寒凝结。症见：腰膝酸冷，面色苍白，脘腹冷痛，呕恶频作，畏寒喜暖，五更泄泻，舌胖齿印，小便清长，脉沉细无力，治当温补脾肾，用附子理中汤化裁。

三、内湿证

内湿脾虚脾湿困，互为因果脾生病。
湿从寒化伤脾阳，湿从热化伤胃阴。
湿绵重浊阻气机，肝胆湿郁黄疸病，
湿滞大肠泄泻痢，下注膀胱损冲任。
鉴别外湿与内湿，内湿寒热虚实审。
治疗化湿重健脾，湿盛为标虚为本。

注

内湿指内生之湿，与脾的关系密切，"脾虚生湿，""湿困脾运"，两者互为因果，病根在脾。"诸湿肿满，皆属于脾。"因此，内湿即是病理产物，又是致病因素。湿从寒化损伤脾阳，湿从热化损伤胃阴。湿行趋下、黏滞重浊，缠绵难愈，阻滞气机，使脾胃升降失常。湿郁肝胆则生黄疸，湿滞大肠则泄泻痢疾，湿热下注膀胱则气化不利而淋浊、尿血。湿热损伤冲任则赤白带下。外湿与内湿当鉴别，内湿分寒、热、虚、实。治疗湿证当化湿，重在健脾，因湿盛为标，体虚才是本。

1. 寒湿中阻证

寒湿中阻遏脾运，胃苓汤或实脾饮。
脘腹痞满胀恶呕，身重或肿腹中疼，
头重如裹饮食少，脉濡苔白泻肠鸣。

注

寒湿中阻证的病机为：寒湿中阻，困遏脾运。症见：脘腹痞满作胀，恶心呕吐，身重或肿，或腹痛，头重如裹，饮食减少，脉濡缓，苔白，泄泻肠鸣。治当温中化湿，用胃苓汤（治标：水湿为主）、实脾饮（治本虚：脾阳虚为主）加减。

2. 湿热内蕴证

湿热内蕴脾胃滞，甘露消毒清热湿。
发热倦怠痞胀闷，口苦黏渴呕恶痢，
胁痛尿赤频急痛，黄疸瘙痒苔黄腻。

注

湿热内蕴证的病机为：湿热内蕴，脾胃气滞。症见：口苦，口黏，口渴，呕吐恶心，大便泻痢，发热，倦怠，脘腹痞闷作胀，胁痛，尿短赤，尿痛，尿急，尿频，黄疸，瘙痒，舌苔黄腻，脉濡数等，治当清热化湿，用甘露消毒丹加减。

3. 脾虚湿困证

脾虚湿困脾不运，香砂六君胀满困，

萎黄疲乏便溏泻，舌质淡胖有齿龈。

注

脾虚湿困证的病机为：脾虚不运，湿邪内停。症见：脘腹胀满，肢体困重，面色萎黄不华，神疲乏力，大便溏泻，舌质淡胖，舌边有齿龈，舌苔白腻，脉濡细，治当健脾化湿，用香砂六君子汤加减。

四、内燥证

内燥津亏血燥呈，上中下肺胃肝肾，
肤干粗糙口咽干，便干消瘦发不荣，
消渴盗汗五心热，内燥伤阴舌少津。
内燥滋阴兼泻火，结合脏腑虚实分。

注

内燥因津亏血燥所成，分为上、中、下三燥，病变可涉及肺、胃、肝、肾。内燥症状表现为皮肤干涩粗糙，舌少津，口咽干燥，大便干，消瘦，毛发干枯不荣，消瘦消渴，潮热盗汗，五心烦热。

内燥多由热盛津伤，或汗吐下后伤亡津液，或失血过多，或久病精血内虚而损伤阴津。治内燥要滋阴兼泻火，结合脏腑分析虚火与实火。

1. 肺胃津伤证

肺胃津亏燥伤津，沙参麦冬口渴饮，
低热便秘脉细数，舌红少苔干咳频。

注

肺胃津伤证的病机为：燥伤肺胃，津液亏耗。症见：口渴欲饮，饮之不多，时发低热，便秘，脉细数，舌红少苔，干咳无痰，有时干咳频频。治当滋养肺胃，生津润燥，用沙参麦冬汤加减。

2. 肝肾津伤证

肝肾不足阴虚热，六味地黄耳聋鸣，
腰脊酸软沉细数，口干咽燥头眩晕。

注

肝肾阴亏证的病机为：肝肾不足，阴虚内热。症见：虚热，五心烦热，潮热骨蒸盗汗；耳鸣耳聋，腰脊酸软，脉沉细数，舌红少苔，口干咽燥，头晕目眩。治当滋补肝肾，养阴润燥，用六味地黄丸加减。

五、内火证

内火情志劳欲犯，实火多属心胃肝，
虚火肺肾阴虚火，火旺伤阴因果关。
肺肾阴火要滋阴，实火用药宜苦寒。
黄连栀子泻心火，肝火栀子芩龙胆。

注

内火多由情志抑郁，劳欲过度，导致脏腑阴阳失调，内热炽盛而引起，叫做"五志之火"。内火以虚为纲，结合脏腑病位辨证施治。实火多属心、胃、肝，心肝气都化火，胃热火盛。虚火多见肺肾阴虚火旺，故表现出阴虚特点。火旺易伤阴，阴虚又见火旺之虚火，两者互为因果关系。治疗肺肾阴火要滋阴，实火用药宜苦寒。泻心火用黄连，栀子，泻肝火用栀子、黄芩、龙胆草。

1. 实火证

实火心肝胃火盛，泻心龙胆汤泻肝。
头痛失眠口舌疮，面红目赤易怒烦，
尿赤便秘吐衄血，舌红苔黄脉数弦。

注

实火证的病机为：心肝火旺，胃热火盛。症见：头痛、失眠、口舌生疮、齿龈肿痛、面红目赤、心烦易怒、尿赤便秘、出血证、吐衄、舌质红、苔黄腻、脉数或弦数、治当清热泻火，用泻心汤、龙胆泻肝汤化裁。

2. 虚火证

虚火肺肾阴虚火，百合知柏地黄丸，
头晕目涩干咳血，烦热颧红潮热汗，
咽燥人消瘦口干，少苔细数腰膝软。

注

虚火证的病机为：肺肾阴虚，虚火内灼。症见：头晕目涩，干咳痰少或痰中带血，五心烦热，颧红潮热，骨蒸盗汗，口干咽燥，形体消瘦，舌红少苔，脉细数，腰膝酸软。治当滋阴降火，用百合固金汤、知柏地黄丸加减。

注意：此套四易口诀的临床各科中用一味药代表方剂名的情况，如此"百合"代表"百合固金汤。"

第三节 脏腑病证辨治概要

脏腑核心状体征，经络脏腑间联系，
五行表里气血津，辨治五脏为根本，
八纲全面识病本，部位性质当辨明，
气血津液生理病，寒热虚实辨治明。

注

脏腑辨证以五脏为中心去辨证，是辨证论治的核心。脏腑病证是指脏腑发生病理变化表现出来的症状和体征。脏腑生理功能不同，病变时表现出来的病理变化不同。脏腑是构成人体的一个有密切联系的整体。

五脏之间有五行生克乘侮的关系，脏腑之间有表里关系，气血津液由脏腑化生、输布而又是脏腑赖之以进行正常生理活动的基础物质，故五脏的生理功能和病理表现，是辨证与治疗的理论根据，据此可辨明病证的部位、性质，以指导治疗。如脏腑有病变必影响气血津液以及其产生的精与神的病变。

五脏六腑通过其所属的经络，将四肢百骸、五官九窍、皮肉筋脉等联为一个有机的整体，脏腑病证必然与经络有关。尽管脏腑病证错综复杂，脏腑的病机病证，与经络、气血、津液的生理病理密切相关，故辨证施治时应以八纲为基础，联系经络气血津液的生理病理变化，辨别寒热虚实等不同证候，全面认识疾病的本质，综合分析，辨证治疗。

一、肺与大肠

> 肺主气呼开窍鼻，皮毛卫外司声音，
> 通调水道主治节，咳喘痰咳血失音。
> 肺病正虚与邪实，实证热壅痰寒闭。
> 虚证肺脾肺肾亏，肝火肺阴虚肺气。
> 先辨外感和内伤，再辨主证次证宜。
> 外感多实病肺卫，内伤在肺肝肾脾。
> 热实泻肝大肠经，间接治肺补脾肾。
> 直接治肺八法清，宣肃泻补敛润温。
> 肺病感咳哮喘胀，肺痨肺痿咳血证。
> 咳血燥热肝火犯，阴虚肺热咳血证。
>
> 肺气亏虚补肺汤，气阴两虚生脉饮。
> 肺阴亏耗沙麦汤，风热银翘桑菊饮。
> 风寒束肺三拗麻，风燥清燥救肺汤，
> 痰热郁肺清金化，痰湿蕴肺二陈汤。
> 气火犯肺泻白散。痰瘀桃红苇茎汤。
> 寒饮伏肺小青龙，肺肾百合固金汤。
> 肺脾气虚参苓术，脾虚及肺六君汤。
> 肝火黛蛤泻白散。燥热咳血桑杏汤，
> 鼻衄热邪犯肺证，清热桑菊饮加减。
> 肺肾阴亏六味丸。大肠湿热葛芩连。

注

肺主气，司呼吸，开窍于鼻，肺主皮毛，卫外，司声音，通调水道，肺主治节，肺系病证要辨咳喘，咳痰，咳血，失音。

肺的病证有邪实和正虚之分。实证有寒闭、热壅、痰阻3证。虚证有肺阴耗伤、肺气虚、肝郁化火犯肺、肺肾阴亏、肺脾两虚共5证。

辨证当先辨外感与内伤，再辨主要证候与次要证候。外感多属实证，病变在肺卫，但某些疾病可传变涉及它脏。内伤主要在肺，亦可与肝、脾、肾有关。

治疗应分清寒热虚实，结合脏腑之间的关系，全面考虑而立法用药。热证、实证当用泻肝经、大肠经等间接治肺法，虚证的间接治肺法为补脾（补母）、滋肾（补子），如脾肺气虚用的培土生金法，肺肾阴亏用的滋补肾阴法均属间接治肺法。

直接治肺有8法：清肺，宣肺，肃肺，泻肺，温肺，润肺，补肺，敛肺。肺系病证常见哮证、喘证、肺痈、感冒、咳嗽、肺痨、肺痿、咳血、衄血等。

　　风寒束肺证用麻黄汤或三拗汤加减。

　　肺气亏虚证用补肺汤。

　　风热袭肺证用清金化痰汤，银翘散，桑菊饮，苇茎汤。

　　风燥伤肺证用清燥救肺汤。

　　痰湿蕴肺证用二陈汤加减；可参考用平胃散，控涎丹，葶苈大枣泻肺汤。

　　痰热郁肺证用清金化痰汤加减。

　　气火犯肺证用泻白散加减。

　　寒饮伏肺证见咳痰清稀而多，当温肺化饮，用小青龙汤加减。

　　痰瘀阻肺证用桃仁红花煎合苇茎汤加减。

　　肺脾气虚证用参苓白术散加减。脾虚及肺可用六君子汤。

　　肺肾阴亏证用百合固金汤加减；可参考用六味地黄丸，或用生脉散。

　　阴虚肺燥证用百合固金汤，桑杏汤，救肺汤，沙参麦冬汤。

　　肝火犯肺证用黛蛤散合泻白散。

　　燥热咳血用桑杏汤。鼻衄属热邪犯肺证，当清肺热，用桑菊饮加减。

大肠和小肠

　　　大肠腑实调胃承，便秘热臭胀满疼。
　　　大肠湿热葛芩连，泻痢脓血后重症。
　　　瘀热阻滞大黄牡，拒按秘泻发热证。
　　　寒邪香砂平胃散，便溏尿清肠鸣冷。
　　　小肠实热导赤散，口疮心烦尿热疼。
　　　小肠气滞天台乌，腹中绞痛腹胀鸣。
　　　津枯肠燥润肠丸，昏胀口臭便难行。
　　　虚寒真人附子理，久泻久痢喜热温。

注

　　大肠腑实证则便秘，身热，口臭，腹胀腹满而疼，当通腑泄热，用调胃承气汤加减。

　　大肠湿热滞留证则腹痛腹泻，或泻痢脓血，里急后重，当清化湿热，用葛根芩连汤加减。

　　瘀热阻滞证则腹痛拒按，便秘或泄泻，或有发热，宜清热化瘀通腑，用大黄牡丹皮汤加减。

　　寒邪内蕴证则便溏，尿清长，肠鸣辘辘，脐腹冷痛或胀，当温散肠寒，用香砂平胃散加减。

　　小肠实热证则口舌生疮，心烦，尿灼热刺疼，当清心导热，用导赤散加减。

　　小肠气滞证则小腹绞痛，腹胀肠鸣，当行气散结，用天台乌药散。

　　津枯肠燥证则头昏，腹胀，口臭，大便难行，宜润肠通便，用润肠丸加减。

　　虚寒滑脱证则久泻久痢，喜热喜温，当涩肠固脱，用真人养脏汤，或附子理中汤加减。

肺系病证临证备要

肺气药轻味宜辛，血分药物慎与禁。
苦甘辛平降肺气，开宣肺气苦辛温。
微辛而酸敛肺气，气虚不摄营养品。
痰浊挟瘀化痰瘀。肤硬麻痒宣降润。
鼻病清肺养肺阴。肺大肠实通腑行。
肺不布津大便结，加入开提肺气品。
肺实火证加泻肝，肺虚纳呆健脾斟。
风水肺肾两治疗，提壶揭盖水肿宁。

注

肺主气，药宜轻，味宜辛，即"治上焦如羽，非轻不举。"治肺病一般不用或禁慎用血分药物。用苦甘辛平药肃降肺气。用苦辛温药开宣肺气。用微辛而酸药敛收肺气。如肺气虚不能摄纳则佐以和营养血之品。痰浊挟瘀见舌腻舌紫暗加化痰逐瘀药物。皮肤变硬，麻木不仁，干燥瘙痒在方中加入宣肺润降之药。鼻病流涕或干燥鼻衄加用清肺气、养肺阴药物。

肺与大肠相表里，肺经实热，大肠腑不通时，用泻下通腑法使肺热下行。肺气虚不能布津液使大肠失润之便秘，在润肠通腑药中加入开提肺气之品。

肺经实火证见气火咳逆时可泻肝治之。肺气虚弱之久咳痰多、纳呆当健脾补肺。

外感风邪，肺气不宣而不能通调水道为肺病及肾，开阖不利而致风水证，当宣肺利水，谓提壶揭盖，尿通肿消。

二、心与小肠

心血脉神开窍舌，心包络损臣使病。
心病涉及脾肺肾，不主血脉不藏神。
危证厥脱陷心包，首辨虚实主次症。
虚证气血阴阳虚，实有热火痰瘀饮。
辨别真心悸忡喘，昏迷虚脱水肿病，
胸痹寐眠忘呆癫。虚实夹杂仔细审。

详　诀

心气虚悸气短汗，软闷养心汤加减。
心阳虚痛形寒冷，参附四逆汤加减。
心血虚悸头昏眩，㿠白疲软归脾安。
心阴虚联肝肾治，盗汗面红补心丹。
心火炽盛喜冷饮，热躁舌红朱砂安。
痰浊闭阻窒闷痛，咳喘痰多蒌薤半。
痰迷心窍呆钝淡，语乱神昏用温胆。

心血瘀阻悸闷痛，紫暗血府逐瘀煎。
水饮凌心闷晕冷，苓桂术甘水肿喘。
热陷心包高热昏，狂乱面赤宫黄丸。
热痰风挛加虫药，滚痰滋养肝肾兼。
心脾两虚归脾汤，心悸气短饮食减。
心肾不交眩晕悸，潮热失眠交泰丸。
心肺气虚保元汤，闷悸气短喘咳痰。
小肠虚寒吴茱萸，实热导赤凉膈散。
小肠气滞天台乌，小腹痛胀形冷寒。
虚寒久泻真人养，津枯肠燥麻仁丸，
心病治法十一种，四易口诀已写全。

简　诀

心气虚用养心汤，心阳参附四逆汤，
心阴天王补心丹，心血虚用归脾汤，
心火导赤朱砂安，痰浊蒌薤半夏汤，
痰火扰心礞石滚，痰迷心窍温胆汤，
心血瘀阻血府逐，水饮苓桂术甘汤，
热陷心包宫黄丸。心脾两虚归脾汤。
心肾不交交泰丸，或用黄连阿胶汤。
心肺气虚保元汤。小肠虚寒吴黄汤。
实热导赤凉膈散，气滞天台乌药散。
虚寒久泻真人养，津枯肠燥麻仁丸
治疗心系疾病时，酌加宁心安神煎。

注

心与小肠：1. 心主血脉。2. 心主藏神。3. 心开窍于舌。4. 心包络受损引起"臣使之官"即心包络的病变。

心病的病位在心，但与脾、肺、肾有联系。心的病理表现为2个方面：一是心不藏神，以神志、精神疾病变化为主；二是不能主血脉，而发生气血循行障碍方面的疾病。

心系病证的危重病证是邪犯心包及厥脱。心系病证的辨证应首辨虚实，次辨主证。

心系病证有：心悸、胸痹、真心痛、多寐、失眠、健忘、痴呆、癫狂、痫病。

心的虚证有气虚、血虚、阴虚、阳虚以及阴阳两虚。心的实证有热、痰、火、瘀、饮的不同及其相兼的病。

主症当辨真心痛；辨心悸、怔忡；辨昏迷、虚脱；辨水肿、胸痹；辨多寐、失眠、健忘、多梦遗精、痴呆、癫痫。

虚实夹杂当仔细辨审。

心气虚则心悸气短，动则甚，自汗，神疲酸软乏力，胸闷，舌淡红，苔薄白，宜养心益气，用养心汤加减。

心阳虚则心痛暴作，形寒肢冷，唇青面苍，脉迟弱、结代或脉微欲绝，当温补心阳，用参附汤或四逆汤加减。或：心阳气虚用桂枝加附子汤或养心汤、参附汤或四逆汤之类。

心血虚则心悸，头昏目眩，面色㿠白无华，神疲肢软乏力，当养血宁心，用归脾汤加减。

心阴虚则手足心热，盗汗面红升火，宜滋养心阴，用天王补心丹加减，或用：归脾汤、四物汤之类，应滋补肝肾之阴治疗为好。

心火炽盛则喜冷饮，高热或烦热，躁动不安，舌尖红绛，脉数有力，当清心泻火，用朱砂安神丸，或导赤散加减。

痰浊闭阻则胸中窒闷疼痛，咳喘痰多，苔腻脉滑，宜通阳泄浊，豁痰开窍，用瓜蒌薤白半夏汤加味。

痰迷心窍则神志呆钝，表情淡漠，胡言乱语，神志昏迷或短暂昏厥，宜豁痰开窍，用温胆汤加减。痰火扰心用礞石滚痰丸加减。注意应联系滋补肝肾之阴，才能获最佳良效。

心血瘀阻则心悸，胸闷刺痛，舌质紫暗或有瘀点瘀斑，当活血通脉，用血府逐瘀汤加减，应酌加化痰药物最好。

水饮凌心则心悸胸闷，眩晕肢冷，水肿喘咳，当化饮宁心，用苓桂术甘汤加减。饮遏心阳当温补脾肾，以化饮除痰，用导痰汤、茯苓甘草汤、瓜蒌薤白半夏汤之类。

热陷心包则高热，神昏谵语，直视狂乱，面赤脉数，宜清心开窍，用安宫牛黄丸。

热痰生风则高热痉挛，当清热息风止痉，可酌加虫药，用礞石滚痰丸加减并滋养肝肾相兼。

心脾两虚则心悸气短，饮食减少宜补养心脾，用归脾汤加减。

心肾不交则眩晕心悸，颧红潮热，面赤眼花，虚烦失眠，宜交通心肾，用交泰丸加减，或用黄连阿胶汤。

心肺气虚则胸闷心悸，气短喘咳，痰多，咳嗽乏力，应补益心肺，用保元汤加减。

小肠虚寒证用吴茱萸汤。小肠实热证则见尿赤短少、口疮，用导赤散或凉膈散。

小肠气滞证用天台乌药散。

小腹痛胀，形寒肢冷；如虚寒久泻用真人养脏汤加减。如津枯肠燥用麻仁丸。

心病治法共十一种，四易口诀已写全。治疗心系疾病应酌加宁心安神之品。

心病的11种常用治法口诀

养心益气养心汤，参附四逆温心阳，
滋补心阴天王补，养血宁心归脾汤，
活血通络血府逐，豁痰开窍温胆汤；
清心泻火导赤散，或用朱砂安神丸；
通阳泄浊蒌薤半，化饮苓桂术甘汤；
清心开窍清营汤，宫黄牛黄清心良；
镇心安神交泰丸，或用桂枝龙牡汤。

注

心的病证有11种常用治法，都已包含在此口诀中：养心益气法（养心汤），温补心阳法（参附汤、四逆汤），滋补心阴法（天王补心丹），养血宁心法（归脾汤），活血通络法（血府逐瘀汤加祛痰药物），豁痰开窍法（温胆汤），清心泻火法（导赤散或朱砂安神丸），通阳泄浊法（瓜蒌薤白半夏汤），化饮宁心法（苓桂术甘汤），清心开窍法（安宫牛黄丸，清营汤或牛黄清心丸），镇心安神法（交泰丸，磁朱丸或桂枝龙骨牡蛎汤）。

心系病证的临证备要

心气虚久心阳虚，心阳虚必心气虚。
心阴虚兼心血虚，心血虚久心阴虚。
心血虚无虚热象，但见心脾两者虚。
心阴虚同肝肾联，心火常与肝肾联，
心阳虚弱水凌心，注意气滞痰瘀兼。
气血阴阳虚同见。治心安神药加添。
心阳心阴虚损阳，可有心阳欲脱变。
心血瘀阻又感寒，真心痛或暴脱险。

注

心系病证的临证备要：心气虚日久可致心阳虚，心阳虚必有心气虚。

心阴虚必兼心血虚，心血虚与肝肾有关，多为心阴虚影响肝肾之阴，可见心阴虚比心血虚严重，常累及多个脏腑。

心火亢盛常引起肝火上亢，共同表现为心肝火旺。

心火影响肾阴，常表现为心肾阳虚、心肾阴虚、心肾不交。心肾不交则失眠。

心阳虚弱与水饮凌心互为因果。

心的实证为气滞、火、痰、瘀。火盛灼津为痰，而致痰火互结。痰浊久留阻塞气机而气滞血瘀，久则痰瘀交结。

心的虚证可以气血阴阳虚同时并见。

治心系病证时就要充分考虑这些特点，酌情选药组方施治，适当加用安神药物。

三、脾与胃

脾胃病因有外感，饮食情志病后倦。
饮食为主病因湿；位脾胃肠关肾肝。
脾胃虚实寒热纲，脾气脾肾阳虚鉴。
区别饮食湿气血。脾虚生湿因果鉴。
脾胃病呕泻胃痛，吐血便血呃逆痰。
脾辨主症脘腹痛，泄泻便秘标本缓。
治疗脾病要祛湿，燥利化湿逐水安。
脾病虚寒胃热实，顽固脾病治肝胆。

脾阳虚冷溏泻便，食少理中汤加减。
脾气不足补中益，坠胀便溏少气懒。
寒湿困脾胃苓汤，痞胀困重便溏倦。

湿热厌油恶呕黄，胀闷五苓茵陈煎。

脾肾阳虚附子理，少气懒肿形冷寒。

肝脾不和逍遥散，鸣泻易怒痛胀满。

脾胃不和香砂六，便溏隐痛呕痞满。

心脾两虚归脾餐。湿热甘露消毒丹。

脾湿犯肺咳痰闷，食少二陈平胃散。

脾不统摄气血亏，气虚血溢归脾安。

补气运脾四君子，或用参苓白术散。

胃寒涎多温胃散，胃热酸腐清胃散，

胃实拒按保和丸。胃气虚寒黄芪建。

胃阴不足沙麦汤，或用生津益胃汤。

注

脾主运化水谷和水湿，故脾病多与湿有关。

脾主升清，主统血，在体合肌肉，脾主四肢，脾开窍于口，其华在唇。

脾胃病的病因有外感、饮食、情志刺激、病后劳倦等，以饮食不当为主要病因。

病理因素是湿。脾病的病位在脾、胃、肠，但与肾肝两脏有关。

辨证以虚实寒热为纲，虚证以脾气虚、脾阳虚、脾肾阳虚为鉴别对象。区别食、湿、气、血的病理因素。脾虚生湿，又反过来因湿引起脾虚，互为因果。

脾胃病变的主症有：呕吐、泄泻、痢疾、胃脘痛、吐血、便血、呃逆、痰饮等。脾病要辨别主症，辨脘腹痛，辨泄泻，辨便秘，辨清标本缓急。治疗脾病以祛湿为主，采用燥湿、利湿、化湿、逐水诸法。脾病多虚多寒，胃病多热多实。脾胃之病屡治效差者，注意要从肝胆施治才可见效。

脾阳虚衰则畏寒肢凉，腹胀有冷感，大便溏泻，食少难消化，当温中健脾，用理中汤加减。

脾气不足则脘腹坠胀，大便溏薄，久泻脱肛，少气懒言，当补中益气，用补中益气汤加减。

寒湿困脾则苔腻，身困体重，脘腹痞胀，大便溏薄，头昏体倦，脉濡滑或濡缓，当燥湿运脾，用胃苓汤加减。

湿热蕴脾则口干苦，厌油，恶心呕吐，肌肤黄染如橘色，脘腹胀闷，当清利湿热，用五苓散合茵陈蒿汤加减。

脾肾阳虚则大便溏泻，形寒肢冷，少气懒言，浮肿或腹水，神倦，当温补脾肾，用附子理中丸或四神丸。

肝脾不和则肠鸣泄泻，急躁易怒，胁痛，腹部胀满，当疏肝健脾，用逍遥散加减。

脾胃不和则大便溏泻，胃部隐痛，呕逆，胃脘痞满，当健脾和胃，用香砂六君子汤加减。

参考：

脾湿犯肺则咳痰胸闷，饮食减少，用二陈汤、胃苓散或平胃散。

脾虚出血可有脾虚不统血、气虚不摄血、气血两亏出血、气虚血溢共4个证型，都用归脾汤加减。

心脾两虚证用归脾汤加减。脾胃湿热用甘露消毒丹。

补气运脾用四君子汤，或用参苓白术散。

胃的各证：

胃热呕吐酸腐用清胃散。胃寒涎多用温胃散。胃实拒按用保和丸。

胃气虚寒用黄芪建中汤。胃阴虚当生津益胃，用沙参麦冬汤加减；或用生津益胃汤加减。

脾胃病临证备要

胃病实热脾虚寒，治疗脾胃互相兼，

脾病气滞胀满痞，脾阴甘守把津还，

脾病祛湿把脾健，脾胃与它脏腑联，

心脾肺脾和脾肾，肝脾同病同治兼。

注

胃病多实多热，脾病多虚多寒。脾胃同居中焦，脾升胃降，升降相因。脾喜燥恶润，胃喜润恶燥，脾胃燥湿相兼，因此治疗脾胃病要互相兼顾。

脾病可致气滞而胀满痞闷。脾阴虚用甘润则可养阴，在参苓白术散或沙参麦冬汤中可重用甘草，即"甘守津还"之意。脾病祛湿就可健脾。

脾胃病与其他脏腑有关：如心脾、肺脾、脾肾、肝脾同病可同治兼顾之。

四、肝与胆

总 诀

肝刚条达恶抑郁，体阴用阳火风变，

肝贼病杂治法广，肝病阳亢最多见。

肝主疏泄畅气机，疏土助运情志变。

妇女月经与孕育，女子以肝为先天。

藏血主筋开窍目，藏魂谋虑胆决断。

肝辨头痛头眩晕，麻木抽搐和痉挛，

癥瘕积聚鼓胀病，胁痛昏厥和黄疸。

肝病胁痛和黄疸，萎黄积聚鼓胀患，

眩晕头痛与中风，瘿病疟疾胁痛辨。

胆肝病因主情志，素质饮食和外感。

病理表现气郁火，动风耗血伤阴犯。

累及脾肺和心肾，虚实阴阳气血辨。

治疗肝虚用滋补，肝实疏泄平降安。

治肝八法养柔温，疏清泻平与镇肝。

详 诀

肝郁积聚柴疏肝，痛胀梅核饮食减。
肝火呕怒龙胆泻，头目胁痛鸣聋眩。
肝风昏厥天麻钩，头痛舌歪麻木挛。
肝阴眩晕面烘热，归芍地黄目涩干。
血燥生风当归饮，疹痒麻木肤燥干。
肝肾阴虚杞菊地，耳目晕鸣烦盗汗。
心肝火旺泻心胆，红赤躁怒胁痛眠。
肝气犯胃食少胀，呃酸左金四逆散。
土败木贼肝乘脾，归芍六君五苓散，
纳呆便溏下肢肿，腹大如蛙胀痞满。

肝胆不宁酸枣仁，惊怒烦躁梦失眠。
胆实蒿芩清胆汤，口苦失眠身黄疸。
胆虚惊惕晕闷恍，安神定志加温胆。

参 考

寒滞肝脉少腹胀，囊缩脉弦暖肝煎。
夹有郁痰半朴汤，温胆宁神定志丸，
养血柔肝补肝汤。风痰半夏白术天。

简 诀

肝火上炎龙胆泻，心肝火旺胆泻肝。
肝风内动天麻钩，肝郁柴疏失笑散。
肝阴不足归芍地。血燥生风当归餐。
肝肾阴虚鸣晕眩，大补阴丸烦盗汗。
肝胃四逆左金丸。肝脾六君五苓散。

郁痰半夏厚朴汤，温胆宁神定志丸。
养血柔肝补肝汤，风痰半夏白术天。
温养肝肾右归丸。胆经实证连温胆，
肝胆不宁酸枣仁，寒滞肝脉暖肝煎。
胆虚用酸枣仁汤，安神定志加温胆。

注

肝为刚脏，肝体阴用阳，喜条达而恶抑郁，郁则化火、生风，故肝病以阳亢多见，肝性易动而难静，肝病易延及它脏，故说"肝为五脏之贼"。肝犯病最杂而治法最广。肝病以阳亢最多见。

肝主疏泄，调畅气机：①疏土助运：助脾运胆汁疏泄以助消化。②调节情志变化。③调节妇女月经与孕育，即"女子以肝为先天"。

肝主藏血，主筋，开窍于目。肝主藏魂，主谋虑；胆主决断。肝脏病证要辨头痛，要辨眩晕，要辨麻木，要辨抽搐和痉挛，要辨癥瘕积聚，要辨鼓胀病，要辨胁痛，要辨昏厥，要辨黄疸。

肝胆系病证有：胁痛、黄疸、萎黄、积聚、鼓胀、眩晕、头痛、中风、瘿病、疟疾计10个病种。肝病病因多由情志所伤，并与身体素质、饮食、感受外邪有关。病理表现为气郁，化火，动风，耗血伤阴之变。并易累及脾、肺、心、肾等脏。对其辨证以虚实为纲，分别阴阳气血。治疗肝的虚证用滋柔补养之法，治肝的实证用疏泄平降之法，具体来说治肝有8法：养肝、柔肝、温肝、疏肝、清肝、泻肝、平肝、镇肝。

一、肝的实证

1. 肝气郁结证表现为情志抑郁不畅，胁肋胀痛，痛连腰背肩胛等处，少腹痛，乳房胀痛有核，口咽中似物梗阻（梅核气），呕吐呃逆，泛恶，饮食减少，积聚，腹痛便泻，舌苔薄白，脉弦等，用柴胡疏肝散、半夏厚朴汤、失笑散之类。

2. 肝火上炎证表现为呕逆，呕吐黄绿苦水，急躁易怒狂怒，目赤目痛，头痛，胁痛，耳鸣耳聋，眩晕，脉弦数等，用龙胆泻肝汤之类。

3. 肝风内动证表现为昏厥，头痛，舌体歪斜颤动，麻木，痉挛等，用天麻钩藤饮之类。挟郁痰者宜用半夏厚朴汤。挟风痰者当用半夏白术天麻汤。胆经虚寒者当温胆宁神，用安神定志丸。在治疗此证时，应配合养血柔肝之品以滋补肝脏。

二、肝的虚证

1. 肝阴（血）不足证表现为视力减弱，眩晕，面部烘热，肢体震颤麻木，虚烦不寐，用归芍地黄汤加减。还可用一贯煎、补肝汤或杞菊地黄丸之类。

2. 血燥生风证表现为：肢体麻木，瘾疹瘙痒，皮肤干燥脱屑，甲枯，毛发脱落，用当归饮子加减。

三、肝的兼证

1. 肝肾阴虚证者表现为潮热，盗汗，眼干涩，眩晕，颧红，男子遗精，女子经水不调或带下，舌红无苔，脉细，用杞菊地黄丸加减（或用大补阴丸、增液汤或左归丸化裁。）

2. 寒滞肝脉证表现为少腹胀痛，阴囊收缩，睾丸坠胀，苔白，脉沉弦等，用暖肝煎之类。

3. 心肝火旺证表现为面红目赤，狂躁，急躁易怒，胁痛，失眠，用泻心汤、龙胆泻肝汤加减。

4. 肝胃不和（肝气犯胃）证者表现为食少胁胀，呃逆吐酸，用左金丸合四逆散化裁。

5. 土败木贼（肝脾不和）证者表现为饮食减少，腹大胀满如蛙腹，下肢浮肿，肠鸣，便溏，用归芍六君汤、五苓散，逍遥散化裁。

胆病：

1. 胆虚证则惊惕，精神恍惚，头晕，失眠多梦，郁闷不乐，治当温胆宁神，用安神定志丸加温胆汤化裁。

2. 胆实证表现为目眩耳聋，胁胀易怒，口苦，失眠，黄疸等，用蒿芩清胆汤，或黄连温胆汤化裁。

参考：

1. 肝胆不宁证者表现为易惊善怒，烦躁，多梦，失眠，用酸枣仁汤化裁。
2. 寒滞肝脉证则少腹胀满，囊缩，脉沉弦，用暖肝煎加减。夹有郁痰用半夏厚朴汤。
3. 风痰上扰证用半夏白术天麻汤加减。

肝病临证备要

肝刚热实气火风，上下脾肺横窜寒，

肝阳上窜痛晕倒。肝气肝风可横窜，

麻木震颤和抽搐。湿热下注淋疹癣。

肝木克犯侵脾胃，呕呃腹痛泄泻便。

肝火侮肺呛咳血。理气防止伤阴犯。

肝寒寒疝少腹冷，暖肝煎或橘核丸。

肝脏体阴而用阳，阴虚阳亢肝风变。

注

肝为刚脏，性喜升发。肝病临床以热证、实证多见。肝气、肝火、肝风三者在病机变化上有密切联系。肝病初起多为肝气郁结，郁久化火，继之发展为肝火上炎，火盛生风而发为肝风内动。在这些转化过程中，每多兼夹为病，应掌握主次辨证施治。

肝系病证在病机发展方面有上升（肝气上窜清空则头痛，眩晕，甚则卒中昏倒），下注（肝经湿热下注则患淋浊带下，阴囊湿疹，癣痒等），横窜（肝风、肝气横窜经络而肢体麻木，震颤，抽搐），侵脾（肝木克侵胃则呕呃、腹痛、泄泻），侮肺（木火侮金则呛咳、咯血）。

肝经寒凝则少腹冷痛或寒疝，用暖肝煎、橘核丸加减。

肝体阴而用阳，气郁易化热伤阴，阴伤则阴虚阳亢而动风，但是理气要防止伤阴，不宜多用久用辛燥香窜之品。

阴虚阳亢与肝阳化风在症状上表现大致相同。阴虚阳亢为体虚标实，肝阴虚者肾水也亏虚，当肝肾同治，以育阴潜阳。肝阳化风为实证，当平肝息风为主。

五、肾与膀胱

总　诀

肾为先天生命根，长育生殖衰老肾。

藏精主水骨髓脑，纳气开窍耳二阴。

肾病多虚属内伤，肾病实证归膀胱。

病理表现封藏失，主水气化功失常。

病理肾阴肾阳虚，阴阳两虚致实伤。

阳虚则寒兼水泛，阴虚多有阴火旺。
阴阳为纲多虚证，滋补肾阴温肾阳，
标实利水降火热，标本主次互根当。

肾病辨证腰膝病，耳鸣耳聋和眩晕，
阳痿遗精月经乱，淋浊尿病水肿病。
肾病水肿淋浊癃，关格阳痿精泄病。

详　诀

肾气虚弱大补元，遗滑精㿠白气短软。
肾阳不振形寒冷，痿滑肾气右归丸。
肾不纳气喘咳尿，悸闷参桃参蛤散。
肾阴亏虚晕鸣瘦，腰软六味左归丸。
肾虚水泛真武汤，浮肿溢饮咳稀痰。
肾火大补知柏地，潮热盗汗晕眩软。
膀胱虚寒桑螵蛸，尿清遗尿无力便。
膀胱湿热尿热痛，癃闭胀满八正散。

简　诀

肾气虚弱大补元，肾阳肾气右归丸。
不纳参桃参蛤散。肾阴六味左归丸。
阴火大补知柏地，肾虚水泛真武餐。
肾虚脾弱附子理，五更泄泻四神丸，
膀胱虚寒桑螵蛸，膀胱湿热八正散。

注

肾为先天之体，肾阴肾阳是脏腑阴阳的根本，是生命活动之根。人的生长、发育、生殖、衰老都关系到肾。肾主藏精，主水，主骨，生髓，充脑，肾主纳气，开窍于耳及二阴。

肾系病证以虚为多，属内伤所致。肾系病证的实证归入膀胱经。

肾的病理表现为肾虚封藏失职，主水和主气化的功能失常。病理性质为肾阴（精）虚和肾阳（气）虚。

肾阴虚和肾阳虚互相影响，可产生因虚致实之证，则有阳虚多兼水泛之证，或阴虚多兼火旺之证。

肾病辨证以阴阳为纲，注意多为虚证。肾阴虚用滋补肾阴法，肾阳虚则温补肾阳。标实者当利水、降火、泄热，根据标本主次酌情兼顾治疗为妥当。治疗要掌握阴阳互根的规律。

肾病的辨证主要辨腰膝酸痛，辨耳鸣、耳聋、眩晕，辨阳痿、遗精、月经失常，辨淋浊、尿血，辨小便异常，辨水肿。

临床上常见肾的病证有：水肿，淋证，尿浊，癃闭，关格，阳痿，遗精，早泄计8个病种。

肾病证治分类：

一、虚证

1. 肾气虚弱证则遗精，滑精，面色㿠白，气短软乏，眩晕耳鸣，尿有余沥，当补肾益气，用大补元煎加减。

2. 肾阳不振证则形寒肢冷，阳痿遗精，宜温补肾阳，用金匮肾气丸、右归丸加减。

3. 肾不纳气证则少气不足以息，动则喘甚，咳喘流尿，或胸闷心悸，当补肾纳气，用人参胡桃汤、参蛤散加减。

4. 肾阴（精）亏虚证则头晕耳鸣，消瘦，腰酸腿软，宜滋养肾阴，用六味地黄丸或左归丸加减。

二、本虚标实证

1. 肾虚水泛证则全身浮肿，下肢尤甚（溢饮），咳吐稀痰而多当温肾利水，用真武汤，或济生肾气丸加减。

2. 肾虚火旺证则潮热盗汗，虚烦，头晕目眩，腰膝酸软，多梦失眠，当滋肾（阴）降火，用大补阴丸或知柏地黄丸加减。

膀胱虚寒则尿清长，遗尿，或无力排尿，当温肾固涩，用桑螵蛸散加减。

膀胱湿热则尿频尿急，尿道灼热涩痛，癃闭不通，小腹胀满，宜清利湿热，用八正散加减。

肾系病证临证备要

肾虚阴阳分开治，肾阴甘凉益肾剂，
肾阳甘温助阳药，肾精有情之品治。
注意保护脾胃功，阴阳两虚兼顾治，
偏虚不显用平补，肾虚不固封藏施。
肺肾两虚当同治，脾肾阳虚温补施，
心肾清火又滋阴，肝肾阴虚同润滋。

注

治肾虚当把肾阴和肾阳分开治疗。肾阴虚用甘凉益肾剂，肾阳虚用甘温助阳药，肾精虚酌加有情之品治疗。注意保护脾胃的运化受纳功能，阴阳两虚要兼顾治疗。

肾阴、肾阳偏虚不明显者用平补药物。肾虚不固当封藏施治。

肺肾两虚当肺肾同治，敛肺止咳，温肾纳气并用。脾肾阳虚当温补并用。心肾不交当清心火又滋肾阴，以引火归原。

第四节　气血津液病证辨治概要

气血津液及其病证总述

气是人体精物质，又是脏腑之功能、

推温防御气化摄，关联配合相辅成。
血循脉道源水谷，营气精髓之化生，
濡养器官各司职，气血物基产物呈。
气阳血阴相互根，相互资生相依存。
气温化生推摄血，血对气濡运载能。
气血反映脏腑病。治调气血阴阳平。
津和液由饮食生，三焦布散肌腠行。
津能温养润肌肤，关节脑髓液滑润。
津化汗尿排体外，液脑关节常固定，
津在表外质清稀，液浊而稠里内层。

津液潴留痰饮肿，津液不足干燥证。
气血津液资生转，气能生津又摄津，
血含津液化气血，津液水液之总称，
气和津液不足时，气随液脱血脱津。
气血津液生病变。脏腑功能失调病。

注

人体的一切气都是构成和维持人体的精微物质，气又指脏腑组织的生理功能。气有推动、温煦、防御、气化、固摄共5个作用，这5个方面的功能虽各有不同，但又密切关联、相互配合、相辅相成。

血循脉道之内，血的生成来源于水谷精微，血的生成还因营气的参与和精髓的化生。血能濡养全身，使全身各器官能各司其职。气和血是供养脏腑的物质基础，气和血又是脏腑功能活动的产物。

气为阳，血为阴，阴阳互根。气血相互资生，相互依存。气有温煦、化生、推动、统摄血液的作用，血对气有濡养和运载的功能。气和血的病变反映了脏腑病变。因此，治病重在调整气血，使阴阳平衡。

津和液为饮食所生，由三焦布散，出入行于肌肤腠理。津能温养充润皮肤，液能滑润关节腔、脑髓。津随气化出入于腠理，气化为尿液、汗排出体外，因而津无固定之处。液在关节腔和脑脊髓中有固定之所。

津在表，质清稀。液在里，质浊而稠。津液潴留则为痰为饮为水肿。津液不足则干燥、消渴。

气血津液互相资生，互相转化。气能生津，摄津，血含津液可化气、化血。津液是人体水液的总称。气和津不足时，气随液脱，血随津脱。因此，气血津液的病变，反映了脏腑功能失调的病变。

一、气病

1. 气的病变症状

气虚眩晕乏力倦，脉虚少气懒言汗。

气陷晕眩少气倦，脉弱脏垂坠胀感。
气滞胀痛攻走窜，轻重随着情志变。
肺气逆则咳嗽喘，胃逆呕呃恶心感，
肝气上逆头痛晕，昏厥呕血胀怒烦。
气病实证郁滞逆，肺胃肝脏都有关。

注

气虚脉证为：头晕目眩，少气懒言，倦怠乏力，自汗，舌淡，脉虚无力。

气陷脉证为：头昏目花，少气倦怠，腹部有坠胀感，脱肛，苔白舌淡，脉弱。

气滞脉证为：胁腹胀痛，攻窜不定，时轻时重，常随精神情志因素而增减，苔薄，脉弦。

肺气上逆则咳嗽喘息。胃气上逆则呕吐，呃气，恶心。

肝气上逆则头痛眩晕，昏厥，呕血，胁胀，易怒，烦躁。气病实证分气郁、气滞、气逆等，都与肺胃肝的关系密切。

另 加 口 诀

气逆奔豚兼寒伤，宜用桂枝加桂汤，
寒水上逆奔豚丸，肝肾气逆奔豚汤。
奔豚沉香苁蓉天，牛膝石英吴姜半，
二枣泽泻朱砂苓，珠母磁赭桂草山。

注

气从少腹直上冲至心并腹痛者叫奔豚。

气逆奔豚兼感寒者用桂枝加桂汤，属寒水上逆者用奔豚丸，属肝肾之气上逆所致者用奔豚汤。

第二个奔豚汤：沉香、肉苁蓉、天麻、川牛膝、紫石英、吴茱萸、生姜、制半夏，二枣：炒枣仁、大枣。泽泻、朱砂、茯苓、珍珠母、磁石、赭石、肉桂、炙甘草、山药。

治奔豚之气上冲，要着重分析是寒气还是热气或是无明显的寒热感觉之气上冲；还应分析是不是伏邪。

如属寒者应解表邪或温散，属热者要清热解表等等，别只治奔豚。

2. 气病总诀

气源肺脾根在肾，气虚应补脾肺肾，
肺宣胃降肝疏泄，气实理行降气平。
气病气虚气陷脱，气病实证气逆滞。
气虚补气升提固，气实理气和降逆。
气虚四君少气汗，脉虚晕眩乏力倦。
气陷脉弱补中益，脏垂晕眩少气倦。
气脱参附龙牡汤，脉微息弱厥冷汗。
肺气虚脱加生脉，喘促息数呼吸难。
脾气虚脱久泻痢，补中收脱温补安。
肾气虚脱黑锡蛤，鼻扇唇黑痰鸣喘。

> 气滞胀窜柴疏肝，呃气矢气情志变。
> 肺气逆咳苏子降，胃逆呕呃旋赭餐。
> 肝逆胁痛眩晕痛，五磨饮或四七煎。

注

气来源于肺脾，但气的根本在肾。气虚者，应补肺、脾、肾。肺气宜宣，胃气宜降，肝气宜疏泄以平。气实用理气，行气，降气诸法。气的病变很多，以虚实辨证。气的虚证有气虚，气陷，气脱（肺气虚脱，脾气虚脱和肾气虚脱）。气的实证有气滞和气逆。气虚应补气，升提，固脱。气实应理气，降逆。

气虚用四君子汤加减，症见：少气，自汗，脉虚，眩晕，乏力，易疲倦。

气陷用补中益气汤加减，症见：脉弱，内脏下垂（胃、肾、子宫下垂，脱肛，阴挺，久泻久痢），晕眩，少气，疲倦，坠胀。

气脱用参附龙牡汤加减，症见：脉微欲绝，气息微弱，四肢厥冷，大汗淋漓。

肺气虚脱合用生脉散，症见：喘促息数，呼吸困难。

脾气虚脱用补中收脱方加减（方见《时病论》），症见：久泻久痢滑脱症。

肾气虚脱用黑锡丹加蛤蚧化裁，症见：鼻扇唇黑，痰鸣喘促。

气滞用柴胡疏肝散加减，症见：脘胁胀痛，攻窜不定，呃气，矢气随情志变化而加重或减轻。

肺气上逆用苏子降气汤加减，症见：咳嗽喘逆。

胃气上逆用旋覆代赭石汤加减，症见：呕吐，呃逆。

肝气上逆用五磨饮子，四七汤加减，症见：胁痛，眩晕，头痛。

二、血病及其治法

> 血病虚热寒瘀溢，血的实证热寒瘀，
> 血溢有虚又有实，补养散寒凉化瘀。
> 理气益气清热火，凉血滋阴血脉畅。
> 出血止血理应当，血虚补血益气康。
> 血瘀活血化瘀法，配合散寒与温阳，
> 理气益气清热火，凉血滋阴血脉畅。
>
>
> 血虚晕花四物汤，麻木㿠白面萎黄。
> 血热热昏犀地汤，烦渴出血舌红绛。
> 血寒冷紫拘急麻，当归四逆温经汤。
> 血瘀桃承抵当汤，蓄血紫暗谵语狂，
> 肿块肠覃石瘕痛，黎黑肌肤甲错状。
> 孕妇纵使有瘀血，破血逐瘀禁忌当。
> 血溢阴火茜根散，侧柏胶芩生地黄。

注

血病有血虚，血热，血寒，血瘀，血溢计5种。血的实证有血热，血寒，血瘀。

血溢有虚实之分。治血虚病当补血养血。治血实当散寒，凉血，化瘀。

治疗出血的首要法则是止血。虚火伤络出血者用滋阴降火止血法，宜茜根散（茜草根、甘草、阿胶、侧柏叶、黄芩、生地黄)。血瘀的治疗总则是活血化瘀，根据不同病因，适当配合散寒、温阳、理气、益气、清热、泻火、凉血、滋阴等8法，予以灵活运用。治疗血虚应补血，因气与血相互资生，常与益气法并用以达补血目的。

血虚证见：头晕眼花，麻木，㿠白，面色萎黄，用四物汤加减。

血热证见：高热，神昏谵语，烦扰不安，口渴，舌红绛起刺，脉细数，用犀角地黄汤加减。

血寒证见：手足厥冷，口唇皮肤青紫，筋脉拘急，肢体麻木，苔白脉沉紧。用当归四逆汤或温经汤。

血瘀证见：蓄血而有紫暗瘀斑，瘀点，肿块(肝脾肿大，肠覃，石瘕等)，痛处固定，刺痛拒按，红痣赤缕，面色黎黑，肌肤甲错，瘀血乘心，扰乱心神可谵语发狂，用桃核承气汤或抵当丸、血府逐瘀汤，身痛逐瘀汤，当归拈痛汤等。

阴火止血用茜根散：胶侧柏芩生地黄。

治血瘀证用清热，泻火，理气，益气，凉血，滋阴，散寒，温阳8法，予以灵活运用。

注意：若为孕妇，既使有瘀血，也要禁忌用破血逐瘀药物为恰当。凡是《方剂学》中没有的方剂，在本书各科口诀中都已补编入口诀。如此处的"茜根散(茜草根，侧柏叶，阿胶，黄芩，生地黄)"。

气血同病的症状

气血两亏乏力汗，少气心悸又失眠，
面色㿠白或萎黄，脉弱苔嫩舌质淡。
气不摄血乏力倦，出血气虚舌质淡。
气随血脱大出血，厥冷昏厥淋漓汗。
气滞血瘀胀闷满，刺痛拒按瘀点斑。
气虚血瘀面晦滞，神疲刺痛而拒按。

注

气血两亏则乏力多汗，少气懒言，心悸失眠，面色㿠白无华或萎黄，脉弱，苔嫩、舌质淡。

气不摄血则乏力疲倦，出血，气虚，舌质淡。气随血脱则大出血，四肢厥冷，昏厥，大汗淋漓。

气滞血瘀则胀闷疼满，刺痛拒按，舌有瘀点瘀斑。气虚血瘀则神疲乏力，面色晦滞，瘀点瘀斑，刺痛而拒按。

气血病的辨证施治

气血病变分虚实，气病气虚陷逆滞。
血虚热寒出血瘀，气血同病辨证施。
气实理行降虚补，酌情兼用活血宜。
气虚血溢归脾汤，火热三黄泻心汤，

　　血寒出血温经汤，便尿经血阴络伤。
　　气滞血瘀血府逐，刺痛痞块拒按胀。
　　气血两亏白无华，倦懒悸汗八珍汤。
　　气不摄血当归补，气随血脱参参附。

注

气血同病病变的辨证应分清虚实。气的病变有气虚，气陷，气脱，气逆，气滞计5证。血的病变一般分为血虚、血热、血寒、出血、瘀血计5证。气实者当理气、行气、降气，气虚者当补气。诸法是否加用活血药物应酌情处理。

气虚血溢证用归脾汤加减。火热血溢证用三黄泻心汤加减。血寒出血证用温经汤加减。阴络受伤而出血可有便血，尿血，月经过多，崩漏等。

气血两亏证见：面色苍白无华，倦乏，少气懒言，心悸怔忡，自汗。

用八珍汤加减。

气血同病的实证为气滞血瘀证见：胸胁胀满，走窜疼痛，兼见痞块刺痛，拒按，舌紫暗，或有瘀斑，脉细涩，用血府逐瘀汤。

气血同病的虚证为气不摄血证，用当归补血汤。

气随血脱证见：出血量多，大出血，四肢厥冷，大汗淋漓，面色㿠白，昏厥，脉微细欲绝，或见芤脉。用独参汤。

注意：参参附—即独参汤和参附汤。这是中医内科学，其口诀中的药名应按方剂的名称来理解记用。本书临床各科所见的同类情况，均应照此去理解记用。

三、痰病

（1）总诀

　　痰病产物致病因。痰的形成4途径，
　　外感七情和饮食，劳欲脾肾亏虚成。
　　痰病表现为痰涎，痰核痰块和痰征。
　　痰病肺脾肾有关，寒热燥湿风郁痰。
　　辨别性位和脏腑，虚实标本缓急断。
　　急则治标缓治本，清温润燥散开软。

（2）详诀

　　痰肺寒热喘咳嗽，痰鸣杏苏止嗽散。
　　痰心导痰、苏合香，胸闷痰鸣神昏癫。
　　痰蕴脾胃平胃六，食少倦睡呕胀满。
　　痰郁于肝四七汤：苏叶枣朴苓姜半，
　　易怒善郁胁胀满，情志变化咽似梗。
　　痰动肾阴金水六：肾气牛膝车前仁。
　　肾不纳气味蛤沉，晨泻尿频气喘冷。
　　痰留胸胁葶葖半，咳逆痰多胸窒闷。
　　痰窜经络痛麻瘫，四海、指迷茯苓丸：
　　四海陈皮青木香，海蛤藻昆乌贼餐。

痰气互结四海壶，胁胀易怒颈块硬。

（3）简诀

痰肺止嗽或杏苏。痰心导痰、苏合除。
痰郁于肝四七汤：苓朴生姜枣半苏。
痰蕴脾胃平胃六，痰动肾阴金水六，
肾阳虚用肾气著。痰窜指迷四海舒：
海蛤带藻青木香，陈皮昆布乌贼骨。
痰留胸胁蒌薤半。痰气互结四海壶。

注

痰病的产物又是致病之因。痰的形成4途径：

1. 外感六淫，阻碍气化，津液凝结为痰；

2. 七情内伤，郁结不畅，气不布津，津聚为痰；

3. 饮食不节，过食肥甘，积湿为痰；

4. 劳欲体虚，脾肾亏虚，水谷不能化生精微，变为痰浊。

痰证的临床表现为痰涎（如咳嗽时咳出的痰），痰核痰块（凝集于局部的块状物）和痰征（流注于内脏或经络之间，表现为痰象，如关节疼痛，拘挛麻木，精神失常，舌苔滑腻、脉搏弦滑或有滑脉等）。

痰证与肺脾肾有关，是此三脏运化水液的功能失调，三焦气化失于宣通，津液结聚成痰。

痰证的辨证应分清两个方面：

一是辨清病理性质，区别寒痰、热痰、燥痰、湿痰、风痰、郁痰等六种痰证；

二是辨清脏腑病位，分别肺、心、脾胃、肝、肾、胸胁、骨节、经络等不同部位的痰。

治疗应把握虚实、标本、缓急，急则治标，以化痰、涤痰为主；缓则治其脾肾之根本。还应根据痰的性质，采用热痰清之、寒痰温之、燥痰润之、湿痰燥之、风痰散之、郁痰开之、顽痰软之等不同治法，灵活处理。

1. 痰肺即痰阻于肺则见咳嗽痰多，痰鸣有声，气喘，或有寒热表证，治用杏苏散、止嗽散等。

2. 痰心即痰蒙心窍则胸闷心痛，神昏癫狂，喉中痰鸣，昏仆不省人事，治用导痰汤或苏合香丸等。

3. 痰蕴脾胃则呕吐，饮食减少，倦怠乏力，身重嗜睡，脘腹胀闷痞满，治用平胃散、六君子汤等。

4. 痰郁于肝则见咽中不适，似有异物梗塞，易怒善郁，胁肋胀满隐痛，治用四七汤（方由苏叶、厚朴、茯苓、生姜、大枣、半夏组成）。

5. 痰动于肾则见气逆喘促，动则加重，腰膝酸软甚则冷痛，晨泄尿频等，舌红少苔，脉弦细数，治肾阴虚用金水六君煎，或治肾阳虚用济生肾气丸（肾气丸加牛膝、车前仁）等。

6. 痰留胸胁则胸闷如窒，咳逆痰多，用瓜蒌薤白半夏汤加减。

7. 痰窜留骨节经络则见骨节疼痛肿胀，肢体麻木不仁，或半身不遂，或口眼歪斜等中风瘫痪诸证，或见瘰疬、瘿气、结节、肿块，苔白腻，脉弦滑等，治用指迷茯苓丸或四海舒郁丸（方由海蛤壳、海带、海藻、海螵蛸、陈皮、青木香、昆布组成）加减。

8. 痰气互结则胁胀易怒，颈部肿块按之坚硬，用四海舒郁丸或海藻玉壶汤加减。

建议： 在本书《内科学四易口诀》中，有总诀、详诀、简诀之分的内容，学者可选总诀加简诀或总诀加详诀背记，根据各自所需去背记之。为考试与临床好用，作者建议以总诀加详诀为好。中医基础较好者，可记总诀和简诀。

四、饮病

饮病产物致病因，悬饮溢饮和支饮。
外感寒湿饮食伤，脾失健运劳伤肾。
本虚标实补泻攻，阳虚阴盛温化灵。
虚实夹杂消补合，寒热错杂并凉温。
饮证寒热虚实辨，逐饮利水与发汗。
水饮壅盛腹胀满，十枣己椒苈黄丸，
肠间水声咳胸痛，喘咳不能平卧难。
脾肾阳虚痞痛寒，苓桂术甘肾气丸，
水肿痰多胸闷晕，喘促动则更气短。

痰饮停胃坚满痛，苓桂术甘清稀痰。
痰饮停肠辘辘声，脉滑己椒苈黄丸。
悬饮气短痛咳胀，葶枣泻肺、十枣餐。
溢饮体沉小青龙，浮肿尿难喘咳痰。
支饮面肿小青龙，不能平卧胸满喘。
支饮温补脾与肾，苓桂术甘、肾气丸。

注

饮病是病理产物又是致病因素。饮病分为悬饮，溢饮和支饮。

饮病的形成因素为：①外感寒湿，侵袭肌表致肺气不及输布，水津停滞而成饮；②饮食伤脾，脾失健运，水液停聚成饮；③劳伤脾肾，水津失于输化，停留积聚而成饮。

饮证总是本虚标实，正虚者主补兼泻者，标实者或泻或攻，阳虚阴盛则当温化。虚实夹杂者应消补结合，寒热错杂当凉温（寒热）并用。

饮证当辨表里虚实，分清标本缓急。治当遵循"病痰饮者，当以温药和之"的原则，故治疗时在采用逐饮、利水、发汗诸法均当以温为主，即痰饮在表者应温散发汗，在里者应温化利水，在胃肠者宜攻逐涤饮。正虚者宜补，邪实者当攻。邪实正虚者当攻补兼施。寒热夹杂者当寒热并用。

水饮壅盛则饮留胃肠，支撑胸胁，症见：脘腹坚满胀痛，水走肠间，沥沥有振水声，咳则胸痛，喘咳不能平卧，苔白或腻，脉沉弦或弦滑。治当攻逐水饮，用十枣汤，或己椒苈黄丸加减。

水饮属脾肾阳虚则脾阳不运，肾阳衰微，阳虚饮停。症见胃部痞痛，呕吐清水，背寒，水肿，痰多，胸闷头晕，喘促、动则更气短。当温阳化饮，用苓桂术甘汤，或肾气丸加减。

说明： 中医高等教材第九版只把饮病分为了水饮壅盛和脾肾阳虚2个证型。饮病原分为悬饮，溢饮和支饮录下：

痰饮停留于胃者，则脘腹坚满而痛，胃中有振水声，呕吐痰涎清稀，口不渴或渴欲饮，头晕目眩，或停留于肠者，则肠间水声辘辘，苔白滑或黄腻，脉弦滑，用苓桂术甘汤或己椒苈黄丸之类。

悬饮胸胁胀痛，咳唾、转侧、呼吸时疼痛加重，气息短促，苔白、脉沉弦，治用葶苈大枣泻肺汤、十枣汤之类。

溢饮肢体疼痛沉重，甚则肢体浮肿，小便不利，咳喘痰多，或发热恶寒无汗，苔白，脉弦紧，用小青龙汤之类。

支饮为支撑胸肺而咳喘胸满，甚则不能平卧，久咳面目浮肿，苔白腻，脉弦紧，用小青龙汤以温肺化饮，或用肾气丸、苓桂术甘汤以温补脾肾而化饮。

提示：此处的"饮证口诀"可不背记，只去背诵后面的"痰饮证口诀"就行了。

第五节　六经与卫气营血病机病证

（第九版中医高等教材没有，老教材中载有，故编诀于此作参考）

一、六经病机病证

1. 三阳经

太阳恶寒恶风状，头痛脉浮头项强。
表实无汗麻黄发，表虚有汗桂枝汤，
阳明经证用白虎，阳明腑证承气汤。
少阳和解小柴胡，寒热口苦两胁胀，
太少当汗柴胡桂，阳少当下大柴汤：
白芍半夏枳壳姜，大枣黄芩和大黄。

注

太阳病表现为恶寒或恶风，头痛，头项强痛，脉浮等，表实无汗者宜辛温解表，用麻黄汤；表虚有汗者宜调和营卫，用桂枝汤。

阳明经证表现为热盛伤津，用白虎汤；阳明腑证表现为胃肠实热，食积，热结便秘，用承气汤以攻泻实热。

少阳病表现为寒热往来，胸胁苦满，口苦，脉弦，宜和解少阳，用小柴胡汤。

如太阳少阳合病者，兼用汗法，宜柴胡桂枝汤。

如少阳阳明合病者，兼用下法，宜大柴胡汤：白芍 半夏 枳壳 生姜 大枣 黄芩 大黄。

临床诊断处方时应想远广一点：比如：太阳经的强痛，不应只考虑到太阳中风（伤风强痛），背强痛，关节硬而强痛等属类似现象者。下面三阴经亦同此。

2. 三阴经

太阴呕泻腹痛满，食少舌淡脉迟缓。
少阴失眠烦渴燥，肢冷倦卧与恶寒。
厥阴心痛气冲心，呕蛔下利口渴烦。
太阴温散理中汤，少阴滋清连胶安，

少阴四逆、回阳救，厥阴乌梅安蛔丸。

注

太阴病表现为腹满或腹痛，呕吐，腹泻，食少，舌淡，脉迟或缓；治宜温中散寒，用理中汤。

少阴病虚寒证表现为恶寒，倦卧，肢冷，脉微细，或见下利清谷，治宜回阳救逆，用四逆汤或回阳救逆汤；少阴病虚热证表现为心烦，口舌干燥，失眠，脉细数，治宜滋阴清热，用黄连阿胶汤。

厥阴病表现为心痛，发热，口渴不止，烦躁，气上冲心，厥逆下利，呕吐或吐蛔虫等，治宜温清并用，用乌梅安蛔丸。

二、卫气营血病机病证

卫分脉浮痛咳干，发热微微恶风寒，
卫分银翘、桑菊饮，挟湿藿朴夏苓管。
气分烦咳口渴苦，脉洪发热不恶寒，
气分栀豉、麻杏石，肠热便秘承气安，
湿热蒿芩清胆汤，或用甘露消毒丹。
营分热烦谵狂昏，失眠脉数发疹斑，
安宫牛黄、清营汤，神犀丹或紫雪丹。
血分高热躁狂昏，抽搐血证发疹斑，
血分凉散犀地汤，凉肝熄风羚钩汤，
阴风滋阴大定风，或将加减复脉汤。

注

卫分证表现为发热，微恶风寒，头痛，咳嗽，口干，脉浮数，治宜辛凉解表，用银翘散或桑菊饮，如挟湿，宜芳香化湿，用藿朴夏苓汤。

气分证表现为发热不恶寒，心烦，口渴，口苦，咳嗽，脉洪大，治宜清热透邪宣肺，用栀子豉汤。麻杏石甘汤；便秘者，用承气汤；湿热留恋三焦者，用蒿芩清胆汤、甘露消毒丹等。

营分证表现为身热，心烦，脉数，神志昏迷，失眠，谵语发狂，甚则发斑疹，治宜清营泄热，或清心开窍，用清营汤，或用清营汤送服安宫牛黄丸、神犀丹、紫雪丹等。

血分证表现为高热，燥扰发狂，抽搐痉厥，神昏，发斑疹，或血证如吐血、衄血、便血、尿血等，治宜凉血散血（犀角地黄汤），或凉肝熄风（羚羊钩藤汤），或滋阴熄风（大定风珠、加减复脉汤）。

各 论

第一章 肺系病证

第一节 感 冒

感冒风邪寒或热，阴虚阳虚或暑湿，
气虚血虚卫表虚。时感流行易传里，
普通感冒不传变。肺有宿邪外感致，
六淫体虚与起居。头痛鼻塞咳流涕，
恶寒发热身疲痛。辛温辛凉祛暑湿。
感冒辨证风寒热，不同兼夹偏虚实。
标本先后轻重顾，热重联系温病治。
感冒位肺辛凉温，邪在肺卫补敛禁。
寒热不显辛平轻，寒热错杂用凉温，
宿疾新感分主次，并发夹杂兼顾斟。

风寒束表荆防达，寒重热轻脉浮紧。
风热银翘葱豉桔，痰稠热重恶寒轻。
暑湿伤表香薷饮，气虚感冒参苏饮，
固表实卫玉屏风。阴虚感冒用葳蕤。

参考：

阳虚感冒麻附细，血虚物葱豆防荆。
寒湿在表羌活胜，独芎草防藁蔓荆。
痰多贝母前胡杏，痰稠知母蒌黄芩，
乳蛾玄牛一枝黄，流感草河公大青，
热盛麻杏石甘汤，干咳南沙梨花粉。

注

普通感冒又叫伤风，冒风、冒寒，为感受当令之气。感冒以外感风寒和风热为多见，病程一般5~7天。有风寒感冒，风热感冒，阴虚感冒，阳虚感冒，或暑湿感冒，气虚感冒，血虚感冒，卫表虚感冒等类型。感受非时主邪，叫做重伤风。

时行感冒：如病情重、在一个时期内有较强的传染性、证候相类似者，易引起流行的叫时行感冒（西医学的时行感冒就是指流行性感冒即流感，属时行感冒的范畴）。时行感冒易传入里，普通感冒不传变。感冒与六淫肆虐，素体虚弱，起居不当，肺有宿邪密切相关，因而发病。

感冒是风邪（风寒或风热）侵袭人体，肺卫失司而引起的一种常见的外感疾病，以头痛、鼻塞、流涕、喷嚏咳嗽，恶寒发热、全身肌肉酸痛为主要症状。

感冒（在中医学中指时行感冒）的病位在肺，主要病机是卫表失和。分为风寒、风热及暑湿感冒，治用辛温解表、辛凉解表、清暑祛湿解表之法。

感冒要辨证风寒或风热，不同兼夹证候，偏虚或偏实。辨明标本、先后、轻重兼顾，热重者宜联系温病治疗。

感冒因邪在肺卫，卫表失和，当解表达邪，一般均忌用补敛之法。寒热不明显者用辛平轻剂，寒热错杂用凉温同治，若原有某些宿疾，或因感冒诱发者，应根据标本先后和轻重主次的情况，并发症、夹杂症等，予以兼顾治疗。如病已传变，化热入里，应与温病互参施治。

1. 感冒属风寒束表证则见寒重热轻，脉浮紧，当辛温解表，用荆防败毒散或荆防达表汤（荆防达表风寒感，苏叶白芷橘红杏，赤苓姜葱炒建曲，恶寒发热咳头疼）。

2. 感冒属风热犯表证则见热重，微恶风，汗泄不畅，舌边尖红、脉浮数，当辛凉解表，用银翘散，葱豉桔梗汤加减。

3. 感冒属暑湿伤表证则见头昏沉重，胸闷脘痞，口中黏腻，渴不多饮，宜清暑祛湿解表，用新加香薷饮加减。

4. 气虚感冒者素体虚弱，气短懒言，反复易感，要益气解表，用参苏饮以益气解表。

5. 阴虚感冒则心烦口干，舌红少苔、脉细数，当滋阴解表，用加减葳蕤汤以治阴虚感冒。

参考：

1）表卫虚易感冒者用玉屏风散。

2）寒湿在表用羌活胜湿汤：羌活、独活、川芎、甘草、防风、藁本、蔓荆子。

痰多加贝母，前胡，杏仁；痰稠加知母，瓜蒌皮，黄芩。乳蛾加玄参，土牛膝，一枝黄花。流感加草河车，蒲公英，大青叶。热盛用麻杏石甘汤。干咳加南沙参，梨皮，天花粉。

感冒包括现代医学的上呼吸道多种感染性疾病，流感，时行病毒所致诸病。时行病毒的特点是发病快、病情重，广泛流行。如传染性非典型肺炎。

时行感冒、风温和感冒的区别：

时行感冒流行传，病急病重全身症，
发生传变热入里，继发合并其他症。
风温病急寒战热，出汗之后热虽降，
脉数不静热又起，咳嗽头胸剧痛嚷，
神昏谵妄又惊厥，传变入里证候酿。
感冒病轻不传变，发热不高不发热，
服解表药出汗后，脉静身凉好区别。

注

时行感冒有流行性、传染性，发病急，病情较重，全身症状显著，常发生传变、发热入里，继发或合并其他证候。

风温发病急，寒战发热，甚至高热，出汗之后热虽降，但脉数不静，发热又复起，咳嗽头痛胸痛甚至剧烈痛而嚷，神昏、谵妄、惊厥，常见传变入里的证候。

感冒病轻、不传变，发热不高或不发热，服解表药出汗后，脉静身凉，病情愈好。

时行感冒与感冒风热的区别点主要是有无传染性，时行感冒有传染性。

传染性非典型肺炎

传染性非典型肺炎又叫严重急性呼吸综合征。我国在2003年春季流行此病，其临床表现为：起病急，发热在38℃以上，明显呼吸紧迫，头痛，关节酸痛，肌肉酸痛，乏力，腹泻，咳嗽，干咳少痰，偶有血丝痰，胸闷，重者呼吸加速，气促，少数患者有湿啰音，或X线透视检查可见肺实变征，片状阴影。发生流行不久即初步查明为冠状病毒所致（此病曾在1954年在我国流行，因染病人数较少、流行范围较小，被列为第21种流行病。现国家已将此病列为A类传染病）。

中医认为：干咳少痰，热象明显，呼吸困难乃热灼而伤气阴之征，为湿热之证，故应以清热解毒，益气养阴，肃肺止咳为治则。可用朴桔腹杖汤或藿佩汤治之（以下的前4个方剂是2003年四川中医师周礼伯向国家卫生部献的治"非典"方，经"国家非典专家组"审核通过后由国家发表在"中医药在线"互联网上）。

1. 朴桔腹杖汤：厚朴9克　桔梗10克　大腹皮10克　虎杖30克　百部10克　丹皮15克　玄参15克　赤芍20克　败酱草30克　大青叶30克　蒲公英15克　紫花地丁15克　白茯苓10克　黄芪15克。

方解："非典"湿热皆重者（重症）起病急，持续发热且发热在38℃以上，头痛，关节酸痛，肌肉酸痛，乏力，腹泻，少数患者听诊有湿啰音，选用丹皮、玄参、赤芍、虎杖凉血解毒，再加败酱草、大青叶、蒲公英、紫花地丁更能大大增强其除湿清热解毒之效，可显著降低热势，缩短热程。如咳血丝痰者，亦可用之。因其气促，干咳少痰为气阴速伤，选用玄参、黄芪补气救阴。呼吸困难：选用厚朴、桔梗、大腹皮、虎杖、百部、白茯苓可较好较快地解决患者胸闷咳嗽，呼吸困难，重者明显呼吸紧迫，或透视所见的肺实变征，片状阴影；而大腹皮确实是宽中利气的快捷药，伍厚朴、桔梗、虎杖、百部可速降肺胃之气而缓解呼吸困难紧迫之症。

2. 藿佩汤：藿香20克　佩兰15克　虎杖30克　苍术15克　苡仁15克　黄柏15克　桔梗10克　赤芍20克

注

此方用于湿浊弥漫、湿重于热者之病毒感染。

3. 清肺解毒汤：大青叶10克　桔梗10克　野菊花15克　紫草10克　茵陈20克　草河车10克　贯众15克　百部10克　甘草5克

注

此方用于湿热并重者之病毒感染。

4. 对寒湿证患者的治疗温肺解毒，用桂芍朴桔汤（作者所拟，供参考）：

桂枝10克　白芍10克　厚朴10克　桔梗10克　大腹皮10克　百部10克　虎杖30克　土茯苓30克　白茯苓10克　黄芪10克　羌活10克

以上各方的化裁：湿重于热加茵陈蒿10克、龙胆草6克，胸闷呕恶加竹茹6克、藿香10克，肌肉及骨关节疼痛者加葛根20克、柴胡10克、玄胡15克。注意对病程各期的辨证施治应灵活。

草药治疗方：1. 黄荆子（或黄荆条根）1两　折耳根1两　藿香半两　灯笼花1两　剪刀草2两

2. 野黄菊花藤 1 两　老娃须 1 两　折耳根 1 两　夏枯草 1 两　剪刀草 2 两　鱼鳅串草 1 两　黄荆条根 1 两

3. 黄菊花藤 2 两　金银花藤 2 两　剪刀草 2 两　大牛舌片草、小牛舌片草各 1 两　小麦苗 2 两 。以上草药治疗方也可用于预防。

服　　法：1. 煎服，每日 1 剂。

2. 第一次煎，沸后 15 分钟，倒取药汁 200 毫升。

3. 第二次煎，沸后 20 分钟，倒取药汁 200 毫升。

4. 第三次煎，沸后 25 分钟，倒取药汁 200 毫升。

5. 将此 600 毫升净药汁合兑后，每天分作 4 次均服。

6. 服药时间参考：北京时间：10:00　14:00　16:00　21:00

建　　议：重症病人每天可服 2 剂。则每剂煎取 2 次药汁（煎煮时间同上 2、3 两条）两剂共取 1200 毫升药汁，每天均分 6 次服完。服药时间参考：9:00　11:00　15:00　17:00　20:00　21:00

中药预防方：1. 苍术 12 克　藿香 10 克　白术 15 克　黄芪 15 克　防风 10 克　贯众 12 克　金银花藤 20 克　沙参 15 克（北京方）

2. 茵陈 20 克　虎杖 20 克　黄芪 15 克　连翘 12 克　佩兰 10 克　泽兰 10 克　厚朴 10 克

预防方药的用法为：成人儿童均可服用。成人隔天 1 剂，连续 3 剂即可。食少易疲倦，易感冒者，或年老体弱者，可每天 1 剂连服 7 天即可。如家里已有人感染"非典"，则其他家庭成员应每天 1 剂，连服 14 天以上才可。禽流感可参考用此。

第二节　咳　　嗽

详　　诀

咳嗽内外关脾肝，内伤咳嗽火与痰，
脾虚生湿成痰饮，痰湿阻肺肝火犯，
久咳见喘肾生病，治肺还治脾肾肝。
辛温发散外感咳，甘平养阴内伤咳，
邪盛频咳禁敛涩，久咳体虚收敛涩。
咳嗽鉴别咳喘证，痰味质量痰颜色，
咳嗽时间和节律，性质声音加重得。
治肺温宣和清肃，治肺健脾补肺绝，
治肾久咳喘气短，脾肾同治治顽咳。
咳嗽 7 个证型辨。风热咳嗽桑菊煎，
身热痰黄脉浮数，挟暑再加六一散。
风寒袭肺恶寒重，无汗三拗、止嗽散。
风燥伤肺咳血丝，燥热痰少桑杏痊。

痰湿蕴肺陈平三，厌油痰多稠厚黏，
病情稳定六君子。痰热郁肺清金痰。
肝火清金黛蛤泻，胀苦怒随情志变。
肺阴亏咳沙麦汤，脉细消瘦潮盗汗。

阳虚咳嗽痰清稀，畏寒真武桂草煎。
寒饮伏肺遇寒重，苔白痰稀青龙赞。
肺气虚寒咳声弱，痰清神疲懒语言，
温肺_汤人参钟乳石，桂姜草木橘红半。

简　　诀

咳嗽内外关脾肝，内伤病因火与痰，
脾虚生湿成痰饮，痰湿阻肺肝火犯，
久咳见喘肾生病，治肺还治脾肾肝。
风燥咳嗽桑杏汤，寒咳三拗止嗽散，
风热咳嗽桑菊饮，挟暑再加六一散，
痰热郁肺清金化，痰湿蕴肺二陈、三，

阳虚咳嗽真武桂，阴虚二冬二母散，
咳嗽肺脾固本丸：四君河车补骨半。
肝火清金黛蛤泻，肺阴亏咳沙麦汤。
寒饮伏肺小青龙，肺气虚寒温肺汤，
温肺汤桂钟乳石，橘红半木参草姜。

以下为参考诀（可不背记）

咳声嘶哑热或寒，昼咳风热与风寒，
咳声粗浊热伤津，晨咳热痰或湿痰，
午后夜咳肺阴虚，夜咳又喘多虚寒，
声低为虚声高实，痰多虚寒、热、湿痰，
痰少热火或阴虚，痰白多沫感风寒，
痰有咸味是肾虚，痰湿感觉口中甜，
痰挟脓血成肺痈，热咳稠黄腥臭痰。

注

　　咳嗽是肺系疾病的主要症候之一。有声无痰为咳，有痰无声为嗽。一般多痰声并见，难于截然分开，故称咳嗽。咳嗽是指肺气上逆作声，咯吐痰液而言。

　　咳嗽分内伤和外感，病位在肺，与肝脾有关。咳嗽分为外感和内伤两类（故咳嗽首先要辨清"表里"），主要病变在肺，与脾、肝有关。

内伤咳嗽病因主要有"火"与"痰"。脾虚生湿聚为痰饮而发咳嗽。痰湿阻肺而发咳嗽；肝火犯肺则炼液成痰而发咳嗽，久咳不愈而喘者为病延至肾所致，故直接治肺时，还应注意治脾、治肝、治肾等整体疗法。

外感咳嗽当辛温发散，内伤咳嗽宜甘平养阴。邪盛频咳禁收敛药。久咳体虚可收敛收涩止咳。

治咳嗽要鉴别咳嗽与咳喘证（咳不伴喘，咳喘是咳而伴喘，咳嗽反复发作可咳喘并作)，要鉴别痰的味、质、量、色。要了解咳嗽时间、节律、性质、声音及引起咳嗽加重缓解的相关因素。治咳嗽首先要让痰能咳得出来。治肺要用温宣清肃法。治脾要补脾养肺，治肾要脾肾同治，才可以治顽固久咳、动则气短者。

喉痒咳嗽因外感风寒或风热。痰稠咳声粗浊多因热或阴虚。痰多清稀多属风或属寒。干咳少痰多属燥热，气火，阴虚。咳中带血多属肺热，或阴虚。咳吐脓血为痰热瘀结成痈之候。腥臭痰多属热，味甜为痰湿，味咸为肾虚。

外感咳嗽多因外感风寒、风热、燥热，其特征是：起病较急，病程较短，初起伴有寒热头痛等表证。咳嗽病因为外感六淫和内邪干肺（主要为"痰"与"火"）。外感咳嗽与内伤咳嗽可相互为病。外感咳嗽以实证居多。

咳嗽可分7个证型：

一、外感咳嗽

1. 风寒袭肺证则恶寒重，发热轻，无汗，咳痰稀薄，苔薄白，脉浮或浮紧，当疏风散寒，宣肺止咳，用三拗汤或止嗽散加减；

2. 风热犯肺证则咳嗽剧烈，咳痰不爽，黏稠痰黄，苔薄黄，脉浮或浮滑，宜疏风清热，宣肺止咳，用桑菊饮加减，挟暑者合用六一散；

3. 风燥伤肺证则干咳，连声作呛，无痰或痰少而黏，宜疏风清肺，润肺止咳，用桑杏汤加减。

二、内伤咳嗽

1. 痰湿蕴肺证则反复咳嗽，咳声重着，痰多，因痰而咳，痰出稍舒，燥湿化痰，理气止咳，用二陈汤或三子养亲汤加减，待病情稳定后用六君子汤培补。

2. 痰热郁肺证则咳嗽气粗急促，痰黏稠厚而黄，咳吐不爽，苔腻脉滑数，宜清热肃肺，豁痰止咳，用清金化痰汤加减。

3. 肝火犯肺证则见胁胀，口苦，烦怒等随情绪变化而减轻或加重，当清肺泄肝，顺气降火，用泻白散合黛蛤散，或用清金化痰汤。

4. 肺阴亏耗证则干咳，咳声短促，潮热盗汗，脉细数，宜滋阴润肺，化痰止咳，用沙参麦冬汤。阳虚咳嗽则肢冷畏寒，痰涎清稀，当温肺化痰止咳，用真武汤加肉桂、甘草。

参考：

1）寒饮伏肺证则咳嗽痰多而清稀，遇寒加重，苔白脉滑，当温肺化饮止咳，宜用小青龙汤温肺化饮。

2）肺气虚寒证则咳声低弱，痰多清稀，神疲，不愿讲话，苔白，面无华，治宜补气温肺，止咳化痰，当温肺益气，化痰止咳，用温肺汤（肉桂、钟乳石、橘红、半夏、云木香、人参、甘草、干姜）化裁。

咳嗽见于西医学的呼吸系统疾病，如上呼吸道感染，急慢性气管－支气管炎（外感引发咳嗽咯痰或无痰，肺纹理增粗），慢性支气管炎（连续反复咳嗽2年、每年3个月以上，肺纹理增粗紊乱），肺炎（以发热寒战为主症），支气管肺炎，支气管扩张（慢性咳嗽，咯吐脓痰和反复咯血），肺结核（干咳，潮热，盗汗，消瘦），肺癌（有肿块和肺不张），特发性肺间质纤维化（进行性呼吸困难，限制性通气功能障碍）等，见咳嗽者，可参考本病治疗。

参考诀注：

咳声低者为虚证，声高者为实证。痰多者为虚寒，痰热或湿痰。

除教材中的各型用方外，冷洪岩中医师对顽固性咳嗽的治疗有以下经验方剂：

1. 咳嗽立止方：三年陈皮20克，黄药子（蜜制）25克，百部（姜制）20克，炙僵蚕20克，荆芥6克，紫菀10克，全虫15克，冬花（蜜制）10克为末，每次2~4克，用开水，姜汁或乌梅汁冲服。

2. 小儿止咳方：三年陈皮（姜汁制后凉干）70克，甘草15克，矮地茶15克，研粉，吞服或用开水冲服，每次1~3克。

3. 远年咳嗽：紫菀15克 红参10克 乌梅20克 款冬花15克 五味子10克 杏仁20克 炙僵蚕20克 瓜蒌皮20克 牛蒡子15克 山药15克 玄参10克 桔梗10克 全蝎6克 川芎20克。煎服。

第三节　哮　　病

哮病发作痰鸣喘，病理关键是伏痰。

气因痰阻痰气升，气道狭窄哮鸣喘。

外感饮情劳倦虚，病位在肺脾肾关，

久哮累及脾肾心，发为肺胀重症难。

《医学正传》分哮喘，丹溪专篇论哮喘。

寒哮发作有寒象，鸣如水鸡稀白痰。

热哮发作鸣如吼，气促热渴黏稠痰。

虚哮气短咳无力，寒包热哮寒热见。

风痰哮证如拉锯，寒热不显白泡痰。

哮喘诊断反复发，痒嚏咳闷遗传关，

平如常人纳呆疲，发作难平喘脱险。

邪实正虚辨标本，肺热清泄寒温散。

解表清里寒热杂，平时调补阴阳安。

冷哮射麻小青龙，胸闷稀痰肢冷寒。

热哮定喘越婢半，身热口渴黄稠痰。

寒包热膏小青龙，恶寒无汗黄白痰。

风痰三子养亲汤，寒热不显喘胸满。

虚哮平喘固本汤，声低气促动更喘。

喘脱厥冷汗如油，回阳救急生脉散。

脾肺气虚六君子，自汗便溏气低短。

肺肾气促动则重，生脉地黄六君煎。

（平补肺肾参芪味，核河虫草参蛤散）。

栀子豉汤过敏哮，瘀湿风哮虫药添。

肺气虚用玉屏风，生脉饮或肾气丸。

顽痰壅塞难咯出，体强可攻控涎丹。

注

哮病是一种因外感或内伤触动停痰伏饮凤根的发作性疾病，以痰气交阻，气因痰阻，痰随气升，相互搏结而壅塞气道，肺管气道狭窄，通畅不利，而气喘痰鸣、喉间痰声辘辘，呼吸急促困难，甚则喘息不能平卧为特征的发作性疾患。即发作性痰鸣气喘痰患。偶因外感，内伤触动停痰伏饮（病理上属痰饮病中的"伏饮"证）致痰鸣哮吼发作（病机为外邪侵袭，触动伏痰）。哮病病理关键是伏痰凤根。

哮病的病位在肺，与脾肾有关。哮病发作日久，累及脾肾心，可导致肺气胀满、不能敛降的肺胀重症，治疗较难。

明、虞抟《医学正传》把哮与喘作了明确的区别："哮以声响言，喘以气息言"。《丹溪心法》用专篇论述"哮喘"，认为"哮喘必用滋薄味，专主于痰。"

寒哮发作有寒象，喘鸣如水鸡声，咳吐稀白痰。

热哮发作鸣声如吼，气促息粗，身热口渴，咳吐黏稠痰。

虚哮则喘鸣低声，气短，咳痰无力。

寒包热证则哮鸣，寒热并见。

风痰哮证则哮声如拉锯，突发哮鸣，咳吐白色泡沫痰，寒热不明显。

哮病的诊断依据为：

1. 呈反复发作。

2. 发作前有鼻痒、喷嚏、咳嗽、胸闷等先兆，一旦发作则哮鸣呼吸困难，不能平卧。

3、与遗传有关。

4. 平时如常人稍有纳呆，易感疲劳，可有轻度哮鸣，大发作时持续难平，出现喘脱险症。

哮病平时表现为正虚，大发作时则见正虚与邪实错杂之候，故在发作时应根据虚实标本诸况辨证施治。肺热当清泄，肺寒停饮者当温散，寒热错杂者当解表清里，兼顾治疗。平时调补阴阳，采用补肺、健脾、益肾等法。

一、哮病发作期

1. 冷哮证则喉中哮鸣如水鸡声，呼吸急促，气逆咳吐稀白痰，胸膈满闷，口不渴，形寒肢冷。受寒易发，当宣肺散寒，化痰平喘，用射干麻黄汤、小青龙汤加减。

2. 热哮证发作则痰鸣如吼，喘息气粗，身热，痰黄稠，口渴汗出，宜清热宣肺，化痰定喘，用越婢加半夏汤或定喘汤等寒热并用之重剂加减。

3. 寒包热哮证则喉鸣气促，喘咳胸闷，咳痰不爽，痰黄黏稠，或黄白痰相兼，恶寒无汗，当解表散寒，清化痰热，用小青龙加石膏汤、厚朴麻黄汤加减。

4. 风痰哮证则喉中痰涎壅盛，声如拉锯或鸣如哨笛，喘急胸满，喷嚏鼻塞，痰多无明显的寒热之象，宜祛风涤痰，降气平喘，用三子养亲汤加味。

5. 虚哮证则喉中哮鸣如鼾，声低息促，动则喘甚，咳痰无力，唇甲青紫，当补肺纳肾，降气化痰,用平喘固本汤加减。

6. 喘脱危证则四肢厥冷,汗出如油,气息短促,喘息抬肩,鼻翼扇动,烦躁,昏蒙,当补肺纳肾,益气固脱,用回阳救急汤、生脉饮加减。

二、哮病缓解期

1. 哮病缓解期属脾肺气虚证者则喉中轻度哮鸣,气短声低,自汗恶风,食少便溏,当健脾益气,补土生金,用六君子汤加减。

2. 哮病缓解期属肺肾两虚则喘气短促,动则加重,五心烦热,腰膝酸软,肢冷畏寒,当补益肺肾,用生脉地黄汤和金水六君煎加减。如平补肺肾可用人参、黄芪、北五味子,核桃仁、紫河车、虫草或参蛤散)。

参考:

哮病缓解期属肺气虚者可用玉屏风散,生脉饮或肾气丸。顽痰痰稠,严重壅塞难咯出,而体未虚可攻者可用控涎丹,中病即止。

栀子豉汤治过敏性哮喘,而属瘀哮,风哮,湿哮者,宜酌加相应药物或加虫类药,如僵蚕、蝉蜕、地龙、露蜂房。

对现代医学中的支气管哮喘,哮喘性支气管炎,嗜酸性细胞增多症或肺部过敏性疾病等出现哮喘症状者,可参考本篇辨治。

另外,哮病与支饮都有痰鸣气喘,哮病为间歇性发作,迅速缓解,喉中有哮鸣声,可咳可不咳。支饮慢性久咳,以咳嗽气喘为主,发作与间歇的时间界限不清。

第四节 喘 证

总 诀

喘证鼻煽呼吸难,张口抬肩平卧难。
喘脱抬肩鼻翼煽,面青肢冷如珠汗。
喘证外邪食情劳,虚实错杂痰瘀难。
虚证肺肾实喘肺,病在肺肾心脾肝。
平肝疏肝调气机,哮喘良医疏平肝。

详 诀

实喘风寒脉浮紧,寒重华盖麻黄安。
表寒肺热麻杏石,形寒脉数热渴烦。
痰热郁肺桑皮汤,贝栀杏苏芩连半,
尿赤脉数喜冷饮,痰稠口渴发热汗。
痰浊阻肺二陈三,呕恶胸闷滑腻痰。
肺气郁痹五磨饮,气憋胸闷情志变。
喘证肺虚稀薄痰,补肺汤合生脉散,

自汗畏风脉细弱，声低气弱潮热烦。
肾虚不纳喘冷寒，呼多参蛤肾气丸。
正虚喘脱参附汤，再加蛤蚧黑锡丹。
上盛下虚苏子降；饮凌心肺真武餐。
喘证寒证麻附细，赤芍白果紫菀款，
桂枝人参五味子，炙草甘姜生姜半。

简　诀

实喘风寒华盖麻，痰热郁肺桑皮煎，
表寒肺热麻杏石，痰浊阻肺二陈三，
肺气郁痹五磨饮，肺虚补肺生脉散。
正虚喘脱参附汤，送服蛤蚧黑锡丹。
肾虚不纳喘冷寒，呼多参蛤肾气丸。

上盛下虚苏子降，饮凌心肺真武餐。
寒喘麻附细姜半，桂草芍参味菀款。

注

喘证是以呼吸困难，甚至张口抬肩，鼻翼煽动，不能平卧为特征的一种病证。严重者可致喘脱。

喘脱症见：张口抬肩，鼻翼煽动，面青唇柴，四肢厥冷，汗出如珠，脉浮大无根。

喘证病因为外邪侵袭，饮食不当，情志所伤，劳欲久病。喘证见虚实错杂，痰瘀互结者治疗较困难些。喘证可见于多种急、慢性疾病的过程中。

喘证的病位在肺肾，与心肝脾有关。喘证的辨证首辨虚实。虚喘的病位在肺肾、以气虚为主，实喘病位在肺。哮和喘都有呼吸急促的共同症状。两证病位都在肺肾，与肝脾有关。

哮证和喘证大多时候很难分别，主要区别喉中有无哮鸣音。有则为哮。哮以声响而定名哮，喘以气息而言名叫喘。哮证发作时可有痰鸣气喘。哮以声响是指喉中有哮鸣音，是一种反复发作的疾病，哮呈发作性，发无定时，以夜间最多见。喘以气息名喘，喘指呼吸气促困难，是多种急慢性疾病的一个症状。哮必兼喘，喘未必兼哮。哮病病久不愈可发展为经常的痰喘，而将哮列入喘证范围。

喘证病因为外邪侵表，饮食不当，情志所伤，劳欲久病所致，喘证当辨虚实，病变脏器，虚实错杂等，以痰瘀互结为难治疗。

喘证诊断依据为：

1. 以喘促短气，呼吸困难，甚至张口抬肩，鼻翼煽动，不能平卧，口唇发绀为特征。

2. 多有慢性咳嗽，哮病、肺痨、心悸等病史，每次发作都因外感及劳累而诱发。

治疗哮、喘均应平肝、疏肝，使气机调畅。如效果不佳时，往往以平肝而获良效。

喘证的证治分类：

一、实喘

1. 实喘属风寒壅肺证则见恶寒，寒重热轻，痰多稀薄，泡沫色白，脉浮紧，因寒侵客肺，壅肺不宣，当宣肺散寒，用华盖散加麻黄汤加减。

2. 实喘属表寒肺热证则见形寒身热，口渴烦闷，脉浮数或滑，是因寒束在表、热郁在肺而肺气上逆所致，当解表清里，化痰平喘，用麻杏石甘汤加减。

3. 实喘属痰热郁肺证则见尿赤脉数，喜冷饮，痰稠，口渴，发热出汗，因邪热蕴肺蒸热成痰，痰壅失宣，当清热化痰，宣肺平喘，用桑皮汤加减（桑白皮汤的组成为：桑白皮、贝母、栀子、杏仁、苏子、黄芩、黄连、半夏）。

4. 实喘属痰浊阻肺证则见呕恶胸闷，痰多而滑腻，舌苔滑腻，脉滑或濡，因中阳不运，积湿生痰，壅肺失宣，宜祛痰降逆，宣肺平喘，用二陈汤和三子养亲汤加减。

5. 实喘属肺气郁痹证则见主症为气憋胸闷，多因情志变化而变化，用五磨饮加减治之。

二、虚喘

1. 虚喘证属肺气虚耗证则咳吐稀薄痰，自汗畏风，脉细弱，声低气弱，潮热心烦，因肺气亏虚，气失所主，或肺阴亦虚，虚火上炎，肺失清肃，当补肺益气养阴，用补肺汤合生脉散加减。

2. 虚喘证属肾虚不纳证则喘促日久，动则喘甚，肢冷畏寒，呼多吸少，因肺病及肾而失摄纳，当补纳肾气，用参蛤散合金匮肾气丸加减。

3. 虚喘证属正虚喘脱证则见喘逆剧甚，鼻煽气促，张口抬肩，面青唇紫，汗出如油，脉浮大无根，因肺气欲绝，心肾阳虚，当扶阳固脱，镇纳肾气，用参附汤送服蛤蚧粉加黑锡丹。

虚喘重在治肾，扶正当辨阴阳。一般以温阳益气为主。要密切注意观察喘脱的危重证候上盛下虚者用苏子降气汤。饮凌心肺则心悸浮肿、尿少，用真武汤。

喘证寒证用麻黄、附子、细辛、赤芍、白果、紫菀、款冬花、桂枝、人参、五味子、炙甘草、干姜、生姜、半夏。

对现代医学中的哮喘、心源性哮喘、肺源性心脏病、急慢性喘息性支气管炎、肺炎、肺气肿、肺结核、矽肺或癔病等出现以呼吸困难，甚至张口抬肩，鼻翼煽动，不能平卧为主的喘证时，可参考本篇辨治。

喘脱与气短的区别：

> 喘脱脉歇大无根，心悸唇紫如珠汗。
> 气短少气呼吸弱，似喘无声不抬肩，
> 浅促短气不足息，呼多吸少卧则安。

注

喘脱除见喘证诸症外，还兼见脉歇止或浮大无根，心慌动悸，面青唇紫、汗出如珠，肢冷等。气短则见少气，呼吸微弱，或短气不足以息，呼吸不续，出多入少，似喘而无声不抬肩，卧则安指但卧为快。

第五节 肺 胀

总 诀

肺胀多病反复患，肺气胀满不降敛。

胀闷上气烦躁慌，胸部膨满咳多痰。
紫绀晦暗身浮肿，咳喘痰胀瘀特点，
鼻煽抬肩久难愈，目胀如脱病缠绵。
病理产物痰饮瘀，病位在肺脾肾间，
影响脾肾后期心，痰饮水湿同一源。
肺胀久病肺虚起，或因体虚或外感。
气虚气阴后阳虚，阴阳两虚喘脱现。
肺胀最早载《灵枢》，丹溪肺胀痰瘀关，
证治汇补分虚实，肺胀多发于老年。
诊断慢肺病外感，心悸浮肿喘脱险，
并发悬饮鼓胀厥，出血癥瘕神昏谵。
肺胀五个证型分，标本虚实首先辨。
参考喘厥与痰饮，心悸水肿哮咳喘。
肺胀肺系病久成，哮病独立反复患，
喘是急慢病症状，三者都有咳喘满。
哮喘日久成肺胀，肺胀支饮证表现。

详　诀

肺胀痰浊壅肺患，短气喘息苏降三，
脘痞纳少脉小滑，倦乏怕风咳稀痰。
表寒里饮小青龙，脾虚痰湿六君安。
肺胀痰热郁肺证，咳喘桑皮越婢半，
痰黄尿赤脉滑数，胸满气粗便秘烦。
痰蒙神窍昏迷睡，烦躁撮空恍惚谵，
腘动抽搐涤痰汤，送服宫黄至宝丹。
肺胀肺肾气虚证，声低气怯呼吸浅，
张口抬肩难平卧，补肺、平喘固本餐：
参味虫草坎脐苏，核桃橘半沉磁款。
肺胀阳虚水泛证，腹胀有水心悸喘，
身肿怕冷面青紫，真武汤加五苓散。
寒闭参附苏合香，热闭至宝猴枣散。
亡阳四逆加人参，亡阴玄竹生脉散。
两亡四逆加生脉，热血犀地失笑散。
喘脱急用参附汤，送服蛤蚧黑锡丹。

简　诀

肺胀痰壅苏降、三，痰热桑皮越婢半，

痰蒙神窍涤痰汤，送服宫黄至宝丹。

肺胀肺肾气虚证，补肺_汤平喘固本丸：

虫草坎脐参味半，核桃橘苏沉磁款。

肺胀阳虚水泛证，真武汤加五苓散。

脾虚痰湿六君安，表寒里饮小青龙，

寒闭参附苏合香，热闭至宝猴枣散。

亡阳四逆加人参，亡阴玄竹生脉散。

两亡四逆加生脉，热血犀地失笑散。

喘脱急用参附汤，送服蛤蚧黑锡丹。

注

肺胀是多种慢性肺系疾患反复发作迁延不愈，导致肺气胀满、不能敛降的一种病证。表现为胸部膨满，胀闷如塞，喘咳上气，多痰，烦躁，心慌等。

肺胀病程缠绵，日久不愈见面色晦暗，唇甲紫绀，脸及肢体浮肿（具有咳、喘、痰、胀、瘀的特点），重者可见喘闭、喘脱（闭症、脱症）等危候。

喘闭、喘脱则症见鼻翼煽动，张口抬肩，目胀如脱，经久难愈，病情缠绵。

肺胀的致病因素，主要有痰浊、水饮及血瘀，三者互为影响，兼见同病，故三者又是病理产物。

肺胀的病位在肺，涉及脾肾，最先影响脾肾，后期影响及心。

痰、饮、水、湿同出一源，都属津液停积而成，又可互相转化。肺胀因久病肺虚，年老体虚，感受外邪发作。

肺胀的病理性质多由气虚、气阴两虚发展为阳虚，以致阴阳两虚。重者可致喘脱。

肺胀病名最早见于《灵枢·胀论》。丹溪认为肺胀与痰瘀有关。《证治汇补》把肺胀分为虚证、实证。肺胀多为老年人。

诊断肺胀的依据为：

1. 慢性肺系病史多年，反复发作；

2. 常因外感诱发；

3. 慢性肺病见心慌动悸，浮肿紫绀，喘脱，并发悬饮、鼓胀、痉厥、出血、癥瘕、神昏、谵语；

4. 以咳、喘、痰、瘀为主症。

肺胀临床分为5个证型，治疗当辨标本虚实（以标实本虚者居多），参考喘厥、痰饮（支饮及溢饮）、水肿（喘肿）、心悸之不同情况予以区别，以提高临床疗效。

肺胀是多种慢性肺系疾病日久渐积而成。

哮是反复发作性的一个独立病种。

喘是多种急性疾病的一个症状。但此三病均以咳而上气、喘满为主证，是其类似之处。

哮喘日久发展为肺胀重症。肺胀隶属于喘的范畴，肺胀可有支饮证的表现。

肺胀的证治分类：

1. 肺胀属痰浊壅肺证则胸膺满闷，短气喘息，脘痞纳少，脉小滑，疲倦乏力，怕风易汗，咳吐稀痰而多，因肺虚脾弱，痰浊内蕴，肺失宣肃，当化痰降气，健脾益肺，用苏子降气汤合三子养亲汤加减。

2. 肺胀属痰热郁肺证则咳喘，胸满气粗，痰黄尿赤，脉滑数，便秘，烦躁，因痰热壅肺，肺气上逆，当清肺化痰，降逆平喘，用桑白皮汤或越婢加半夏汤加减。

3. 肺胀属痰蒙神窍证则咳逆喘促，神志恍惚，甚则昏迷，嗜睡，烦躁不安，撮空理线，谵妄，肢体瞤动抽搐，因痰蒙神窍，引动肝风，当涤痰、开窍、息风，用涤痰汤，送服安宫牛黄丸或至宝丹。

4. 肺胀属阳虚水泛证则心悸喘咳，腹部胀满有水，下肢浮肿，一身皆肿，怕冷，面唇青紫，因心肾阳虚，水饮内停，当温肾健脾，化饮利水，用真武汤合五苓散加减。

5. 肺胀属肺肾气虚证则呼吸浅短难续，声低气怯，甚则张口抬肩，不能平卧，形寒汗出，腰膝酸软，尿清长，因肺肾两虚，气失摄纳，宜补肺纳肾，降气平喘，用平喘固本汤合补肺汤加减。平喘固本汤：虫草，坎脐，人参，五味子，半夏，核桃仁，橘络，苏子，沉香，煅磁石，款冬花。

参考：

1）表寒里饮用小青龙汤。

2）脾虚痰湿者用六君子汤。

3）肺胀寒闭者用参附汤合苏合香丸加减。

4）肺胀热闭者用至宝丹、猴枣散。

5）肺胀亡阳证四逆汤加人参。

6）肺胀亡阴用生脉散加玄参、玉竹。

7）肺胀阴阳两亡用四逆汤加生脉饮。

8）热瘀伤络则见皮下瘀斑、鼻及齿龈出血、痰中带血、呕血、便血，舌质紫绛，脉细数或涩，宜用犀角地黄汤合失笑散。

9）喘脱急用参附汤，送服蛤蚧粉或黑锡丹。

对现代医学中的肺气肿、矽肺、慢性肺源性心脏病有本证的临床表现者，可参考本证辨治。

第六节 肺 痈

总 诀

肺痈位肺热实证，热壅血瘀痰阻碍。
肺痈寒热胸痛咳，咳痰腥臭有脓血。
肺经素有痰热盛，外感风热寒化热。
肺痈舌下生细粒，吃黄豆无腥味别。
肺痈4期初、成痈，溃脓恢复期当别。

肺痈通腑不温补，防大咯血排脓先，
脓入胸腔预后差，防止迁延慢性变。

详　诀

肺痈初起银翘散，痛咳发热又恶寒。

痈成脓痰黄腥臭，高热胸痛转侧难，

苇茎、如金解毒散，桔梗草栀柏芩连。

溃脓气喘胸满痛，大量腥臭脓血痰，

加味桔梗_汤草贝银，橘红苡葶白及安。

恢复沙参清肺汤，参芪桔苡及冬欢。

（肺痈恢复桔杏草，麦冬百合与连翘，

枳壳红藤金银花，贝母阿胶夏枯草）。

简　诀

肺痈初起银翘散，痈成苇茎、如金散，

溃脓加味桔梗汤，恢复沙参清肺安。

肺痈通腑不温补，防大咯血排脓先，

脓入胸腔预后差，防止迁延慢性变。

注

肺痈病位在肺。属肺热实证。肺痈是痰热瘀结，痰瘀阻肺，热壅化腐生疮成肺脓疡的病证，属内痈之一。肺痈以病初振寒，继以咳嗽发热胸痛，咯吐腥臭浊痰，重则脓血混杂为主要症状。

肺痈病理是风热，或风寒入里化热，或肺经痰热素盛，热郁在肺，蒸液成痰，壅阻肺络，血滞为瘀而致痰热或瘀血互结，蕴酿成痈，血败肉腐化脓而成肺痈。主要病机是热壅血瘀。

肺痈可验痰，验口味（吃生黄豆无腥味为肺痈），验特异体征（舌下生细粒）。

肺痈分为初期、成痈期、溃脓期、恢复期共4期。

肺痈初期则见胸痛，咳嗽白色黏痰，痰量渐多，恶寒发热，当疏风散热，清肺化痰，用银翘散加减。

肺痈成痈期则见身热转严重，时时振寒，继则高热壮热咳急，痰黄腥臭，胸痛转侧困难，治宜清肺解毒，化瘀消痈，用苇茎汤或如金解毒散（桔梗、甘草、栀子、黄柏、黄芩、黄连）。

肺痈溃脓期则见气喘不能卧，胸中烦满而痛，咳吐大量腥臭脓痰或脓血痰，宜排脓解毒，用加味桔梗汤：桔梗、甘草、浙贝、银花、橘红、苡仁、葶苈子、白及。脓毒壅盛者用桔梗白散（桔梗9克，贝母9克，巴豆1克。研粉。每次服0.6克。药后其脓可吐下而出。）

肺痈恢复期则见身热渐退，咳嗽减轻，咳吐脓痰渐少，面色不华，消瘦神疲，胸胁隐痛难平卧，气短自汗，或咳吐脓血日久不尽，当清养补肺，用沙参清肺汤（沙参、太子参、黄芪、桔梗、苡仁、白及、冬瓜仁、合欢皮）或用桔梗杏仁煎（桔梗、杏仁、甘草、麦冬、百合、连翘、枳壳、红藤、金银花、贝母、阿胶、夏枯草）。

总之，治肺痈宜通腑，慎用温补；防止大咯血，尤其在溃脓阶段；肺痈排出脓痰是治疗的关键，桔梗是排脓好药，可大点用量。脓液流入胸腔者预后欠佳，可成脓胸恶候；防止病情迁延发展成慢性。

对现代医学中的支气管扩张，支气管囊肿，肺结核空洞等伴化脓性感染而表现肺痈证候者，也可参照本篇辨治。

风温痰热蕴肺与肺痈，肺痈与肺痿的鉴别口诀

> 肺痿虚热或虚寒，肺叶萎缩损气阴，
> 发病缓慢病程长，体虚脉虚痰沫增；
> 肺痈热壅初振寒，病短热瘀脓血腥。
> 肺痈久延或失治，肺阴伤成肺痿病。
> 肺痈振寒浊痰腥，身热不退、退又升；
> 风温病急热咳渴，气急胸痛治后轻。
> 痰热壅肺发热咳，胸痛痰血在气分。

注

肺痿为气阴亏损，虚热内灼，或肺气虚冷寒，以致肺叶萎缩不用，病程长而发病缓，形体多虚，肌肉消瘦，咳唾涎沫，脉数虚，分为虚热和虚寒两种类型。

肺痈为风热犯肺，热壅血瘀而致肺叶生疮，病程短而发病急，形体多实，或形体多不消瘦，肺痈病初振寒、咳吐脓血腥臭，脉数实。但肺痈久延不愈，痰热壅结上焦，熏灼肺阴，也可转成肺痿。肺痈类似于现代医学的肺脓疡，化脓性肺炎，肺坏疽等。

总结：肺痈属实，肺萎属虚或虚寒，肺痿属虚热。咳吐脓血腥臭为肺痈，呕吐或吐出脓血腥臭为胃痈。

风温与肺痈的鉴别：

风温发病较急，高热烦渴，咳嗽，气急胸痛，经正确治疗后，症状减轻，多在气分而解。

肺痈振寒，咯吐浊痰明显而喉中多有腥味，如经一周身热不退，或退而复升，应考虑肺痈。

痰热壅肺与肺痈：痰热壅肺则见发热，咳嗽，胸痛，痰中带血，病在气分。可发展为肺痈而咳吐大量腥臭脓血浊痰。

第七节 肺 痨

总 诀

> 肺痨《十药神书》上；正气虚弱痨虫伤。
> 肺痨胸痛咳血瘦，潮热盗汗传染上。
> 酒色劳倦禀赋差，病后失调缺营养。
> 肺痨诊断接触史，咳血潮热盗汗淌，
> 易感疲劳食欲减，干咳逐渐消瘦状。
> 肺痨本质是阴虚，气阴两虚阴损阳，
> 阴阳两虚最严重。区别肺痿虚劳伤。

瘆位在肺关脾肾；补虚培元杀虫良。

补虚重点在补肺，同时兼补脾肾康。

详 诀

肺痨虚火灼肺犯，百合固金、秦鳖散。

肺阴亏损五心热，咳血盗汗月华丸。

气阴耗伤保真汤，咳声无力潮盗汗：

参芪术草二苓味，二冬二地二芍莲，

归柴朴枳枣陈姜，知母黄柏地骨餐。

肺痨阴阳两虚证，肢冷浮肿自盗汗，

心慌唇紫五更泻，补天大造归参远，

枣芪术芍龟苓枸，鹿角河车熟地山。

肺痨肺肾阴虚证，六味百合固金丸。

肺痨脾肾阳虚证，拯阳理劳汤加减。

简 诀

肺痨阴虚火旺患，百合固金、秦鳖散。

气阴耗伤保真汤，肺阴亏损月华丸。

肺痨脾肾阳虚证，拯阳理劳汤加减。

肺痨肺肾阴虚证，百合固金六味丸。

肺痨阴阳两虚证，要用补天大造丸。

注

《十药神书》首载肺痨。肺痨又叫痨瘵，是一种具有传染性的慢性虚弱性疾病，痨虫饰肺，损伤肺阴。

肺痨以胸痛，咳嗽，咳血，消瘦、潮热盗汗等症状为特征。肺痨是具有传染性的慢性虚弱性疾患。因劳损在肺故称肺痨。

肺痨的临床表现为4大主症：①身体逐渐消瘦，②咳嗽，③咳血，④潮热盗汗。

肺痨的外因是感染痨虫所致。

内因是正气虚弱（酒色劳倦，先天禀赋不足，病后失调，营养不良）。

肺痨的诊断依据是：有与肺痨患者的长期接触史，有以咳嗽、咳血、潮热、盗汗，易感疲劳、食欲减退，干咳，逐渐明显消瘦的主要症状，肺痨的辨证要辨病变脏器和病理性质。

肺痨的本质是阴虚，由阴虚而致气阴两虚，甚则阴损及阳，后期肺脾肾三脏均亏而导致阴阳两亏的严重后果。肺痨后期可发展成肺痿（肺痨阳虚者在临床也有不少病例，当留意）。

肺痨辨证应区别肺痿和虚劳。肺痨的病理主要是阴虚，虚劳的病理以阴阳为纲，肺痨后期可发展为虚劳重证。肺痨病位在肺，与脾肾有关。虚劳的病位以五脏并重，以肾为主。补虚的重点在补肺，同时兼补脾肾。

肺痨的治疗原则是补虚培元（养阴润肺），杀痨虫。肺痨分虚证和实证，虚证有：①肺燥津亏，②肺脾气虚，③气阴两虚，④心脾肾阳虚。肺痨实证有①血瘀证，②痰热郁肺证，③痰湿阻肺证，④风邪犯肺证。

肺痨的证治分类：

1. 肺痨属虚火灼肺证见颧红，潮热盗汗，时时咯血，血色鲜红，痰黏稠黄，或月经不调，宜滋阴降火，用百合固金汤或秦艽鳖甲散。

2. 肺痨属肺阴亏损证见五心烦热，干咳少痰，盗汗，用月华丸。

3. 肺痨属气阴耗伤证见咳嗽无力，盗汗颧红当益气养阴，用保真汤（人参、黄芪、白术、甘草、赤白茯苓、五味子、当归、天冬、麦冬、生地、熟地、白芍、赤芍、厚朴、柴胡、地骨皮、莲子心、知母、黄柏、大枣、陈皮、生姜）。

肺痨属阴阳两虚证见面浮肢肿，肢冷唇紫，潮热盗汗，心慌，五更泄泻，当滋阴补阳，用补天大造丸（当归、人参、远志、枣仁、黄芪、白术、白芍、龟板、枸杞、茯苓、鹿角、紫河车、熟地、山药）。

参考：

1）肺痨属肺肾阴虚者则有头晕耳鸣，遗精腰软，月经不调，心悸失眠，宜用六味地黄丸、百合固金汤。

2）肺痨属脾肾阳虚者则见怕冷自汗，四肢不温，食少便溏，宜用拯阳理劳汤化裁。

肺痨相当于现代医学的肺结核，此病用中西医结合治疗最好：西药对杀灭痨虫（结核杆菌）服药方便，疗程在半年或一年以上，中药补虚扶正杀虫且不伤肝肾，中西结合优势互补。

特发性肺间质纤维化的诊断依据为：

早期是肺泡炎阶段，诊断较难。晚期则见进行性加重性呼吸困难，持续性干咳，活动后呼吸困难及发绀加重。

体检时可闻及吸气相 Velcro（尼龙带拉开）音，杵状指趾。

胸部 X 线见两肺中、下叶出现弥漫性网状、结节状或条索状阴影，肺功能检查见限制性通气功能障碍和气体弥散量减少。肺活检可确诊特发性肺间质纤维化疾病。

特发性肺间质纤维化分虚证和实证：

虚证：1. 肺燥津亏，2. 肺脾气虚，3. 气阴两虚，4. 心脾肾阳虚。

实证：1. 血瘀证，2. 痰热壅肺，3. 痰湿阻肺；4. 风邪犯肺。

特发性肺间质纤维化因气阴两虚兼血瘀者西医最难医治，因西医尚无有效药，只能做肺移植术；但中药效果很好。少数患者可急骤发病，剧咳喘促，寒热如疟，咳吐大量鲜血，叫"急劳"，"百日痨"，预后较差。

肺痨临证必要：

> 肺痨咳嗽紫菀散，痰多六君平胃散，
> 肺痨气虚补肺汤，咳血白及枇杷丸。
> 虚热柴胡清骨散，气阴黄芪鳖甲散，
> 盗汗当归六黄汤，自汗玉屏牡蛎散。
> 肺痨泄泻参苓术，五更泻用四神丸。
> 肺痨遗精月经乱，大补元煎方加减。
> 补脾助肺治肺痨。痰瘀互结化瘀痰。

苦寒伤阴又败胃，中病即止谨慎点。

注

肺痨咳嗽用紫菀散。咳嗽痰多用六君子汤加平胃散，肺痨气虚用补肺汤，咳血用白及枇杷丸。

肺痨虚热骨蒸潮热用柴胡清骨散。肺痨气阴两虚用黄芪鳖甲散。肺痨盗汗用当归六黄汤，自汗用玉屏风散或牡蛎散。肺痨兼泄泻用参苓白术散，五更泻用四神丸。肺痨兼遗精、月经不调，用大补元煎加减。

治肺痨要补脾助肺以培土生金。痰瘀互结者当化瘀化痰。用苦寒药物太过伤阴又败胃，中病即止，宜谨慎用药。

抗痨杀菌药物有：百部、白及、黄连、大蒜、冬虫夏草、功劳叶、葎草等。

第八节 肺 痿

肺痿虚热和虚寒，咳吐浊唾涎沫痰，
补肺生津为治则，肺痿属虚病久缓。
肺痈失治成肺痿，肺痨后期肺痿患。
肺痿虚热涎沫稠，痰血潮热形体瘦，
养阴清热又润肺，麦冬汤或清燥救；
虚寒涎沫清稀多，疲乏眩晕频小溲，
甘草干姜草生姜，参枣益智蛤蚧优。
阴损及阳涎沫多，阴阳气血炙草求。

注

肺痿是肺叶萎弱不用的慢性虚损性疾病，以咳吐浊唾涎沫痰为主症。肺痿病位在肺，分虚热和虚寒两证。

因肺痿属虚证，病程久长而发病缓慢，故治疗应以补肺生津为治则。

肺痈失治可发展成肺痿，肺痨后期也可发展成肺痿。

肺萎的证治分类：

肺痿虚热证的则口吐涎沫稠浓，痰中带血，潮热，形体消瘦，治法为：养阴，清热，润肺，用麦门冬汤或清燥救肺汤。

肺痿虚寒证则口吐涎沫清稀而多，疲乏眩晕，频频小溲，用甘草干姜汤或甘草生姜汤，两方都可加用人参、大枣、益智仁、蛤蚧治疗之。

肺痿阴损及阳则咳喘不续，潮热消瘦，口干咽燥喜饮水，咳唾泡沫痰，清稀量多，有时痰带血丝，为阴阳气血都受损，属危候，用炙甘草汤补阴阳气血。

对现代医学中的肺纤维化，肺硬变，肺不张，矽肺等出现慢性肺实质性病变者，可参考本篇辨治。

第二章　心系病证

心君血脉藏神明，面舌小肠表里行。
阴阳气血是基础，心气阳温推血运。
心阴心血濡养神，血运障碍情思病。
外邪饮食情劳虚。虚证气血阴阳损，
实证痰饮火瘀成。正虚邪扰心悸证，
寒痰瘀阻为胸痹，心肾不交失眠症，
痰气痰火发癫狂，痰气蒙窍成痫病，
髓减脑消痰瘀呆，气血逆乱发厥证，
心悸胸痹久损阳，出现咳喘和痰饮，
鼓胀水肿喘脱症。咳哮肺胀心悸成，
消渴痰瘀发胸痹，失眠头痛头眩晕。
心系病证有七个，悸痹厥眠呆癫痫。

注

心为君主之官，主血脉，藏神明，其华在面，开窍于舌，与小肠相表里。心的阴阳气血是心进行生理活动的基础，心气心阳主要温煦和推动血液运行（主血脉）。心阴心血则濡养心神（主神志）。因此，心的病变主要表现为血脉运行阻碍和情志思维异常2个方面。

心系病证的病因有：外邪侵袭，饮食所伤，情志失调，劳倦过度，年老体虚等。

心的虚证为气血阴阳亏损，心失所养。心的实证为痰、饮、火、瘀等阻滞，心脉不畅。

正虚邪扰，血脉不畅，心神不宁则心悸。寒、痰、瘀等痹阻心脉，胸阳不振则为胸痹。阴盛阳衰，阴阳失调，心肾不交则不寐。痰气痰火扰动心神，神机失灵则癫狂。

痰凝气郁，蒙蔽清窍，元神失控成痫病。髓减脑消，或痰瘀痹阻则患痴呆。气血逆乱，阴阳不能互相接续则为厥证。

心悸、胸痹日久不愈而损及心之气阳，阳虚则水泛，则可出现咳嗽、喘证、痰饮、鼓胀、水肿等，重者阴盛格阳，出现心阳虚衰之喘脱重症。

他病引起心系病证，如：咳嗽、哮证、肺胀日久损伤正气而心肺气虚则发心悸。

头痛、眩晕久病使肝肾阴精损伤而心肾不交则不寐。消渴日久，阴虚燥热，痰瘀阻络则发胸痹。因此，中医治病要整体合参。

心系病证有7个：心悸，胸痹（附：真心痛）厥证，不寐（附：多寐、健忘），痴呆，癫狂和痫病。

第一节　心　悸

心悸气血阴阳虚，痰饮瘀血阻心神，
悸动不安不自主，一般多呈阵发性，

情志波动劳累发，胸闷气短眠忘晕。

金匮心悸炙甘草，医林改错瘀血成，

丹溪心悸虚与痰，素问乍疏数死证。

注

心悸是由心的气、血、阴、阳亏虚，或痰饮、瘀血阻滞，致心神失常或心神受扰，出现心中悸动不安，甚则不能自主的一种病证，一般多呈阵发性发作。每因情志波动或劳累过度而诱发，且常伴胸闷、气短、失眠、健忘、眩晕等。

《金匮要略》治心悸用炙甘草汤。王清任《医林改错》提出心悸为瘀血所致。《丹溪心法》认为心悸的发生与虚和痰有关。《黄帝内经素问·平人气象论》说"脉绝不至曰死，乍疏乍数曰死，"这是指心律不齐的危险死亡之脉象。

心悸总诀（心悸概念、与怔忡和惊悸的区别）

心悸心肺脾肝肾，心主不安神失宁，

心悸外感药食伤，体虚劳倦和七情。

虚分气血阴阳虚，实有痰瘀和水饮。

心悸慌跳难自主，惊惕不安阵发性，

情绪波动过劳累，失眠健忘眩晕鸣。

怔忡惕惕稍劳发，内因引起无外惊，

病来虽渐身较差，病情深重多虚证。

惊悸是由外因起，惊恐恼怒刺激成，

时作时止身况好，病短且轻多实证。

心悸发心频跳动，奔豚少腹上下冲。

详　诀

心悸心虚胆怯证，少寐多梦多恐惊，

安神定志、琥磁朱。心血不足头眩晕，

苍白倦乏归脾斟。心悸心阳不振病，

胸闷气短形寒冷，桂草龙牡参附振。

阴火晕鸣五心热，天王补心、朱安神。

心阳欲脱汗出冷，黑锡桂草龙附参。

心悸水饮凌心证，苓桂术甘疗水饮。

心悸肾虚水泛证，喘咳浮肿身寒冷，

小便不利难平卧，浮肿较轻真武斟。

心悸瘀阻心脉证，唇紫舌黯胸憋闷，

桃红香附赤芍归，延胡丹参生地青。

痰火扰心连温胆，惊痰苔黄呕恶心。

心悸邪毒恶寒热，银翘散加生脉饮。

快速律失常苦参，玄胡益母莲子心。
缓慢律失常麻黄，桂枝附子北细辛。
功能律失常柴枳，合欢香附佛郁金。
久病必虚久入络，脉象异常成坏病。

简　诀

心悸心虚胆怯证，琥珀磁朱安神定。
心血不足归脾汤，阴火朱安加补心。
心阳不振桂龙牡，水饮苓桂术甘审。
血瘀阻络桃红煎，延芍丹地归附青。
心悸痰火连温胆，心悸邪毒侵犯心，
银翘散加生脉饮。脉象异常成坏病。
心悸肾虚水泛肿，真武汤的疗效真。
心阳欲脱黑锡丹，桂草龙牡参附灵。
快速律失常苦参，玄胡益母莲子心。
缓慢律失常麻黄，桂枝附子北细辛。
功能律失常柴枳，合欢香附佛郁金。
久病必虚久入络，补益通络同用珍。

注

心悸是指病人心中动悸不安，不能自主的一种病证。

心悸的病位在心，与肺脾肝肾有关。心悸的病理特点是：心神不宁。

心悸的病因有感受外邪，药食不当，体虚劳倦和七情所伤。

心悸的病理性质有虚实之分，虚实之间可互相转化夹杂。虚、痰、瘀是心悸的主要病因，因此，心悸的辨证应以虚实为纲。心悸的虚证为气虚、血虚、阴虚及阳虚，心悸的实证有痰、瘀、水、饮等。

注意区别心悸、怔忡与惊悸三者：

心悸即心跳心慌，难于自主，惊惕不安，呈阵发性，多因情绪波动或过度劳累所致，常伴有失眠、健忘、眩晕、耳鸣等。

怔忡为内因引起，外无惊扰，以自觉心中惕惕，稍劳即发为特点，病来虽渐，但全身情况较差，病情深重，以虚证多见。多为心血不足。

惊悸是由外因引起，或因惊恐，或因恼怒等刺激所致，时作时止，全身情况较好，病程短，病势轻，多属实证。

《丹溪心法》认为"血虚与痰火是怔忡的根本原因。《医林改错》认为瘀血可致心悸怔忡"。

心悸与奔豚的区别：心悸发自于心，心中剧烈频频跳动。奔豚发自少腹，有气从上下冲逆。

心悸的证治分类：

1. 心悸属心虚胆怯证者则心悸不宁，少寐多梦，善惊易恐，治宜镇惊定志，养心安神，用安神定志丸加琥珀、磁石、朱砂或用天王补心丹。

2. 心悸属心血不足证则心悸气短，面色苍白无华，倦怠乏力，头晕目眩，宜补血养心，益气安神，用归脾汤加减。

3. 心悸属心阳不振证则胸闷气短，形寒肢冷，宜温补心阳，安神定志，用桂枝甘草龙骨牡蛎汤合参附汤加减。心悸心阳欲脱者面青唇紫，汗出肢冷，脉微欲绝，用黑锡丹，桂草龙牡附人参。

4. 心悸属阴虚火旺证则心悸易惊，心烦失眠，头晕耳鸣，五心烦热，潮热盗汗，脉细数，因肝肾阴虚，水不济火，心火内动，扰动心神，宜滋阴降火，养心安神，用天王补心丹合朱砂安神丸加减。

5. 心悸属水饮凌心证则见心悸眩晕，胸闷痞满，尿少浮肿，形寒肢冷，恶心欲吐，因阳虚水饮内停，上凌于心，扰乱心神，宜振奋心阳，化气行水，宁心安神，用苓桂术甘汤加减。

6. 心悸重症属肾虚水泛证者则形寒肢冷，喘咳浮肿，小便不利，难平卧，用真武汤以温阳利水。

7. 心悸属心血瘀阻证则见心悸不安，胸闷不舒，心痛时作，痛如针刺，唇甲青紫、舌质紫黯或有瘀斑，因血瘀气滞，心脉瘀阻，心阳被遏，心失所养，宜活血化瘀，理气通络用桃红煎（桃仁、红花、香附、赤芍、当归、延胡、丹参、生地、青皮），可煎汁送服黑锡丹。

8. 心悸痰火扰心证则心悸胸闷，烦躁，失眠多梦，苔腻，脉弦滑，因痰浊停聚，郁久化火，痰火扰心，心神不安，宜清热化痰，宁心安神，用黄连温胆汤加减。

9. 心悸属邪毒犯心证则发热恶寒，左胸急痛，胸闷气短，因邪毒犯心，损及阴血，耗伤气阴，心神失养，宜清热解毒，益气养阴，用银翘散合生脉散加减。

快速型心律失常加益母草、苦参、莲子心和玄胡。缓慢型心律失常加麻黄、熟附子，桂枝，北细辛。功能性心律失常加郁金、柴胡、枳壳、合欢皮、香附、佛手等。

心悸者脉象异常，可能成难治的坏病。"久病必虚"，"久病入络"，心悸日久当补益与通络并用。

心悸分为9个证型，掌握心悸发生时间的长短及服药后病情的好转与恶化极为重要。医圣张仲景治心悸眩冒用桂枝甘草汤。

对中医学中的痹证、胸痹、咳喘、水肿、眩晕、温热病等伴以心悸明显者，也可参考本篇辨治。

西医心悸：

> 心悸心率输出量，心搏增强律失常，
> 早搏颤扑过速缓，心神经症焦紧张，
> 痛晕耳鸣失眠软，肾上素能受体亢。

注

西医认为：心悸病机还不十分清楚，一般认为与心率变化、心输出量变化、心搏增强和心律失常有关，此引起的临床症状不能与心脏病完全等同起来。以下4条中的疾病都可引起心悸。

1. 心悸因心脏搏动增强有生理性和病理性。生理性如剧烈运动，精神紧张，进食刺激性食物和应用了某些药物如肾上腺素、麻黄碱、阿托品、甲状腺素片等。病理性如心室肥大、高心病和心瓣膜病、甲亢、贫血、发热、低血糖、嗜铬细胞瘤等。

2. 心律失常引起心悸，如心动过速、窦性心动过速、室性心动过速、阵发性室上性心动过速。心动过缓如窦性心动过缓、房性传导阻滞、病态窦房结综合征；其他如房性早搏、室性早搏、交界性早搏、房扑等。

3. 心神经症之心悸、心率加快，心动过速，心前区或心尖区刺痛、焦虑、紧张、头痛、头晕、耳鸣、失眠等。

4. 肾上素能受体反应亢进综合征者有心悸，心动过速，胸闷，头晕。心电图显示窦性心动过速，轻度 ST 段下移，T 波低平或倒置，常与器质性心脏病相混淆，用心得安可鉴别。

对西医学中的各种心律失常（冠心病、风心病、心肌炎、心功能不全，心动过速或过缓、期前收缩、心房颤动或扑动，房室传导阻滞、病态窦房结综合征、预激综合征、高心病、肺心病），各种贫血，甲亢，植物神经功能紊乱等出现以心悸为主症者，可参考本篇辨治。

第二节　胸　痹

附：真心痛

总　诀

胸痹左胸闷痛症，呼吸欠畅胸痛甚，
胸痛彻背气短喘，心悸难卧憋窒闷，
放射左肩左臂内，胸痹最早载《内经》，
素问缪刺厥心痛。《金匮》首载胸痹名。
胸痹病理阳不振，位心关肺肝脾肾。
受寒饮食情志老，胸痛几分十几分，
心悸气短又自汗，剧痛苍白唇甲青。
中年以上多发病。阴阳气血本虚证；
寒凝痰瘀气滞实。虚实挟杂当辨清。
防止暴发真心痛，发作先标后治本。

详　诀

胸痹心血瘀阻证，固定刺痛入夜甚，
心悸舌紫脉沉涩，血府逐瘀丹参饮。
胸痹气滞柴疏肝，太息呃气胸闷满，
胸痹阴寒极盛证，乌头石脂苏合斟。
痰浊闭阻胸痹患，蒌薤半夏加导痰，
气喘脉滑苔浊腻，胸闷如窒痛引肩。

胸痹寒凝心脉证，当归四逆枳薤桂，
胸痛彻背遇寒甚，闷悸气短咳喘威。
气阴两虚舌质淡，人参养荣生脉散，
闷痛眩晕遇劳重，心悸气短乏懒言。
气虚血少脉结代，炙甘草汤服后安。

胸痹心肾阴虚患，炙草天王补心丹，
心烦不寐脉细数，心悸盗汗腰膝软。
胸痹心肾阳虚证，唇青心悸畏寒冷，
胸痛彻背面苍白，参附汤加右归饮。
心悸喘促身浮肿，真武防己前猪苓。

简　　诀

胸痹心血瘀阻证，血府逐瘀丹参饮。
胸痹气滞心胸患，柴胡疏肝汤加减。
痰浊闭阻胸痹患，蒌薤半夏加导痰。
寒凝心脉枳薤桂，再加当归四逆煎。
胸痹气阴两虚证，人参养荣生脉散。
气虚血少脉结代，炙甘草汤服后安。

胸痹心肾阴虚患，炙草天王补心丹。
胸痹心肾阳虚证，参附汤加右归饮。
心悸喘促身浮肿，真武防己前猪苓。

注

胸痹是指当胸（以左胸为主）憋闷窒痛，历时短暂为特征。轻者只感胸闷如窒，呼吸欠畅。重者则觉胸痛，严重者甚至感觉心痛彻背，背痛彻心，疼痛放射至左肩、左臂内侧并伴有短气、喘息、心悸不得安卧，胸憋窒闷等症。

胸痹最早见于《内经·素问·缪刺》载有"厥心痛"。"胸痹"病名首载《金匮要略》。

胸痹病理基础是胸阳不振。胸痹病位在心，但主要与脾肾有关，也与肺肝有关。

胸痹的病因有寒邪内侵，饮食不当，情志失调，年老体衰。

胸痹的诊断依据为：

1. 胸痹的胸闷胸痛一般持续几分钟到十几分钟，经过休息和服药后缓解，可痛连肩背、前臂、胃脘部，可窜及左手中指和小指，常伴有心悸、气短、自汗甚至喘息不得卧。

2. 突然发病，时作时止，反复发作，剧痛，面色苍白，唇甲青紫。

3. 多见于中年以上者发胸痹病，每因过劳、郁怒、多饮多食，感受寒邪而诱发。

4. 胸痹病机有虚实两方面。虚证有阴虚、阳虚、气虚、血虚；实证有寒凝、痰阻、血瘀和气滞。

临床上大多先实而后虚，也有先虚而后实者，尤应注意以上病因病机可以两者或三者并存，或交互为患，虚实夹杂而以实证或虚证为主，应注意辨清标本主次，辨清虚实夹杂。治疗应先治标后治本，防止暴发真心痛。

胸痹的证治分类：

1. 胸痹属心血瘀阻证则心胸疼痛，痛处固定不移，刺痛入夜甚，心悸，舌紫暗，有瘀点瘀斑，脉沉涩，因血行瘀滞，胸阳痹阻，心脉不畅，宜活血化瘀，通脉止痛，重者用血府逐瘀汤，轻者用丹参饮加减。

2. 胸痹属气滞心胸证则见心胸满痞，时欲太息，呃气，矢气则舒，因肝失疏泄，气机郁滞，心脉不和，当疏肝理气，活血通络，用柴胡疏肝散加减。

3. 胸痹痰浊闭阻证则胸闷较重而胸痛较轻，气短，脉滑，舌苔浊腻，胸闷如窒，肥胖倦乏，因痰浊痹阻胸阳，气机失展，脉络阻滞，当通阳泄浊，豁痰宣痹，用瓜蒌薤白半夏汤合导痰汤加减。

4. 胸痹寒凝心脉证为胸痹重证，症见胸痛彻背，背痛彻心，痛剧而无休止，形寒肢冷，遇寒加重，喘不得卧，舌苔白，脉沉紧，因素体阳虚，阴寒凝滞，气血痹阻，心阳不振，宜辛温散寒，宣通心阳，用当归四逆汤加枳实薤白桂枝汤加减。胸痹属寒凝心脉轻证用瓜蒌薤白白酒汤。胸痹属阴寒极盛者用乌头石脂苏合香丸加减。

5. 胸痹属气阴两虚证则心胸隐痛，遇劳加重，舌质淡，头晕目眩，心悸气短，倦乏懒言，因心气不足，阴血亏耗，血行瘀滞，当益气养阴，活血通脉，用人参养荣汤合生脉散加减。气虚血少者用炙甘草汤。

6. 胸痹属心肾阴虚证则见心痛憋闷，心悸盗汗，虚烦不寐，脉细数，腰膝酸软，头晕耳鸣，因水不济火，虚热内灼，心失所养，宜滋阴清火，养心和络，用炙甘草汤合天王补心丹加减。

7. 胸痹属心肾阳虚证则见心悸而痛，胸闷气短，动则甚，畏寒怕冷，四肢欠温，胸痛彻背，面色苍白，因阳气虚衰，胸阳不振，气机痹阻，血行瘀滞，当温补心阳，振奋心阳，用参附汤合右归饮加减。如阳虚较重见心悸喘促身浮肿者，用真武汤加防己、车前仁、猪苓。

胸痹因气虚血少见脉结代者，用炙甘草汤加减。

西医口诀：

> 胸痹冠心病绞痛，夹主动瘤急心梗，
> 肺栓肺炎浆膜炎，肋软骨炎肋间神，
> 颈膈食管消溃肠，心脏神经官能症。

注

1. 胸痹在西医学中见于冠心病心绞痛，夹层主动脉瘤，缺血性心脏病，心肌炎，心包积液，急性心肌梗死，高血压心脏病，肺栓塞，肺炎浆膜炎，肋软骨炎，肋间神经痛；

2. 不典型的颈椎病，膈疝，食管病变，消化性溃疡和肠道疾病，心脏神经官能症以及肺部疾病患者出现胸部憋闷疼痛者等，都可表现为中医的胸痹症状，可参考中医学的本病治之。

胸痹与悬饮、真心痛、胃痛的区别：

> 胃痛上腹胃脘痛，病在脾胃呃逆重，
> 饮食吐酸吐清涎，常伴嗳气嘈杂痛。
> 胸痹危证真心痛，突然发作心剧痛，

汗出肢冷手足青，脉细结代病危重。

悬饮犯肺证可见，胸胁持续久胀痛，

病侧胁间觉饱满，咳唾转侧呼吸痛。

注意：

胃痛在上腹胃脘部位疼痛，病位在脾胃。症见呃逆或轻或重，饮食减少或食欲不振，呕吐酸水或呕吐清涎，常伴嗳气、嘈杂疼痛。

胸痹危证见于真心痛，突然发作，心胸部位剧痛，汗出肢冷，手足青紫，脉细或结或代，病情危重。

悬饮犯肺证可见：胸胁作痛，持续不解，多伴有咳唾，转侧、呼吸时疼痛加重，胁间饱满，并有咳嗽咯痰等肺系证候可见。

背熟胸痹与悬饮、胃脘痛、真心痛的鉴别诊断口诀即可作出正确鉴别。

胸痹临证备要

胸痹气滞胀痞满。痰浊脉滑闷咳痰。

胸痹寒凝剧痛冷，血瘀夜痛紫瘀斑。

心气不足气短软，胸痹心阳厥冷寒，

胸痹气阴虚少苔。隐痛少苔又口干。

胸痹寒邪内闭主，芳香温通补法兼。

宣痹通阳养活血，肾阴肾阳滋温全，

活血化瘀加益气，养阴理气又化痰。

注

胸痹属气滞则胸胁胀闷痞满。属痰浊则脉弦滑或弦数，胸闷咳痰。胸痹属寒凝则胸痛如绞，剧痛，遇寒则发作，得冷则加剧，伴畏寒肢冷。胸痹属血瘀则夜晚疼痛，刺痛，痛处不移，舌紫暗或有瘀斑。胸痹属心气不足则心胸隐隐闷痛，心慌、气短、乏力。胸痹属心阳不振则胸绞痛，胸闷气短，四肢厥冷，神倦自汗。胸痹属气阴两虚则舌质淡红而少苔，隐痛时作时止，缠绵不休，动则多发，伴口干，舌质淡红而少苔，脉沉细数。

胸痹在临床常见寒邪内闭，是最重要的病机之一，故治当用芳香走窜温通行气类药物，采取以通为补，通法和补法兼用，宣痹通阳，养血活血，滋肾阴，温肾阳，在用活血化瘀法时加益气，养阴，理气，化痰之药。

附：真心痛

心痛气虚血瘀证，血府逐瘀加保元。

心痛寒凝心脉证，当归四逆汤加减。

心痛正虚阳脱证，人参四逆汤加减。

阴竭合用生脉散，急用独参汤救险。

注

第九版中医高等教材对真心痛只分成了3个证型：

1. 真心痛属气滞血瘀证者则心胸刺痛，胸部窒闷，动则加重，伴短气乏力，汗出心悸，舌体胖大，舌边齿印，舌质暗淡或有瘀点、瘀斑，舌苔薄白，脉弦细无力，用血府逐瘀汤加保元汤化裁。

2. 真心痛属寒凝心脉证则胸痛彻背，胸闷气短，心悸不宁，神疲乏力，形寒肢冷，舌质淡黯，舌苔白腻，脉沉无力，迟缓或结代，用当归四逆汤加味。

3. 真心痛属正虚阳脱证则心胸绞痛，胸中憋闷或窒息感，喘促不宁，心慌，面色苍白，大汗淋漓，烦躁不安或表情淡漠，重则昏迷，四肢厥冷，目合口开，手撒遗尿，脉疾数无力或脉微欲绝，用四逆加人参汤。

阴竭阳亡者合用生脉散；可急用独参汤，或参附注射液静滴，或其他急救措施。

参考：

> 心痛痰浊阻心阳，瓜蒌薤白半夏汤，
> 苔白恶心舌胖嫩，心悸气短胸闷胀；
> 厥冷乌头赤石脂，重加苓桂术甘汤；
> 热痰阻滞苔黄腻，蒌荸黄连温胆汤。
> 心痛血瘀刺痛闷，瘀黯血府逐瘀汤；
> 冠心Ⅱ号丹红芎，芍降灵脂生蒲黄。
> 心痛肝肾阴虚软，晕鸣首乌延寿丹；
> 仲牛芝麻樱莶菟，二桑银花二至丸。
> 心痛气阴两虚证，心悸神疲昏气短，
> 生脉散加失笑散，炙甘草汤调理安。
> 心痛心肾阳虚证，参术桂草干姜餐。
> 心痛剧烈肢厥冷，参附龙牡生脉散。

注

心痛是以胸部感觉痞塞疼痛的一种疾病。心痛多呈发作性，疼痛常向颈、背、左肩及上腹部放射，或伴有心悸短气等症。重者可见四肢厥逆，汗出，脉微欲绝等阳气暴脱的证候。

心痛证大致包括了历代医籍所载的胸痹，心痛，真心痛，厥心痛。现代医学中的冠状动脉粥样硬化性心脏病属于本病范围，心肌炎，心包积液等可参考本病施治。

真心痛的证治分类：

1. 心痛痰浊痹阻心阳证者则见心悸气短，胸闷胀痛，舌苔薄白或白滑，食少恶心，舌体胖嫩有齿痕，用瓜蒌薤白半夏汤；痰浊较重者用本方合苓桂术甘汤；四肢厥冷者，用乌头赤石脂丸（乌头、赤石脂、蜀椒、附子、干姜）；若热痰阻滞，舌苔黄腻者，用黄连温胆汤加瓜蒌、葶苈子。

2. 心痛属瘀血阻滞者则见胸部憋闷刺痛，舌质黯或有瘀点，用血府逐瘀汤或冠心Ⅱ号方（川芎、赤芍、红花、丹参、降香，还可加失笑散）。

3. 心痛属肝肾阴虚证者则见腰膝酸软，头晕耳鸣，用首乌延寿丹（首乌、杜仲、牛膝、黑芝麻、金樱子、豨莶草、菟丝子、桑叶、桑椹、银花、女贞子、旱莲草）。

4. 心痛属气阴两虚证者则见心悸、神疲乏力、头昏、气短，用生脉散合失笑散；待疼痛减轻后，用炙甘草汤善后调治。

5. 心痛属心肾阳虚证者则见形寒肢冷、腹泻便溏、脉沉无力或结代等阳虚证候，用桂枝人参汤（人参、白术、桂枝、甘草、干姜）；若见心痛剧烈，四肢厥冷之阳虚欲脱者，则应改用参附汤合生脉散加龙骨、牡蛎治之。

第三节 厥 证

厥证昏仆肢厥冷，阴阳失调气乱生。
厥证只分虚和实，厥证病变主在心，
涉及脑肝脾肺肾，了解病史最要紧。
厥证诊断昏仆冷，厥前先兆悸汗晕，
饮食情痰失血等，体位时状既往病。
鉴别昏迷痫痫病。厥证转归死亡临，
各证之间相转化，气机恢复正常生。
气血蛔痰暑尸食，酒色情虚亡血津。

气厥实证五磨饮，喘满气粗很显明。
虚证面苍呼吸弱，生脉参附四味回。
血厥实证骤昏仆，羚钩通瘀煎救危：
香附泽兰楂当归，红花乌药木香青。
血厥虚证面苍白，人参养荣与独参。
痰厥导痰礞石滚，暑厥白虎牛黄清。
食厥盐汤先探吐，再将神术保和斟。
蛔厥寒热乌梅丸，理中连梅安蛔审。

注

厥证是由于阴阳失调，气机逆乱所致，以突然昏仆倒地，不省人事，四肢厥冷为主要临床表现。轻者昏厥时间较短，自会逐渐苏醒，清醒后无偏瘫、失语、口眼㖞斜等后遗症。严重者会一厥不醒而致死亡。

注意：厥证无角弓反张。厥证是中医内科常见的急重症。

厥证病机是阴阳失调，气机突然逆乱，升降乖异，气血阴阳不相顺接，气血运行失常而突然昏倒，不省人事，或伴有四肢厥冷之病证。

厥证分为虚和实两大类。治疗厥证要辨别病因和虚实。厥证病变主要在心，涉及脑肝脾肺肾，在辨证施治中，了解其病史特别重要。

厥证的诊断依据为：

1. 突然昏仆，不省人事或伴四肢厥冷为主要依据。

2. 发厥前常有先兆症状，如头晕、心悸、出汗等。

3. 发厥前或因饮食不当，情志刺激，痰盛宿疾，大失血等。应了解发厥时的体位，持续时间和昏厥前后的表现，以及既往类似病史。

要鉴别昏迷、中风瘫痪和痫病。

厥证的转归有 3 种：1. 死亡。2. 各证之间互相转化，气厥和血厥属实证者转为气滞血瘀证，血厥的虚证转为脱证。3. 气机恢复正常而生。

厥证有气厥、血厥、蛔厥、痰厥、暑厥、尸厥、食厥、酒厥、色厥计 9 种前人所分证型。均没有病位之定。厥证病因为饮食不节，情志内伤，久病体虚，亡血失津（气血蛔痰暑尸厥，酒食情虚亡血津)。

厥证有气厥、血厥、痰厥、食厥、暑厥、尸厥、酒厥、蛔厥计 8 种证型。

气厥：因气机逆乱，突然昏迷扑倒，不省人事为厥。

血厥：血过多或是暴怒气逆而发。

蛔厥：蛔虫引胃脘及右胁痛极而发。

痰厥：痰浊上扰清窍而发。

暑厥：暑热扰心致神昏而发。

食厥：饮食内积，因气逆夹食，阻遏气机而蒙塞清窍而发。

酒厥：嗜酒无度而生热蒙窍所发，属热厥，又名酒风。

色厥：因房事而精竭，而气脱于上而发，色厥属虚证。

厥证的证治分类：

1. 气厥实证则见昏迷不省人事，口噤握拳，喘满气粗很显明，因肝郁不疏，气机上逆，壅阻心胸，内闭神机，当顺气降逆开郁，先用通关散吹鼻醒神，再用五磨饮子加减。

2. 气厥虚证则见昏迷不省人事，面色苍白，呼吸微弱，因元气素虚，清阳不升，神明失养，当补气回阳，用生脉饮、参附汤或四味回阳饮（炮姜、制附片、甘草、人参）。

3. 血厥实证则见急怒而发，骤然昏仆不知人事，牙关紧闭，面赤唇紫，舌暗红脉有力，因怒则气上，血随气升，郁阻清窍，宜平肝息风，理气通瘀，用羚角钩藤汤或通瘀煎（香附、泽泻、当归、山楂、红花、乌药、木香、青皮）加减。

4. 血厥虚证常因失血太多，突然昏厥，面色苍白，肢颤自汗，目陷口张，因血出太多，气随血脱，神明失养，当补养气血，急用独参汤，接着用人参荣汤善后调治。

5. 痰厥因素有咳喘宿痰，多湿多痰，恼怒或剧咳后突然昏厥，喉有痰声，因肝郁肺痹，痰随气升，上闭清窍，当行气豁痰，用导痰汤为主，而热痰所致者用礞石滚痰丸。

6. 食厥在暴食暴饮后所发，用盐汤探吐后，再用神术散合保和丸加减调治之。

7. 暑厥先用紫雪丹醒神开窍，再用白虎汤或牛黄清心丸。

8. 蛔厥属寒热错杂者用乌梅丸，偏寒者用理中汤加味，偏热者用连梅安蛔丸。

西医学中的休克，虚脱，昏厥，中暑，低血糖昏迷状态，高血压脑病，心脏疾病，脑部疾病，血液成分异常，血管抑制性晕厥，体位性低血压，排尿性晕厥，心源性晕厥，短暂性脑缺血发作，重度贫血，精神性疾病（如癔病性昏迷），血管舒缩障碍（以血管舒缩功能障碍最多见）等等，可出现类似厥证的临床表现，可参考本病治疗。

第四节 不 寐

总 诀

不寐肝火龙胆泻，躁怒目赤头胀晕。

痰热滑腻痞嗳闷，连栀温胆汤安神。

心脾两虚归脾汤，㿠白倦乏悸眩晕。

心肾六味交泰拯，潮热悸梦软晕鸣。

心胆气虚悸怯倦，安神定志酸枣仁。

不寐阴火烦热蒸，晕鸣连胶、朱安神。
不寐心火口舌疮，烦热尿赤朱安神。
血虚肝热琥珀寐，血虚阳浮酸枣仁。
胃中失和半秫米，痰热便秘礞石滚。

多寐　健忘

多寐湿盛平胃散，多寐血瘀通窍活，
脾肾附子理中餐。多寐脾虚六君汤，
多寐阴盛阳虚病，中阳不足理中丸，
多寐气陷补中益，多寐脾虚归脾汤，
　　　湿浊困脾神术散。
多寐湿盛平胃散，沉重浮肿裹闷满。
多寐血瘀通窍活，脉涩晕痛紫暗斑。
多寐脾虚六君汤，食少便溏乏力倦。
脾肾阳虚附子理，嗜睡健忘肢冷寒。

多寐阴盛阳虚病，中阳不足理中丸，
多寐气陷补中益，多寐脾虚归脾选。

健忘脑心脾肾关，本虚标实虚实兼。
心脾不足归脾汤，纳呆气短神疲倦。
肾精亏耗晕鸣软，潮热河车大造丸。
健忘痰浊苔腻滑，痞闷痰多用温胆。
瘀血痹阻血府逐，缓钝紫暗瘀点斑。
思虑伤脾归脾汤，体虚劳心枕中丹。

注

　　失眠又叫不寐，是指以经常不能获得正常睡眠为特征的一类病证。临床表现为睡眠时间和深度的不足，其程度有轻有重，轻者入睡困难，或寐而不酣，时寐时醒，或醒后不能再睡。重者彻夜不眠，有多年不眠者。《内经》称失眠为"不得卧、不得眠、目不瞑"。认为其因邪气客于脏腑，卫气不能入阴，阴阳不和而不寐。

　　失眠病位主要在心，与心脾肝肾有关，与阴血不足也有关系，以心肾两脏为主。

　　治失眠应先辨虚实，因其病机主要是阳盛阴虚、心肾不交（心肾乖）。故失眠以虚者多见。但往往虚实夹杂转化，治应补虚泻实，调整阴阳。

　　不寐实证分为肝郁化火和痰热内扰两型。不寐虚证分为阴虚火旺，心脾两虚和心胆气虚三型（注意口诀中的血虚肝热型）。不寐因于内火者入睡困难，因于虚者彻夜不眠、寐而易醒。

不寐证治分类：

1. 不寐属肝火扰心证则见失眠多梦，急躁易怒，伴头昏头胀，目赤耳鸣，因肝郁化火，上扰心神，当疏肝泻火，镇心安神，用龙胆泻肝汤加减。

2. 不寐属痰热扰心证则见失眠，苔黄腻，脉滑数，胸闷脘痞，恶心嗳气，脾湿生痰，痰郁生热，扰动心神，宜清化痰热，和中安神，用温胆汤加黄连、栀子。

3. 不寐属心脾两虚证则见面色㿠白无华，倦怠乏力，心悸眩晕，食少腹胀，便溏，因脾虚血亏，心神失养，神不安舍，宜补益心脾，养血安神，用归脾汤加减。

4. 不寐属心肾不交证则见心烦不寐，入睡困难，心悸多梦，伴头晕耳鸣，腰膝酸软，潮热盗汗，咽干少津，男子遗精，女子月经不调，因肾水亏虚，不能上济于心；心火过盛，不能下交于肾，当滋阴降火，交通心肾，用六味地黄丸合交泰丸加减。

5. 不寐属心胆气虚证则见失眠多梦，心悸胆怯，倦怠乏力，因心胆虚怯，心神失养，神魂不安，宜益气镇惊，安神定志，用安神定志丸合酸枣仁汤加减。

6. 不寐属心火炽盛证则心烦失眠，口舌生疮，烦热躁扰不宁，尿短赤，口干舌燥，舌尖红，苔薄黄，脉数，治当清心泻火，宁心安神，用朱砂安神丸加减。

参考：

不寐属阴虚火旺者见五心烦热，骨蒸潮热盗汗，头晕耳鸣，用黄连阿胶汤合朱砂安神丸。不寐属血虚肝热者用琥珀多寐丸。琥珀多寐丸由琥珀、甘草、羚羊角、党参、远志、茯苓组成。不寐属血虚阳浮者用酸枣仁汤。不寐属痰热便秘者用礞石滚痰丸。不寐属胃中失和者用半夏秫米汤。

多寐 健忘

1. 多寐属湿盛困脾证者则嗜睡，身体沉重，或伴浮肿，头蒙如裹，胸脘闷满，宜燥湿健脾，醒神，用平胃散加减。

2. 多寐属瘀血阻滞证则脉涩，头晕头痛，舌质紫暗，或有瘀斑，宜活血通络，开窍，用通窍活血汤加减。

3. 多寐属脾气虚弱证则食少便溏，乏力疲倦，当健脾益气，用六君子汤加山楂、麦芽、神曲等。还可用归脾汤。

4. 多寐属脾肾阳虚证则嗜睡，健忘，肢冷畏寒，当温补脾肾，用附子理中汤加减。

参考：多寐属阴盛阳虚因中阳不足者用理中丸。多寐属气陷则用补中益气汤。

健忘：

健忘病位脑，病机与心、脾、肾虚损有关，本虚标实，虚多实少，虚实相兼。

1. 健忘属心脾不足证则纳呆气短，神疲倦乏，当补益心脾，用归脾汤加减。

2. 健忘属肾精亏耗证则头晕耳鸣，腰膝酸软，潮热，五心烦热，当补肾填精，用河车大造丸加减。

3. 健忘属痰浊阻滞证则舌苔腻，脉滑，胸脘痞闷，痰多，当化痰开窍，用温胆汤加减。

4. 健忘属瘀血痹阻证则动作言语迟缓，神思迟钝，舌质紫暗或见瘀点瘀斑，当化瘀开窍，用血府逐瘀汤加减。思虑伤脾损心血则用归脾汤加减。体虚劳心者用枕中丹加减。

注意：用养阴、安神法治失眠无效可改用温阳重潜法，药用肉桂、附子类兴奋类药起效，人体心肾三焦水火合抱静安的状态就会阴阳静秘眠安人健，因为：阳盛阴虚和阴寒过盛而阳衰不能自秘也可致失眠，那么：柴胡桂枝汤、温氏奔豚汤、四逆汤合桂枝甘草龙骨牡蛎汤及金水六君煎都可斟酌使用。

对西医学中的失眠症、神经官能症、神经衰弱、更年期综合征等出现失眠、多寐、健忘者，可参考本篇辨治。

编者临床体会：

顽固性失眠可长期彻夜不眠，闭着眼无法入睡且愈觉新鲜难眠，并对当日人事、近来人事或夜晚房间内外之况悉之思之，此多因肾阴严重亏虚而阴虚火旺日久所致，而虚火上炎可致血瘀，故可用冷洪岩医师的经验方滋肾活血安神汤治疗（湿热见苔黄脉数者，此方亦宜）：

滋肾安神活血汤： 玄参30克　生地15克　麦冬10克　女贞子30克　旱莲草30克　白芍10克　黄连10克　黄芩15克　甘草10克　黄柏10克　茯苓10克　川芎6克　炒枣仁20克　三棱15克　莪术15克　丹参30克　炙龟板15克　阿胶（烊化冲）15克　柏子仁20克　生牡蛎50克　茯神30克　夜交藤30克，炙甘草10克　广巴戟15克　砂仁10克。

每日1剂，20剂为一疗程。每剂煎3次，共取600毫升药水，均分4次喝完。

口诀： 滋肾活血汤安神，增液二至芍连芩，酸枣仁汤棱莪丹，阿胶柏牡神交藤。

另见本科"眩晕"。

第五节　痴　呆

　　髓减脑消痰瘀呆，呆傻愚笨智低忘，
　　淡漠迟钝寡言语，闭门独居行失常，
　　终日不语喃喃叨，不知饥饿哭笑状。
　　药王首提"痴呆"名，癫狂痴呆景岳商。
　　痰气最盛呆最深，脑髓空虚患健忘。
　　气滞痰浊瘀阻脑，气血精亏脑失养。
　　心肝脾肾病位脑，病机虚痰瘀火伤。
　　痴呆诊断记忆减，病隐渐重病程长、
　　痴呆多是老年人，中风头晕脑外伤。

　　傻笨智低喜志呆。癫证淡漠语无伦，
　　沉默寡言静多喜。情志不舒抑郁病。
　　痴呆虚实脏腑辨，补益气血脉肾精。
　　注重调理脾胃健，锻炼智训又养性。
　　痴呆髓海不足证，药牛枣皮枸味苓，
　　苁戟远仲姜茴地，菖蒲杜仲楮实遵。
　　痴呆痰蒙洗心汤，附子茯神陈草参，
　　神曲菖蒲生枣仁，如裹痞满腹胀疼。
　　痴呆血瘀通窍活，心肝火旺连解毒。
　　化痰活血重补肾，开窍醒神风药著。

注

痴呆是由髓减脑消，或痰瘀痹阻脑络，神机失用而导致的一种神志异常痴病。临床以呆傻、愚笨，智能低下，善忘等为主要表现，轻者神情淡漠，寡言少语，反应迟钝，善忘；重则表现为终日不语，或闭门独居，或口中喃喃，言辞颠倒，行为失常，忽笑忽哭，或不欲食，数日不知饥饿等。

药王孙思邈在《华佗神医秘传》中首倡"痴呆"病名，《景岳全书》有"癫狂痴呆"专篇商讨。王清任在《医林改错·脑髓说》云："痰气最盛，呆气最深"，"高年无记性者，脑髓渐空"；"治呆无奇法，治痰即治呆也。"

痴呆病因以内因为主，气滞、痰浊、血瘀痹阻于脑络，或气血不足，肾精亏耗，脑髓失养而致痴呆。

痴呆病位在脑，与心、肝、脾、肾功能失调相关，尤其与肾虚关系密切。

痴呆病机有虚、痰、瘀、火4种。虚为肾精，气血亏虚，髓海失充。实为：痰浊蕴结，蒙蔽脑络；瘀血内阻，脑脉不通；火为心肝火旺或痰郁化火，上扰神明。

痴呆诊断依据：

1. 以记忆力减弱为主。认识力、计算力、空间位置识别力，理解力，条理性等都出现障碍。

2. 起病隐匿，病进缓慢，病程较长。

3. 患者多为老年，常有中风、头晕、脑外伤等病史。

痴呆与郁病、癫证和健忘的鉴别：

痴呆以呆傻愚笨，智力低下，善忘为主症。

郁病以情志不舒，气机郁滞为主症，无智力能力和人格方面的变化。

癫证以沉默寡言，情感淡漠，语无伦次，静而多喜为特征。重症痴呆与癫证易混淆，难以区分。

治疗痴呆要辨别虚实和脏腑。治疗以补益气血和脑髓肾精，要注重调理脾胃，注重锻炼，智力训练和移情养性。

痴呆临床上分5个证型：

1. 痴呆属髓海不足证者在其主症外，见：头晕耳鸣，腰酸骨软，步履艰难，用七福饮加减（远志、枣仁、炙甘草、熟地、当归、白术、人参）。

2. 痴呆属脾肾两虚证者在其主症外，见：腰膝酸软，四肢不温，食少纳呆，消瘦，用还少丹加减（山药、川牛膝、枣皮、枸杞、五味子、茯苓、肉苁蓉、巴戟天、远志、杜仲、生姜、小茴香、熟地、菖蒲、杜仲、楮实）。

3. 痴呆属痰浊蒙窍证者在其主症外，见：头重如裹，口多涎沫，苔腻脉滑，用洗心汤加减（附子、茯神、陈皮、甘草、人参、神曲、菖蒲、生枣仁）。

4. 痴呆属瘀血内阻证者在其主症外，见：肌肤甲错，面色晦暗，舌质暗或瘀点、瘀斑，用通窍活血汤加减。

5. 痴呆属心肝火旺证者在其主症外，见：头痛眩晕，面红目赤，心烦失眠，尿黄便秘，急躁易怒，脉弦数，用黄连解毒汤加减。

总之，治疗痴呆重在化痰活血，着重补肾，开窍醒神，酌加风药。

脑萎缩所致失眠者可参考《中西医结合内科学四易口诀》的编者周宿志医师的以下配方，制作早、晚餐食疗。

核芝补脑汤：核桃仁300克　黑芝麻200克　黑黄豆800克　黑米1200克　制首乌200

克 宁杞100克 糯米300克 炒、生山药各1000克 芡实150克 莲米150克 柏子仁300克 净地龙粉180克 蜂花粉200克 三七粉90克混和打粉。

总重量5200克，每餐100克左右，连服35～50天。早晚每餐用猪脑1～2个，鹌鹑蛋3～5个煮沸，加糖适量服用（糖尿病人可加南瓜粉或盐）。此配方连服2～4剂后有佳效。

第六节 癫 狂

总 诀

癫狂肝胆心脾肾，脏腑阴阳失平衡。
气滞火郁血瘀痰，阴阳失调情抑因。
丹溪认为癫狂发，郁痰结于心胸生。
癫静多言沉默呆，语无伦次抑郁征。
狂证喧扰打骂闹，动而多怒躁不宁。
轻重虚实癫狂辨，治疗调整阴阳平。

详 诀

癫属痰气郁结证，逍遥散加涤痰汤，
抑郁痴呆淡漠情，语论喃喃怒无常。
癫属心脾两虚证，越鞠丸合养心汤。
狂痰火扰生铁落，躁怒打叫毁物伤。
狂属火盛伤阴证，形瘦面红烦躁惊。
琥珀养心二阴煎：地麦玄枣苓灯芯，
木通竹叶草黄连，南星竺黄痰火平。
狂属痰热瘀结证，癫狂梦醒汤加减，
登高弃衣头痛悸，晦暗紫暗瘀斑点。

癫狂瘀血梦醒汤：桃芍柴半青陈桑，
香附腹皮通苏草，或用血府逐瘀汤。

痰迷心窍苏合香，神昏志乱至宝丹，
痰热上扰温胆汤，再加白金加黄连。
肝胆火盛归龙荟，痰火壅盛礞石滚，
加减承气阳明热，调理温胆朱安神。
吐下逐痰活血瘀，温凉开窍把握当。

注

癫狂的病变在肝胆心脾肾。

癫狂的主要病因病机总是由脏腑功能失调，阴阳失于平衡，产生气滞、火郁、血瘀和痰结，以气郁最先，继而化火、痰、瘀而心窍蒙蔽，或神明受扰，精神错乱，精神失常而生癫狂（此亦即气血凝滞，痰气上扰，阴阳失调，情志抑郁等原因而发病）。

《丹溪心法·癫狂篇》认为癫狂是由于郁痰结于心胸之间而发病。

癫证表现为静而多喜，沉默痴呆，语无伦次，精神抑郁。癫证一般分为痰气郁结与心脾两虚证。

狂证表现为喧扰不宁，毁物打骂，吵闹，动而多怒，狂躁刚暴，精神亢奋，不得安宁。癫与狂常难截然分开，又互相转化，故癫狂并称。

癫狂的诊断依据为：除上述主症外，因精神刺激或患郁病，失眠，有家族史，排除药物、中毒、热病原因所致。

癫狂的辨证要点为：辨病情轻重，病性虚实，属癫还是属狂。治疗总是调整阴阳平衡。

癫狂病证的证治分类：

一、癫证

1. 癫证属痰气郁结证者则精神抑郁，沉默痴呆，表情淡漠，语无伦次，喃喃独语，喜怒无常，因肝气郁结，脾失健运，气郁痰结，蒙蔽神窍，当疏肝解郁，化痰醒脾，用逍遥散加涤痰汤加远志、郁金、菖蒲治之，痰甚者用控涎丹，体壮痰甚用三圣散。

2. 癫证属心脾两虚证者则心悸易惊，食少困乏，面色苍白，苔白脉弱，因脾失运化，心神失养，当健脾养心，解郁安神，用养心汤合越鞠丸加减。

二、狂证

1. 狂证属痰火扰神证则突然躁怒，狂暴无知，打人叫骂，毁物或自伤登高而歌，弃衣而走，不避亲疏，因五志化火，炼液为痰，上扰清窍，扰乱心神，当镇心涤痰，清肝泻火，用生铁落饮加减。

2. 狂证属火盛伤阴证则形瘦面红，烦躁不眠，多言善惊，因久病伤阴，气阴两伤，虚火旺盛，扰乱心神，当滋阴降火，安神定志，用琥珀养心丹合二阴煎加减。

二阴煎：生地、麦冬、玄参、炒枣仁、茯苓、灯心草、木通、淡竹叶、甘草、黄连、南星、竺黄。

因肝肾阴虚则水火不济，心火独亢，火盛伤阴以致上扰心神而发者，用定志丸或二阴煎（生地、麦冬、玄参、枣仁、茯苓、灯心草、木通、竹叶、甘草、黄连），若与定志丸合用效果更好。

3. 狂证属痰热瘀结证者则癫狂日久不愈，多言无序，登高而歌，弃衣而走，妄闻妄思，头痛心悸，面色晦暗，舌紫暗或有瘀斑瘀点，因气郁痰结，血气凝滞，瘀热互结，神窍被扰，当豁痰化瘀，调畅气血，用癫狂梦醒汤加减。

参考：

癫证属痰迷心窍者用苏合香丸，神志昏乱者用至宝丹，痰热上扰心神者用温胆汤加黄连，再加白金丸（白矾、郁金）治之。

狂证肝胆火盛者用当归龙荟丸。狂证痰火壅盛者用礞石滚痰丸。狂证阳明热盛之火盛便秘用加减承气汤，善后调理用温胆汤合朱砂安神丸。

癫狂梦醒汤：桃仁、赤芍、柴胡、半夏、桑白皮、青皮、陈皮、香附、大腹皮、苏子、甘草、木通。

另外，还应对病人进行安慰并照护其生活调摄。

总之，治疗癫狂要留意先兆症状，掌握好吐下逐痰法，活血化瘀法，开窍法用温开还是凉开把握恰当。

现代医学中的精神分裂症、躁狂症、抑制性精神病、反应性精神病、大脑器质性疾病以及部分神经官能症引起的精神障碍等，可参考本病治之。但因感染、热病和中毒性精神病等出现的谵语、狂乱、精神错乱等症状，不属本病范围。

目前，中医治疗癫狂比较有优势：

癫狂属于现代医学的精神分裂症，是因大脑功能紊乱而突出表现在精神活动方面失常的一种疾病。

现代医学分为幻觉妄想型、狂躁型、忧郁型、老年型、青春型、儿童型，公认以"镇静"为主要治疗手段，如用安定、氯丙嗪、太尔登、三氟拉嗪、胰岛素、电痉挛等治之，治愈率在国外最高为30%，国内最高为62%，但疗效难固，复发率高。中医（有时结合西医）治癫痫的疗效突出。

如乔玉川著《难症萃方》治此分三型（有别于此教材）：

一、血虚痰火型

幻听、幻视、疑被他害或受监视，恐惧，紧张，呆滞不语，自责自罪自语，或无故大笑，或整日卧床，情绪低落，行为退缩，淡漠，对答问话不切题，双目无神直呆；或只表现为咬齿目呆，不规则无目的地动手动足，似惊风状；面色或黄或无华，舌质淡，舌尖红，舌尖部有齿印，苔薄黄或黄腻，甲寒（见本书"望手"），脉沉细或沉细弦，用五黄芦荟汤：芦荟，芒硝，生大黄，黄芩，黄柏，天竹黄，牛黄粉，赭石，薄荷，生石膏，石菖蒲，鸡血藤。

口诀：

> 癫狂血虚痰火证，五黄芦荟硝黄芩，
> 黄柏竹黄牛黄赭，薄膏菖蒲鸡血藤。

二、肝郁火旺型

躁动易怒，打人毁物，动作增多，通宵不眠，发狂无时，披头大叫，有时裸体，跳水冷浴等；双眼充血，眼神直视，面赤，舌质红，舌苔黄厚或灰黑少津，甚则舌干裂，甲热（见本书"望手"），脉象弦数。就诊时不能配合，用四黄礞黛汤：青礞石、青黛（包煎）、黄连、黄柏、黄芩、芒硝、生大黄、龙骨、生铁落、生石膏、郁金、赭石。

口诀：

> 癫狂肝郁火旺型，四黄礞黛连柏芩，
> 硝黄龙骨生铁落，石膏赭石和郁金。

三、阳明实热型

烦躁不安，通宵不眠，口干渴，大量饮冷水，大叫头痛，阵发性发狂，外出乱跑或来回走动踱步不停，有时大哭大闹，口中不停地自言自语，幻觉；面赤唇焦，便秘，或3~5日乃至20余日不解大便，舌绛红或舌尖红，苔黄厚干裂或灰黑少津，脉象洪数，用芦荟承气汤：芦荟、厚朴、枳壳、大黄、青皮、龙胆草、赤芍、生石膏、黄柏、黄芩、当归。

口诀：

> 癫狂阳明实热证，芦荟承气枳朴军，
> 青胆芍膏柏芩归，服后泄泻不担心。

注意：服以上各方后会腹泻，少者每日泻5~6次，多者达15次以上，这种腹泻，是药效所现，勿惊。常见是：腹泻出现得越早越猛，疗效越快越好。大多数患者服药一周，腹泻达100余次，从未见到病人有失水、气短；反而随着腹泻增多，舌苔脉象和热象体征消退，神志迅速清醒。据500例疗效统计：痊愈401例，好转93例，无效6例，痊愈为80.2%，总有效率98.8%。

注意：不愿泻者也许搞医闹，不可用泻法治疗。

痊愈标准：

症状全部消失，自知力彻底恢复，对精神症状的体会如同正常人一样作比较深刻的认识。在对话、反应与对待周围环境的关系上，达到病前健康水平，能正常地工作、学习和处理日常生活。

第七节　痫　病

痫发神志异常病，神恍仆倒不知人，
两目上视吐涎沫，四肢抽搐怪叫声。
痫病病因痰为主，气火风痰瘀表征。
位脑肝心脾肾损，病机痰聚气道成，
风痰闭阻窜经络。久则亏损肾与心。
不分年龄不分时，发前叹息眩晕闷，
大发作昏倒抽叫，小发作呆瞪不应，
局限发作不昏倒，口眼手有抽搐症。
当辨火风痰深浅，轻重虚实阴阳痫。

阳痫连解定痫丸：竹沥菖远半南天，
朱砂陈神蝎蚕虎，姜麦灯心陈贝丹，
热躁面红大便秘，口苦咽干失眠烦。
阴痫二陈五生饮，不叫清冷便溏寒。

痫病肝火痰热患，龙胆泻肝加涤痰，
口干便秘昏仆抽，面红目赤躁怒烦。
脾虚痰湿六君子，纳呆乏力少气懒。
肝肾阴虚大补元，晕眩腰软两目干。
瘀阻脑络通窍活。增强疗效重在痰。

痫病风痰闭阻见，眩晕乏力吐痰涎，
定痫朱神蝎蚕琥，竹沥菖远半南天。

痫病心肾两虚证，六君汤或大补元。
治疗痫病重祛痰，虫药活血药酌添。

注

痼病是一种发作性神志异常的疾病，又名"癫痼"或"羊痼风"。其特征为发作性精神恍惚，甚则突然仆倒，昏不知人，口吐涎沫，两目上视，四肢抽搐，或口中发怪叫声，移时苏醒。

痼病的病理以痰作祟最为重要。故痼病的病因以痰为主，兼有风、火、痰、瘀等表现。

痼病的病理基础为肝脾肾损伤。病位在脑，与心肝脾胃密切相关。

痼病的病机（病理环节）为痰聚气道，风阳痰浊蒙闭心窍，流窜经络所致，久则使心肾亏损。

痼病的主要病因为七情失调，饮食不节，先天因素及脑窍损伤。痼病的发生不分年龄性别，也不分时间。发作前有叹息，眩晕，头闷胸闷。

大发作时突然昏倒，抽搐怪叫。小发作时呆木无知，两目瞪视、呼之不应。

局限性发作时不昏倒，只是口、眼、手有抽搐等症。

痼病的诊断依据为：

1. 不分年龄性别都可发生痼病。发作前有叹息，眩晕，头闷胸闷。

2. 典型的大发作时突然昏倒，不省人事，两目上视，四肢抽搐，口吐涎沫或有异常怪叫声。小发作时呆木无知，两目瞪视、呼之不应。局限性发作时不昏倒，只是口、眼、手有抽搐等症。

3. 发作前有叹息，眩晕，头闷胸闷等先兆症状。

4. 反复发作，发无定时，发作持续时间长短不一。

痼病的辨证当辨清邪正盛衰，痰浊的深浅及火、风、瘀等，初病多实，久病多虚。痼病属实者称阳痼，属虚者称阴痼。治疗当遵循邪正盛衰、标本缓急的原则。

痼病的证治分类：

一、发作期

1. 阳痼发作时症见突然昏仆，不省人事，发热急躁，抽搐僵直，痰鸣怪叫，面潮红、面色紫红，尿黄大便秘，口苦咽干，失眠心烦，因肝风夹痰，蒙蔽清窍，气血逆乱，当急以开窍醒神，接着泄热涤痰息风，用黄连解毒汤合定痼丸加减（定痼丸：朱砂、茯神、全蝎、僵蚕、琥珀、竹沥、石菖蒲、远志，半夏、南星、天麻）。

2. 阴痼发作时症见突然昏仆，不省人事，口不啼叫，手足清冷，便溏，肢体拘急，身冷畏寒，因寒痰湿浊，上蒙清窍，元神失控，当急以开窍醒神，接着温化寒痰，顺气定痼，用二陈汤合五生饮加减。

总之，发作期以开窍醒神定痼以治标。

二、休止期

痼病分为以下证型：

1. 痼病属肝火痰热证则见口干便秘，昏仆抽搐，面红目赤，急躁易怒，心烦失眠，因肝郁化火，痰火扰神，当清肝泻火，化痰宁心，用龙胆泻肝汤合导痰汤加减。

2. 痼病属脾虚痰湿证则见神疲懒言，少气乏力，脘痞纳呆，面晦不华，因脾湿不运，痰湿内盛，当健脾化痰，用六君子汤加胆南星、白附子、全蝎。

3. 痼病属肝肾阴虚证则见头晕目眩，腰膝酸软，两目干涩，因肝肾阴虚，髓海不足，脑失所养，当滋养肝肾，填精益髓，用大补元煎加减。

4. 痫病属瘀阻脑络证则见头晕头痛，痛有定处，常伴单侧肢体抽搐，舌质暗红，或有瘀点瘀斑，多继发于中风、颅脑外伤、产伤、颅内感染疾患之后，因瘀血阻窍，脑络闭塞失养，当活血化瘀，息风通络，用通窍活血汤加减。

治疗痫病重在祛痰，酌情加添虫药及活血药。

参考：

1）痫病属风痰闭阻证则见眩晕乏力，呕吐痰涎，苔腻脉滑（即肝风痰浊型）用定痫丸（竹沥、菖蒲、远志、半夏、胆南星、天麻、朱砂、茯神、全蝎、僵蚕、琥珀）。

2）心肾两虚证则心悸易惊，纳少乏力，宜健脾养心，益气安神，用六君子汤，或大补元煎，或河车大造丸，或甘草小麦大枣汤。

以上治疗中应重辨清痰浊深浅缓急，适当酌情加用虫类药及活血药可提高疗效。现代医学的原发性和继发性痫病可参照本病辨证施治。另参见"癫狂"证。

第三章 脾胃病证

脾运升清血肉肢，纳运升降调摄病。
脾运失常纳呆瘦，便溏倦怠腹胀疼。
胃痛痞满大便结，嗳气呕呃又恶心。
脾胃影响大小肠。胃痛吐酸嘈杂症，
痞满腹痛呕呃逆，噎膈泄痢便秘病。
外邪饮情虚药物，胃通为用脾健升。
胃脘仲景叫心下，东垣首立胃脘门。
沈金鳌提肝犯胃，"正传"胃脘心痛分。

注

脾主运化，主升清，主统血，主肌肉，四肢。

脾与胃相表里，同居中焦。胃主受纳，腐熟水谷，胃中阴液充足则有助于腐熟水谷和通降胃气，胃以通为用，胃气以降为顺，顺即健。

胃为阳明燥土之腑，喜润恶燥、需要阳气的蒸化。

脾为太阴湿土之脏，喜温燥而恶寒湿，得阳气温煦则运化健旺。

脾胃的病理表现为：受纳、运化、升降和调摄等功能异常的病。脾的运化功能失常则纳呆、消瘦、便溏、倦怠、脘腹胀痛，还可产生湿、痰、饮等病理产物。胃的病变为：胃痛，痞满，便结，嗳气，恶心，呕吐，呃逆等。脾运化升清和胃的降浊功能异常还可引起大、小肠的病变。

第九版中医高等教材的脾胃病有9个：胃痛（吐酸、嘈杂）、痞满、腹痛、呕吐、呃逆、噎膈、泄泻、痢疾和便秘。

脾胃病的病因为：外邪犯胃，饮食不节，情志失调，脾胃素虚，药物损害。这些因素可单独也可兼而发病。胃以通为用，胃的病变以气滞为主。脾升则健，脾的病变以失运为主。

张仲景称胃脘叫"心下"。李东垣首立"胃脘痛"一门。沈金鳌首提"肝气犯胃"。《医学正传》对胃脘痛与真心痛进行了鉴别。

第一节　胃痛　吐酸、嘈杂

胃脘痛胀呃呕酸，便秘泄泻黑大便，
烧心嘈杂烂糟糟，厌食反胃口苦烦。
胃痛不通关脾肝，饮情阳虚寒药感。
胃脘心窝痛连背，胀痞呕恶或吐酸，
食少嘈杂吐清水，便溏便秘呕血便。
寒热虚实气血纲，理气和胃止痛安。
胃痛区别真心痛，胸痹胁痛腹痛辨。

胃痛饮食胀吞酸，嗳呕酸臭保和丸。

寒邪客胃遇寒重，喜热痛减良附丸。

胃痛肝犯攻撑胀，抑郁呃气柴疏肝。

湿热中阻清中汤，灼痛胀痞大便干。

瘀血停胃痛处定，丹参饮加失笑散。

胃痛脾胃虚寒证，喜温喜按隐隐痛，

黄芪建中大建中，香砂六君汤理中。

胃阴灼痛口燥干，舌光无苔益胃煎，

梅竹斛佛增液汤；芍草左金一贯煎。

肝胃郁热喜冷饮，渴怒灼痛化肝煎：

泽泻贝母和栀子，白芍青皮陈皮丹。

寒热错杂胃痞满，要用甘草泻心汤。

吐酸热证左金丸，吐酸寒证香砂六，

吐酸食滞保和丸，湿加砂苍藿佩兰。

嘈杂胃热温胆汤，热胜再加栀子连。

嘈杂胃虚四君子，嘈杂血虚归脾安。

注

胃痛症状的口诀释义：胃脘痛胀，呃逆，呕吐，反酸，嘈杂，便秘，泄泻，黑大便，老百姓说心头烂糟糟的，象吃了辣椒样心头烧乎乎的，厌食，反胃，口苦心烦。

胃痛的病因虽有种种不同，但其机理都为"不通则痛"，有寒凝、食积、气滞、火郁、血瘀、阳虚胃失温养、阴虚胃失濡养而痛。

胃痛初期的病位主要在胃，与胃肝脾有关。

胃痛的病因有饮食伤胃，肝气犯胃（情志所伤），脾胃虚弱（阳虚或阴虚）、寒邪客胃和药物损害等。

胃痛又称胃脘痛，是以上腹胃脘部近心窝处经常发生疼痛为特征，痛时可牵连胁背，或兼见胸脘胀满痞闷，恶心呕吐，口吐酸水或清水，食少嘈杂，便溏或便秘，呕血或便血等。

胃痛辨证以寒热虚实气血为纲，治疗大法为理气和胃止痛。

胃痛以鸠尾以下疼痛为主，伴有嗳气吞酸。胸痹以胸部疼痛为主，伴有心悸气短。真心痛是胸痛最严重，痛引左肩左臂，伴心悸气短，汗出肢冷，唇甲紫绀。胁痛以胁肋部痛为主，伴胸闷太息，口苦，或发热恶寒。腹痛以胃脘以下至耻骨毛际以上疼痛为主。

胃痛证治分类：

1. 胃痛属寒邪客胃证则见胃痛暴作，拘急冷痛，遇寒加重，喜热得温痛减，因寒凝胃脘，暴遏阳气，气机郁滞，当温胃散寒，理气止痛，较重者用良附丸，兼有风寒表证者用香苏散。

2. 胃痛属饮食伤胃证则胃脘疼痛，不思饮食，胀满拒按，嗳腐吞酸，呕吐物腐酸难闻，因饮食积滞，壅阻胃气，当消食导滞，和胃止痛，用保和丸加减。

3. 胃痛属肝气犯胃证（此证不可称肝气乘脾）则攻撑窜痛，胃脘胀痛，抑郁烦恼，呃气矢气则舒，胸闷太息，因肝气郁结，横逆犯胃，胃气阻滞，用柴胡疏肝散加减；疼痛较著加金铃子散；泛吐酸水加左金丸。

4. 胃痛属湿热中阻证则见胃脘灼痛，脘痞腹胀，大便不畅，苔黄腻，脉滑数，因湿热结，胃气痞阻，当清热化湿，用清中汤加减。

5. 胃痛属瘀血停胃证则胃脘刺痛、痛有定处甚则呕血黑便，舌质紫暗或有瘀斑瘀点，因瘀停胃络，脉络瘀滞，宜化瘀通络，理气和胃，用丹参饮合失笑散加减。

6. 胃痛属脾胃虚寒证则胃脘隐痛，空腹更痛，食后缓解，喜温喜按，四肢不温，因中焦虚寒，胃失温养，当温中健脾，和胃止痛，用黄芪建中汤加减；呕吐肢冷，寒和痛都较重用大建中汤或理中丸加减以温中散寒；痛止之后用香砂六君子汤调理。

7. 胃痛属胃阴不足证则胃脘隐隐灼痛，嘈杂似饥、饥不欲食，口干便秘，舌红少津，或光剥无苔，脉弦细无力，因胃阴不足，润降失司，宜养阴益胃，用益胃汤加减（益胃汤：梅花、玉竹、石斛、佛手加增液汤的玄参，生地，麦冬）可再加芍药甘草汤。

参考：

1）胃痛属肝胃郁热证则口渴，喜冷饮，烦躁易怒，胃脘灼痛，用化肝煎加减（化肝煎：泽泻，浙贝母，栀子，白芍，青皮，陈皮，丹皮）。

2）胃痛见寒热错杂者则胃脘痞满，用甘草泻心汤。

吐酸属热者用左金丸，属寒者用香砂六君子汤，湿浊重者加砂仁、苍术、藿香、佩兰。

嘈杂胃热者用温胆汤，兼热胜者再加黄连、栀子。嘈杂胃虚用四君子汤。嘈杂血虚用归脾汤。

治腹胀者处方：玄胡、枳实、青皮、陈皮、磁石、赭石、白术、苍术、生姜、干姜、半夏、木香、草果、香附、槟榔、茯苓、郁金、莪术、川芎、鸡内金、炒山药。

现代医学中的急慢性胃炎，胃及十二指肠溃疡，萎缩性胃炎，功能性消化不良，胃痉挛，疣状性胃炎，胃黏膜脱垂，幽门或贲门梗阻，胃神经官能症，胃癌等，可参考本病治疗。

辨治胃痛临证备要

急性胃痛实证多，胃得安和要治肝。

治肝抑泻敛缓法，辛开苦降以泻肝，

胃痛禁刚要用柔，辛香热燥苦寒难，

活血祛瘀合理用，久患胃痛防传变。

注

急性胃痛以实证居多，胃要得安和则要治肝。治肝要用抑肝、泻肝、敛肝、缓肝诸法，用辛开苦降之品以泻肝而安胃止痛。胃痛禁用刚药而要用柔药，如用辛香热燥苦寒等刚药去治疗会伤胃则胃病难治，活血祛瘀药要合理使用。久患胃痛者要防止传变为恶性。

第二节　痞　满

内经首载说痞满，脘腹满闷不舒感。

自觉胀满触无形，压之无痛按柔软。

辨证虚实与寒热，调理脾胃升降安。

实痞饮食饱和丸，痰湿二陈平胃散，

湿热阻胃灼热苦，泻心连朴饮加减，

肝胃不和怒胀呃，越鞠丸加枳壳丸。

虚痞脾胃虚弱证，补中益气汤加减。

胃阴不足益胃汤，痰瘀活血又软坚。

久痞虚实寒热杂，泻心枳实导滞丸。

注

痞满首载于《内经》。痞满以脘腹满闷不舒为主症，以自觉胀满、触之无形、按之柔软，压之无痛为临床特点。

痞满的病因有：饮食不节，情志失调，药物所伤。痞满的病位在胃，涉及脾和肝。要辨清虚实，寒热，治当调理脾胃升降。

实痞：

1. 实痞属饮食内停证者用保和丸加减，症见：脘腹满闷而胀，进食更胀，嗳腐吞酸，厌食呕吐，或大便不调，矢气频作，味臭如败卵，舌苔厚腻脉滑。

2. 实痞属痰湿中阻证者用二陈汤合平胃散，症见：脘腹满闷而胀，身重困倦，头昏纳呆，嗳气呕恶，苔腻脉滑或沉滑。

3. 实痞属湿热阻胃证者用泻心汤合连朴饮加减，症见：脘腹满闷不舒，灼热口苦。

4. 实痞属肝胃不和证用越鞠丸合枳术丸加减，症见：脘腹满闷不舒，胀满易怒，嗳气善太息。

虚痞：

1. 虚痞属脾胃虚弱证者，用补中益气汤加减，症见：脘腹满闷，神疲乏力，喜温喜按，少气懒言，舌淡脉细弱。

2. 虚痞属胃阴不足证者用益胃汤加减，症见：脘腹满闷，嘈杂便秘，饥不欲食；舌红少苔，脉细数。

注意：痰瘀互结者要活血化瘀，软坚散结。久病虚实错杂，寒热并见者，要温清并用，辛开苦降。泻心汤、枳实消痞丸、枳实导滞丸都是辛开苦降的名方，可酌用。

西医学的慢性胃炎（浅表性、萎缩性）、功能性消化不良，胃下垂等有脘腹满闷者可参考本病治疗。

第三节 呕 吐

呕在胃关肝胆脾，有声有物分虚实，

外邪饮情脾胃虚，胃失和降胃气逆。

不可见吐就治吐，合理使用药降逆，

呕吐日久变证多，对因治疗下法使。

呕吐邪犯胸脘闷，寒热身痛藿香正；

饮食呃气呕酸腐，保和丸茹或小承；

呕吐痰饮心悸眩，苓桂术甘小半斟；

肝犯频呕胸胀闷，半夏厚朴加左金；

脾胃虚寒理中丸，倦乏便溏四肢冷；

呕吐胃阴麦冬汤，饥不欲食舌少津。

脾胃气虚香砂六，食物难化恶呕闷。

肝肾阴亏冲气逆，硝硫青陈灵玄精。

顽呕半苓吴参枣，牛膝灵脂赭龙牡，

生姜姜汁珍珠母，呕血狂呕肝胃调。

注

呕吐是由胃失和降，胃气上逆而引起的以胃内容物从口吐出为主症的病证。呕吐是一个症状。有声有物为呕，有物无声为吐，有声无物为干呕。呕与吐难明确分开，故一般称为呕吐。

呕吐的病位在胃，与肝胆脾有关。

呕吐的病因为外邪侵袭，饮食不节，情志不和，脾胃虚弱等。呕吐的病理为胃失和降，胃气上逆所致。

不可见呕吐就治呕吐，要弄清病因后再止呕吐。合理使用药物降逆止呕吐。呕吐日久辨证多，要注意辨证的处理，大呕伤津要平衡电解质，可借助西医。

要对因治疗，合理运用下法。辨证分为虚实两类。实者分为四型，虚者分为三型。

呕吐证治分类：

1. 呕吐属外邪犯胃证则胸脘满闷，伴恶寒发热，头身疼痛，因外邪犯胃，中焦气滞，浊气上逆，当疏邪解表，化湿和中，用藿香正气散加减。

2. 呕吐属饮食停滞证则呕吐酸腐量多，呃气厌食，脘腹胀满，因积食内停，中焦壅滞，胃气上逆，当消食化滞，和胃降逆，用保和丸加减；食滞在肠，腹痛拒按，便秘，用小承气汤；胃中积热上冲，食后即吐，口臭而渴，用大黄甘草汤和橘皮竹茹汤。

3. 呕吐属痰饮内阻证则呕吐清水痰涎，或胃部如囊裹水，脘痞满闷，头眩心悸，因中阳不振，痰饮内停，胃气上逆，当温化痰饮，和胃降逆，用苓桂术甘汤合小半夏汤，或苔黄腻痰热，用黄连温胆汤。

4. 呕吐属肝气犯胃证见胸胁胀痛，呕吐吞酸，脘胁胀闷或痛，嗳气频频，随情志变化加重或减轻，脉弦，因肝失疏泄，横逆犯胃，胃失和降，当疏肝和胃，降逆止呕，用半夏厚朴汤合左金丸加减。

虚证：

5. 呕吐属脾胃虚寒证则饮食稍多即欲呕吐，倦怠乏力，便溏，四肢冷，因脾胃虚寒，失于温煦，运化失职，当温中健脾，和胃降逆，用理中汤加减。

6. 呕吐属胃阴不足证则饥不欲食，口干咽燥，舌红少津，因胃阴不足，失于濡润，和降失司，用麦门冬汤加减。如呕吐日久，肝肾阴亏，冲气上逆，宜镇逆止呕，用来复丹：硝石，硫黄，青皮，陈皮，五灵脂，玄精石。编者曾用来复丹合升降散治尿毒症呕吐获得较好疗效，供作参考。

呕吐属气阴两虚证，用白芍、炙甘草、生地、麦冬、沙参。

脾胃气虚则食物难化，恶心呕吐，胃脘痞闷，用香砂六君子汤。

吐酸者以治肝为根本。热性呕吐的特点是食入即吐，呕吐黄水或苦水。

有医师治顽固性呕吐用：半夏、茯苓、吴茱萸、人参、大枣、川牛膝、五灵脂、赭石、龙骨、牡蛎、生姜、姜汁、珍珠母为方，治呕血狂呕，和调肝胃。

对服毒品、胃有痰、胃有痈脓或宿食者类有害物者，不可止呕吐。

西医呕吐口诀：

> 呕吐细菌食物毒，急性胃炎幽门阻，
> 急胰晕动梅尼埃，急性胃扩张尿毒，
> 颅脑中枢神经病，酮酸中毒肠梗阻。

注

西医认为：呕吐常见于消化系统疾病，如细菌性食物中毒（传染病）、急性胃炎、幽门梗阻、幽门痉挛、急性胰腺炎、急性胃扩张、肠梗阻，晕动病、梅尼埃病、尿毒症、颅脑疾患、中枢神经系统疾病，神经性呕吐、糖尿病酮症酸中毒、胆囊炎、肝炎、肝昏迷、脑血管意外等疾病以及某些传染病引起的脑膜刺激症状等，可参照此病治疗。

第四节　呃　　逆

总　　诀

> 呃逆在喉病位膈，病胃肺肝脾肾关，
> 燥热内盛气血亏，寒气内结气郁痰，
> 病袭肺胃呃逆患。寒火气痰虚实辨。
> 急慢病重见呃逆，谓之土败胃绝险。
>
> 呃逆胃寒丁香散，甘草柿蒂良姜丁。
> 胃火烦渴喜冷饮，竹叶石膏或小承。
> 呃逆瘀血血府逐。呃逆气郁胁胀闷，
> 脘闷纳减旋赭代，五磨饮再加二陈。
> 呃逆脾胃阳虚证，食少困倦肢不温，
> 理中吴萸加丁香，补中益气旋代斟。
> 呃逆胃阴不足证，烦躁舌干有裂纹，
> 益胃橘皮竹茹汤，枇杷柿蒂斛轻证。

注

呃逆是以气逆上冲，喉间呃声连连，声短而频，不能自制为主症的一种病证，有轻重之分。

呃逆在喉，病位在膈，病变脏腑，关键在胃，与肺肝脾肾有关，分虚实。病因有引起胃失和降的因素，如燥热内盛、气血亏虚、寒气蕴结、气郁痰阻。病袭肺胃而发呃逆。病理为胃气上逆动膈所致。实证要辨别有寒凝、火郁、气滞、痰阻而胃失和降。

病因有引起胃失和降的因素（如燥热内盛、气血亏虚、寒气蕴结、气郁痰阻）和引起肺失宣降的因素，此两方面的因素乘袭肺胃之时，都会导致膈间之气不畅，故在胃气上逆时，往往断续冲出喉间，而引起呃逆之证。

急慢性疾病的严重阶段见呃逆，多为病势转为危重的表现，称为"土败胃绝"，预后欠佳，当留意。呃逆辨证当分清虚、实、寒、热，治则为理气和胃、降逆止呃，实则祛邪，虚则补正。

呃逆证治分类：

1. 呃逆属胃中寒冷证者表现为呃逆食少，呃声沉缓有力，遇寒加重，因寒蓄中焦，气机不利，胃气上逆，当温中散寒，降逆止呕，用丁香散（甘草、柿蒂、良姜、丁香）加减。

2. 呃逆属胃火上逆证者，表现为呃逆，口臭烦渴，呃声洪亮有力，脘腹满闷，喜冷饮，因热积胃肠，腑气不畅，胃火上冲，宜清胃泄热，降逆止呕，用竹叶石膏汤加减；若便秘痞满，腑气不通，改用小承气汤。

3. 呃逆属气机郁滞证者表现为脘胁胀闷纳减，随情志变化减轻或加重，因肝气郁滞，横逆犯胃，胃气上逆，当顺气解郁，和胃降逆，用五磨饮加旋覆代赭汤或加二陈汤。属郁久成瘀，胸胁刺痛的瘀血证者，用血府逐瘀汤加减。

4. 呃逆属脾胃阳虚证者，表现为呃声低长无力，气不得续，食少困倦，四肢不温，泛吐清水量多，便溏，喜温喜按，因中阳不足，胃失和降，虚气上逆，用理中丸加吴萸、丁香；肾失摄纳可加肉桂，紫石英，补骨脂，山萸肉，刀豆子以补肾纳气止呃。中气大亏兼便溏者用补中益气汤；呃逆不止，心下痞硬者用理中丸合旋覆代赭汤。

5. 呃逆属胃阴不足证者表现为呃声短促而不得续，口干舌燥或舌质红干有裂纹，因胃阴不足，胃失濡养，气失和降，当养胃生津，降逆止呃，用益胃汤合橘皮竹茹汤加减；症轻者用益胃汤加枇杷叶、石斛、柿蒂。

轻型呃逆可以不用药，用刺鼻取嚏法、闭息法、惊之法、提耳发即可。

现代医学也叫呃逆，只是认识有异。现代医学认为此证是横膈不自主的间歇性收缩运动、痉挛，致使空气被吸入呼吸道内，同时伴有声带闭合而发出此种声音。而中医是从整体去认识，故中医对此病较西医办法多且效果好。

呕吐、呃逆、反胃、干呕、嗳气的区别口诀：

呕呃反胃胃气逆，呕吐反胃病在胃。

有物有声谓之呕，有物无声叫做吐。

呃逆在喉声短频，膈间不利古名"哕"。

干呕涎沫只有声，嗳气胃郁有声威。

干呕嗳气和呃逆，都因胃气上逆罪。

注

呃逆古名为"哕"。呕吐、呃逆、反胃、干呕、嗳气的区别：

诸证均因胃气上逆所致，这是共同点。

呕以有声有物为特征，吐以有物无声为特征，反胃以朝食暮吐为特征。

呃逆以胃气上逆而致膈间不利为特征，表现为喉间呃声连连，声短而频，引动膈间，令人不能自制为特征。

呕吐和反胃的病位在胃，呃逆的病位在喉。干呕以有声无物为特征。嗳气以胃气受阻郁而上升有声为特征。

弄懂口诀中的各字义，即可区别。

第五节　噎膈　附：反胃

食管狭窄津液干，不下下吐或哽噎。

噎膈胸骨后不适，烧灼感痛虚情食，
滞留干燥紧缩感，持续进行性哽噎，
吐出黏液泡沫痰，消瘦持续钝痛起。

噎膈虚气痰瘀结，饮食体虚和情志。
痰阻食道久成瘀，痰气瘀结发哽噎。

病位食道主责胃，肝脾肾脏都参与。
本虚标实气痰瘀，理气化痰行瘀滞。
梅核没有吞难哽，噎膈瘀物阻哽噎。
反胃朝食薯吐出，经久吐出虚寒使。
梅核如梗不碍餐，食入反胃阳虚寒，
噎膈不食阴虚火，照护胃气挽危难。

详　　诀

噎膈痰气交阻证，痞闷情畅则减轻，
增液启膈郁金糠，荷苓砂仁丹沙参。
津亏热结沙麦汤，烦干灼热便秘呈；
便秘大黄甘草汤，燥涩五汁安中饮。
噎膈瘀血晦滞暗，脉涩定痛水难饮，
瘀斑肤燥通幽汤：二地桃红归草参。
气虚阳微气短寒，腹胀㿠白少精神，
右归补气运脾汤：枣姜砂芪半四君。

梅核如梗不碍餐，食入反胃阳虚寒，
噎膈不食阴虚火，照护胃气挽危难。
反胃中寒丁香透，香附砂仁和白蔻，
四君神麦丁木香。反胃中寒理中汤，
气虚津伤大半夏，噎膈反胃病程长。

简　　诀

噎膈痰气启膈散。津亏热结沙麦汤，
便秘大黄甘草汤，燥涩五汁安中方。
气虚阳微补气运。噎膈瘀血通幽汤。

梅核如梗不碍餐，食入反胃阳虚寒，
噎膈不食阴虚火，照护胃气挽危难。

反胃中寒丁香透，香附砂仁丁木香，

四君神麦和白蔻。反胃中寒理中汤，

气虚津伤大半夏，噎膈反胃病程长。

注

噎膈为食道干涩或食道狭窄，吞咽时食物梗噎不顺，或饮食不下，或食下即吐为特征的一种病证。噎膈的病因是：虚、气、血、痰、瘀互结，饮食不当、情志刺激和久病体虚有关。

噎膈病机为食道狭窄，津液干涸。气、血、痰、瘀互结，胃失和降，久则由实转虚，伤阴耗气。

鉴此，诊断噎膈的依据为：

1. 胸骨后不适，烧灼样感或疼痛。

2. 患者素体虚弱或年老，常有情志不畅，饮食不节。

3. 食道干涩，有滞留感，异物感或紧缩感。

4. 持续性、进行性哽噎，吐出黏液或泡沫痰。

5. 消瘦。

6. 胸骨后或肩胛区持续性钝痛。

噎膈与虚，气、痰、瘀的关系为：初期噎膈以标实为主，由痰气交阻于食道，故吞咽时哽噎不顺，继则瘀血内结，痰、气、瘀三者交互搏结，使胃通降阻塞，上下不通故格拒，致使饮食难下。久则气郁化火，或痰瘀生热，伤阴耗液，病机由实转虚，病情由轻转重。

噎膈病位在食道，食道属胃气所主，故噎膈主要是胃，病理改变为食道狭窄。噎膈的发病机理除胃以外，与肝、脾、肾密切相关（注意：噎膈无肺参与）。

噎膈多属本虚标实，本虚与脾肾亏虚，津液枯槁，不能濡养有关；标实为气滞、痰阻、血瘀。辨证当分清气郁、痰阻、血瘀的主次，初期以痰气交阻于食道为主。用理气、化痰、行瘀等法。

梅核气反胃和噎膈的区别：

梅核气则觉喉中似物梗塞，但不妨碍进餐。

反胃是能食入或食入后待段时间过后吐出食物（又名翻胃或反胃），因阳虚有寒，故临床表现主要是朝食暮吐，暮食朝吐，呕吐物为完谷不化。

噎膈是食不下或食下当即就吐出，属阴虚有火。反胃和噎膈均较难愈，病程长，治疗均当照护胃气，才能挽救危难。

噎膈证治分类：

1. 噎膈属痰气交阻证则吞咽梗阻，胸膈痞满胀闷随情志变化，脉弦细而滑，因肝气郁结，痰湿交阻，胃气上逆，当开郁化痰，润燥降气，用增液汤或启膈饮（郁金、杵头糠、荷叶、茯苓、砂仁、丹参、沙参）加减。

2. 噎膈属津亏热结证则吞咽梗涩而痛，心烦口干，胃脘灼热，消瘦、口干咽燥，便秘，因热毒伤阴，胃阴亏耗，虚火上逆，胃失润降，宜滋阴清热，润燥生津，用沙参麦冬汤加减；食道干涩，口燥咽干用五汁安中饮以生津益胃。兼便秘用大黄甘草汤。

3. 噎膈属瘀血内结证则见水饮梗阻难下，胸膈疼痛，痛有定处，面色晦滞，肌肤干燥，舌质紫暗，因瘀血内阻，食道闭塞，通降失司，肌肤失养，宜破结行瘀，滋阴养血，用通幽汤（生地、熟地、桃仁、红花、当归、甘草、党参）加味。

4. 噎膈属气虚阳微证则见吞咽受阻，气短形寒，腹胀，面色㿠白，精神疲惫，因阴损及阳，脾肾阳虚，温煦失职，气不化津，宜温补脾肾，用右归饮，或补气运脾汤（四君子汤、砂仁、半夏、黄芪）。

反胃属脾胃虚寒者食后脘腹胀满，朝食暮吐、暮食朝吐，神疲乏力，完谷不化，用理中汤加附片、肉桂。中虚有寒者用丁香透膈散（丁香、木香、香附、砂仁、白蔻、神曲、麦芽、党参、茯苓、白术、甘草）。气虚津伤者用大半夏汤。

对现代医学的食道癌、贲门癌、贲门痉挛、食道憩室、食道狭窄、食道炎等出现吞咽梗阻，饮食不下或隔拒不通、纳即复出者，可参考噎膈治疗。

第六节 腹 痛

（1）总述：

脐下小腹膀大小，脐上大腹肝少腹。

肝胆脾肾大小膀，寒热虚实十经故。

腹痛气郁络脉阻，手术损伤或跌扑，

外感饮情阳气虚，当辨脏腑络所属，

在气在血属寒热，虚实总以通为主。

调和气血泄实热，寒者温之虚者助，

中结之者使旁达，下逆使之上行除。

注

脐上痛为大腹疼痛，病变多为脾胃病证。腹痛在少腹多属肝经病证。脐下疼痛为小腹疼痛，多属膀胱及大小肠病证。腹中有肝、胆、脾、肾、大小肠、膀胱等脏腑，以及10条经脉经过腹部，其失调都会引起腹痛。病理性质为寒、热、虚、实。

治疗腹痛无论什么引起的腹痛都以"通"字为主。调和气血以通，下逆者使之上行以通，中结者使之旁达以通，虚者助之以通，寒者温之以通，实热者下泄之以通，阻塞者或攻之以通，瘀者辛润活血以通。

腹痛是指胃脘以下、耻骨毛际以上的部位发生疼痛的症状而言。腹痛见于多种疾病中。腹痛的病机主要是气机不畅。

腹痛病理表现为气机郁滞、络脉痹阻，不通则痛。病因为外感时邪，饮食不节，情志失调，阳气素虚，腹部手术后，损伤、跌扑。

治疗当辨脏腑经络所属，在气在血，属寒属热，从虚实两纲治疗，治则以"通"字为主。具体治法有：1、调气以和血，调血以和气。2、实热者下泄之。3、虚者助之，寒者温之。4、中结者使之旁达，下逆者使之上行。

（2）腹痛与痢疾、霍乱、积聚、肠痈、疝气、蛔虫、胃痛及妇科腹痛的区别：

痢下红白里急重，霍乱腹痛泻与吐，

积聚腹痛有包块，肠痈腹痛右下腹，

疝气腹痛引睾丸，蛔虫龂齿嘈杂吐，

妇科腹痛经带产，胃痛胃脘心窝处。

注

痢疾腹痛与里急后重，痢下红白黏液同见。霍乱腹痛见上吐下泻交作。积聚腹痛与腹中包块并见。肠痈腹痛集中于右下腹，拒按明显。疝气腹痛涉引睾丸。蛔虫腹痛龂齿，嘈杂吐涎。妇科腹痛见经、带、胎、产异常。胃痛在胃脘近心窝处痛。

（3）各种腹痛的诊断要点：

得热痛减因于寒，遇寒痛减热来犯，
饱痛为实饥痛虚，实痛拒按虚喜按，
气滞胀痛无定处，血瘀刺痛不移窜。
脐周小腹有疼痛，脾胃肾膀小肠难，
少腹疼痛连两胁，多为病患在肝胆。

注

诊断腹痛一般情况为：得热痛减为寒，得寒痛减为热，饱时痛为实，饥时痛为虚，实痛则拒按，虚痛则喜按，气滞腹部胀痛且痛无定处，血瘀腹部刺痛而部位固定且不移动窜走。脐周痛及小腹痛多属脾胃、小肠、肾、膀胱病变。少腹疼痛牵及两胁，多属肝胆病变。

（4）腹痛各证的分证治疗：

腹痛寒阻得温减，良附正气天香散。
湿热壅滞大承气，虚寒小建中汤餐。
腹痛饮食保和丸，病重枳实导滞丸。
气滞血瘀血府逐，肝郁柴胡疏肝散。
腹痛中虚脏寒证，小建中汤化裁先。
腹痛内外皆寒冷，乌头桂枝汤能安。
腹痛厥冷脉欲绝，急把通脉四逆煎。
肝经虚寒四逆归，肾寒真武肉桂添。
结肠过敏二陈芍，梅芎芷术蚕香丹。
外科妇科辨别看，温通活血通腑选。

注

腹痛要辨别腹痛性质和疼痛部位。治腹痛无论什么引起的腹痛都以"通"字为主。调和气血以通，下逆者使之上行以通，中结者使之旁达以通，虚者助之以通，寒者温之以通，实热者下泄之以通，阻塞者或攻之以通，瘀者辛润活血以通。

1. 腹痛属寒阻即寒邪内阻证表现为腹痛拘急，遇寒加重，得温减轻，舌苔白，脉沉紧，因寒邪凝滞，中阳被遏，络脉痹阻，当散寒温里，理气止痛，用良附丸合正气天香散（台乌、干姜、香附、紫苏、陈皮）加减。

2. 腹痛属湿热壅滞证表现为腹痛拒按，烦渴便秘，或便溏不爽，苔黄脉数，因湿热内结，气机壅滞，腑气不通，宜泄热通腑，行气导滞，用大承气汤加减。

3. 腹痛属饮食积滞证表现为脘腹胀满拒按，嗳腐吞酸，厌食恶心呕吐，苔腻，因食滞内停，运化失司，胃肠不和，当消食导滞，理气止痛，轻证用保和丸，重证用枳实导滞丸。

4. 腹痛属肝郁气滞证则表现为脘腹胀闷或痛，攻窜不定，痛引少腹，得嗳气或矢气则减轻，遇恼怒则加剧，用柴胡疏肝散加减。

5. 腹痛属瘀血内停证表现为胀闷刺痛，痛处不移，用血府逐瘀汤。

6. 腹痛属中虚脏寒证表现为腹痛绵绵，时作时止，神疲乏力，喜热恶寒，痛时喜按，饥饿或劳累后加重，首选小建中汤；虚寒腹痛较重，呕吐肢冷脉微用大建中汤；若腹痛自利，脉沉迟之脾肾阳虚者用附子理中汤。

腹痛内外皆寒者用乌头桂枝汤。腹痛见四肢厥冷，脉微欲绝者用通脉四逆汤。

若属结肠过敏之腹痛用二陈汤加川芎、白术、白芍、云木香、乌梅、白芷、僵蚕、丹参、白薇等治之。肝经虚寒者用当归四逆汤加吴萸、高良姜。肾阳虚寒者腹痛用真武汤加肉桂。

诊断治疗要特别注意外科和妇科腹痛：外科腹痛急发痛剧，痛有定处，腹肌紧张。妇科腹痛如痛经、先兆流产，宫外孕输卵管破裂，应及时作妇检。治腹痛灵活运用温通、活血与通下之法。虚证腹痛不可妄用通下。

腹痛的范围较广，应熟悉解剖学中的腹部各器官位置，更别忘中医学中许多（约10条）经脉都经过腹部，还应注意妇科腹痛和外科急腹症等，对有些病在作好手术准备的同时，仍应采取积极态度参照本病对患者进行辨证施治。

对外科诸病，痢疾，霍乱，积聚等病所致腹痛，可参考本篇辨治。对过敏性腹痛、神经官能性腹痛、痉挛性腹痛等，应积极认真用中药去治愈患者。其参考方为：神经官能性腹痛用对证方加定志丸化裁，痉挛性腹痛可用芍药甘草汤合大七气汤化裁。

（5）西医学中有关腹痛诊断的诸内容口诀：

> 腹痛病理三种名：内脏躯体牵涉性。
> 要问部位和缓急，久暂性质伴随症，
> 疼痛体位和程度，诱发缓解放射情。
> 急性腹痛急烈感，器官破裂或痉挛，
> 腹壁胸腔全身病，血管阻塞腹腔炎。
> 梗阻扭转或扩张，穿孔绞窄急性炎。
> 慢性腹痛肿瘤癌，慢性炎症、溃疡患。
> 持久腹痛肝瘀血，肝炎溃疡慢性炎。
> 腹痛肚内血管病，脾梗肠膜静脉栓。
> 左卧痛减胃膜脱。膈疝饭后卧痛感。
> 腹痛伴随有休克，器官破裂重度感，
> 出血穿孔心肌梗。肠梗呕胀无气便。
> 腹痛伴随有血便，血多血少时常见，
> 肿瘤栓塞肠套叠，肺炎出血坏肠炎。
> 腹痛伴有血尿症，泌尿系统有病原。
> 腹痛黄疸肝胰胆，急性溶血贫黄疸。
> 腹痛因为心肌梗，尿毒气胸或肺炎。
> 糖尿酮酸中毒症，铅毒荨麻与紫癜。

注

西医学将腹痛病分为三种：内脏性、躯体性、牵涉性腹痛。问诊时要询问：腹痛的部位、发作缓急、持续时间的长短（久暂）、疼痛的性质和程度、腹痛的伴随症状、疼痛与体位的关系，有无放射性疼痛，诱发及缓解的因素。

急性腹痛急起而剧烈，多见于腹内器官破裂、痉挛、腹壁疾病、胸腔疾病、全身性疾病、腹内血管阻塞、腹腔炎、空腔脏器梗阻、扭转、扩张、穿孔、绞窄、急性炎症等。

慢性腹痛多见于慢性炎症，溃疡，肿瘤等。持久性腹痛（胀痛、触痛、隐痛）多为肝脏瘀血、肝炎、消化性溃疡、慢性炎症等。腹痛可由腹内血管病变，脾梗塞，肠系膜静脉内血栓引起。

脘腹疼痛而在左侧卧位时减轻，可由胃黏膜脱垂引起。膈疝在餐后卧位时感觉疼痛。

肠梗阻则腹痛伴有呕吐、腹胀、不矢气不排便（无气便）。腹痛伴有血便，时多时少，经常出现，见于肿瘤、血管栓塞、肠套叠、肺炎、出血性坏死性肠炎等。腹痛伴有血尿症，常为泌尿系统疾病所致。腹痛伴黄疸见于肝、胰腺、胆囊或胆道疾病。急性溶血性贫血也有腹痛伴黄疸。

腹痛还由于心肌梗死、气胸、肺炎、尿毒症、铅中毒、紫癜、荨麻疹、糖尿病酮症酸中毒等疾病所致。

第七节　痢　疾

总　诀

痢疾在肠脂血伤，湿热疫毒寒湿酿；
里急后重腹中痛，下痢赤白脓血样。
时疫邪毒内伤食，脾胃有关病位肠。
泄泻在肠便如水，泻后痛减肠鸣胀。
虚实寒热气血辨，虚实夹杂通涩兼。
里急后重该调气，行血便脓就能康。
痢疾不能早补涩，禁忌酸攻利尿伤，
噤口灌肠小量喝，慢痢区别外内伤。

详　诀

痢疾湿热芍药汤，肛热尿赤舌苔黄；
热重枳实导滞丸，湿重木香花槟榔；
表证里热葛芩连，表证已解香连方；
表里皆急活人败，二胡二活川芎姜，
参草枳桔白茯苓，专治痢之源头方。
疫痢神昏壮热烦，痉厥白头芍药汤。
高热神昏至宝宫，暴痢致脱参附汤。
寒湿痢闷身困重，赤少白多胃苓汤。
阴虚痢疾驻车丸，虚坐努责舌红绛，
虚寒久痢白冻稀，真人养脏桃花汤，
肢冷腰痠理中附，气陷补中益气汤。

休息痢病久不愈，发作期用连理汤。
缓解脾气补中益，瘀血少服逐瘀汤。

寒热错杂乌梅丸。补益脾肾六君安。

噤口痢疾开噤散，汤剂不受玉枢丹。

简　诀

湿热痢疾芍药汤，寒湿痢疾胃苓汤，

疫毒痢疾白头翁，肢冷脉微参附汤。

热痢内陷紫雪丹，虚寒痢疾桃花汤，

阴虚痢疾驻车丸，休息连理温脾汤，

缓解脾气补中益，瘀血少服逐瘀汤，

寒热错杂乌梅丸，补益脾肾六君汤。

噤口痢疾开噤散，汤剂不受玉枢尝。

注

痢疾是以腹痛，里急后重，下痢赤白脓血为主证。以夏秋多见。病因为感染时邪疫毒，内伤饮食。

痢疾的病位在肠，与脾胃有关，肠道脂败血伤，病在下焦，多因湿热、疫毒、寒湿之邪阻滞肠道气机，腑气不通所致。

各型痢疾的临床表现都为腹痛，里急后重，下痢赤白脓血等。泄泻的病位也在肠，以排便次数增多，便下稀溏，重者便下清稀如水，肠鸣腹胀，腹痛但泻后痛减（痢疾是在泻后其痛不减。注意口诀含义就能区别两病）。故泄泻和痢疾的共同表现都有泻下次数多少不等。

治疗痢疾要辨别寒热，虚实，及伤气、伤血。虚实夹杂者应通涩兼顾治之。里急后重者要调其气，行血可治便下脓血。治痢疾不能过早补涩，禁忌峻攻和分利小便。调和气血，消积导滞，还要顾护胃气。

噤口痢应重视灌肠治疗或小药汁量频频呷服。

慢性痢疾要辨别外感与内伤。

痢疾证治分类：

1. 湿热痢以苔黄、肛门灼热、尿短赤，头痛身困楚为特点，因湿热壅滞，肠络受损，气血壅滞，传导失司，当清热化湿解毒，调气行血导滞，用芍药汤加减。其热偏重者用枳实导滞丸，湿偏重者用木香槟榔丸，既有表证又有里证者用葛根芩连汤解表清里，表证已解而痢未尽者用香连丸，表证盛且里证急者用活人败毒散以治致痢之源头（柴胡、玄胡、羌活、独活、川芎、生姜、人参、甘草、枳壳、桔梗、白茯苓）。

2. 疫毒痢以发病急骤，壮热烦躁，里急后重较剧，甚或神昏痉厥，因疫邪热毒壅滞肠中，燔灼气血，蒙蔽清窍，宜清热解毒，凉血止痢，用白头翁汤合芍药汤加减；高热入营，神昏谵语，宜清热解毒，凉血开窍，可合用犀角地黄汤，或另用大黄煎汤送服至宝丹或安宫牛黄丸；下痢又热甚严重，热极动风，痉厥抽搐者，加铃羊角、钩藤、石决明，送服紫雪丹。暴痢致脱者，急煎参附汤，或独参汤，或参附注射液静脉点滴，以回阳救逆。

3. 寒湿痢则痢下赤少白多或纯为白冻，见头痛头闷，头身困重，舌淡苔白，脉濡缓，因寒湿滞留肠道，气血凝滞，传导失司，宜温化寒湿，调气和血，用胃苓汤加减。

4. 阴虚痢则见痢下赤白黏冻，口干口渴，舌质红或红绛少津，虚坐努责，因营阴耗损，湿热内郁肠间，当养阴和营，清肠止痢，用驻车丸加减。

5. 虚寒痢见下痢稀薄或白冻，食少神疲，肢冷腰痿或滑脱不禁，因下痢日久，脾肾阳虚，关门不固，用桃花汤合真人养脏汤加减；或附子理中汤加减。气虚下陷、下痢脱肛者用补中益气汤。

6. 休息痢为时发时止，痢久不愈，发作期用连理汤；若遇寒即发，倦怠食少气短用温脾汤加减。

休息痢缓解期用补中益气汤加减，寒热错杂用乌梅丸加减，瘀血用少腹逐瘀汤加减。脾肾两虚用六君子汤补益脾肾。

7. 噤口痢用开噤散，汤剂不受者可先用玉枢丹。肢冷脉微或气阴欲脱者用参附汤。热痢内陷者用紫雪丹。痢疾见肢冷脉微者用独参或参附汤。

对西医学中的急慢性菌痢、阿米巴痢疾、非特异性溃疡性结肠炎、过敏性结肠炎等，出现类似痢疾症状时，可参考本篇辨治。

第八节 泄 泻

总 诀

泄泻病因多湿盛，脾胃二肠关肝肾。
饮食外邪情劳虚，脾虚湿盛是主因。
泄泻九法李中梓，写在《医宗必读》里，
淡渗清凉和酸收，疏利甘缓或升提，
燥脾温肾与固涩；不离除湿又健脾。
久泻肝气脾肾虚，暴泻湿热或寒湿。
泄泻如水次数多，痢疾脓血痛里急。
辨别暴泻与久泻，虚实寒热夹杂使。
健脾化湿治泄泻，暴泻必把湿盛治。
使用风药化瘀药，虚实夹杂通法施。

详 诀

暴泻寒湿藿香正，纳差泄水肠痛鸣。
暴泻湿热急迫热，黄臭葛根黄连芩。
食滞肠胃如败卵，泻后痛减保和斟。
久泻脾胃参苓术，油腻加重溏泻症。
久泻乘脾痛泻方，胀闷郁怒加重病。
肾泻黎明四神丸，腰膝痿软形寒冷。
慢泻归芎芍桂枝，阴虚乌梅丸人参。
泄泻脾肾双补汤，补骨菟山参术苓，

芡莲巴戟覆盆味，枣皮苁蓉除病根。

简　诀

泄泻寒湿藿香正，湿热葛根黄连芩，
久泻乘脾痛泻方，食滞肠胃保和_丸斟。
久泻脾胃参苓术，肾泻黎明四神丸。
湿邪偏重胃苓汤，阴虚乌梅丸人参。

注

中医学中关于泄泻的说法：濡泄、洞泄、飧泄、注泄、胃泄、脾泄、肾泻、五更泄（黎明泄）、大肠泄、大瘕泄、暑泄、寒泄、酒泄、久泻、暴泻、湿泻、水泻、濡泻、饮食泻、痰泻、火泻、滑泻、溏泻、溏糜、鹜溏、鸭溏、休息痢，名称虽多，不离泄泻。

泄泻是指排便次数增多，粪便稀薄，甚至泻出如水样大便的一种病证。大便溏薄而势缓者为泄；大便清稀如水直下者为泻。以夏秋多见此病。《医宗必读》："无湿不成泻"。

泄泻病因多为湿盛所致，病变部位在脾、胃、大肠、小肠，病变主脏在脾，与肝肾有关。病因有饮食所伤，感受外邪，情志失调，脾胃虚弱及肾阳虚衰。总之，脾虚湿盛（脾胃虚弱，湿邪偏盛）是发生本病的主要因素。

李中梓所著《医宗必读》中有治泄泻9法：淡渗、清凉、酸收、疏利、甘缓、升提、燥脾、温肾、固涩。总之，不离除湿健脾。

久泻多因肝气不疏、肝虚、肾虚等，暴泻多因湿热或寒湿所致。

泄泻和痢疾的区别是：泄泻如水样，排便次数多，或泻下完谷不化之物。痢疾泻下时兼有腹痛里急后重，痢下赤白脓血等。

治疗泄泻要辨别暴泻与久泻，虚实、寒、热及兼夹证。治疗以健脾化湿为治则，暴泻必须治疗湿盛；治疗要注意"风"药和化瘀药的运用，虚实夹杂者要寒热并用，掌握好"通法"在慢性泄泻中的运用时机。

泄泻的证治分类：

（一）暴泻

1. 暴泻属寒湿（风寒）证则见泄如水样稀便，食少，腹痛肠鸣，注意有恶寒发热之表证用藿香正气散加减；湿重腹胀用胃苓汤以健脾燥湿，淡渗分利。

2. 暴泻属湿热（暑湿）证则见泻下急迫，便下黄臭，肛门灼热，因湿热在肠，肠腑传化失常，应清热利湿，用葛根黄连黄芩汤加减。

3. 暴泻属食滞肠胃证则见泻下如败卵般臭便，泻后痛减，因宿食阻肠胃，运化失司，宜消食导滞，用保和丸加减。

（二）久泻

1. 久泻属脾胃虚证（脾气虚弱）则进油腻食物就加重，或饮食稍有不慎即排便次数增多，时溏时泻，反复发作，因脾胃虚弱，运化无权，宜健脾益气，用参苓白术散加减。脾阳虚衰，手足不温者用附子理中汤加减。中气下陷用补中益气汤加减，或用升阳益胃汤加减。也可加升阳化湿药防风、羌活、苍术、厚朴等。

2. 久泻属肝气乘脾证（肝郁气滞）则见胸胁胀闷，若情志郁怒则加重病情，其主要特点是泻有腹痛，腹痛即泄泻，用痛泻要方。久泻入络则兼瘀，可辨证选三个逐瘀汤：血府、少腹、膈下逐瘀汤。

3. 久泻属肾阳虚衰证（注意脾肾阳虚）则多在黎明时分泄泻（五更泄），症状为腰膝疲软，形寒肢冷等，用四神丸加减。湿邪偏重之泄泻用胃苓汤。慢性泄泻用桂枝汤加当归、川芎治之。泄泻阴虚阳虚都不明显，寒热错杂者用乌梅丸加人参。

治久泻当升提，用脾肾双补汤：由补骨脂、广菟丝、山药、人参、白术、茯苓、芡实、莲米、广巴戟、覆盆子、五味子、山萸肉（枣皮）、肉苁蓉等组成，治之可除病根。

尽管内容诸多，记熟口诀即解，为此套四易口诀的优点。

医案参考：

编者的教师曾治一位晨泻患者，每晨醒来或未醒之时（早则凌晨五点钟，迟则六点半），先是腹内鸣叫，接着即泄，有时来得及入厕，有时来不及入厕，便稀如水，不腥不臭，泻下几次十几次不等，到上午十点钟左右则泻自止，次日晨起又是如此，已病9年之久，形瘦神疲，唇淡发枯，服西药无效，煎服四神丸合四逆汤化裁方，80多剂无效。编者用四神丸合附子汤再伍安神定志丸组方化裁，每日1剂，服18剂中药痊愈。

西医学口诀：

泄泻细菌食物毒，菌痢肠结核阿米，

溃疡肠癌柯恩病，出血坏死肠易激，

变态反应肝硬化，全身性的感染疾。

注

西医学认为：泄泻由消化器官（胃、肠、肝、胆、胰腺）发生细菌性、功能性或器质性病变引起，常见于细菌性食物中毒，急性菌痢，急慢性肠炎，阿米巴痢疾，胃肠功能紊乱，结肠过敏，胃肠神经官能症，肠结核，溃疡性结肠炎，结肠癌，柯恩病，急性出血性坏死性肠炎，肠易激综合征，变态反应性疾病，肝硬化或全身性感染性疾病等，出现以泄泻为主症时，均可参照中医本病治之。

痢疾、泄泻参考《医宗金鉴》

一、噤口痢 水谷痢 风痢 休息痢 热痢 寒痢 湿痢 五色痢

噤口饮食俱不纳，水谷糟粕杂血脓，

风痢坠重青清血，休息时停时发祟，

热痢鱼脑稠黏秽，寒痢稀清身困重，

湿痢黑豆汁浑浊，五色相杂尸臭凶。

注

编者对个别地方作了改动以便理解，对照原文可知。

噤口痢见水饮食物俱不纳。水谷痢则糟粕相杂，脓血相兼。风痢则肛门坠重，便下清稀或夹血。休息痢时停时发。热痢泻下便如鱼脑，稠黏臭秽。寒痢则清稀，身体困重。湿痢则泻下如黑豆汁样浑浊稀便。五色痢则下利如五色相杂，奇臭如尸臭。

五色痢和休息痢可因使用涩药太早而未将滞热下尽所致，滞热蕴于胃肠伤脏气。若脉有

力，用攻下可愈。治诸痢同此治法。

二、痢疾死证

> 水浆不入痢不止，气少脉细皮肤寒。
> 纯血噤口呕藏气，身热脉大命难全。

注

水浆不入，下痢不止，气少脉细，皮肤寒，死于阳绝也。下痢纯血，噤口，呕逆藏气，身热脉大，死于阴绝也。

诸泄总括《医宗金鉴》

一、湿泻 濡泻 水泻 洞泻 寒泻 飧泻 脾泻 肾泻

> 湿胜濡泻即水泻，多水肠鸣腹不疼。
> 寒湿洞泻倾下寒，鸭溏清彻痛肠鸣。
> 完谷不化名飧泻，土衰木盛不升清。
> 脾虚腹满食后泻，肾泻寒虚晨数行。

注

湿胜则濡泻叫水泻，泻下物多水样、肠鸣甚而腹不疼。寒湿则洞泻，泻如倾下，因于寒致。鸭溏泻则见泻下物如清彻水样，且伴腹痛肠鸣。泻下物完谷不化者叫飧泻，因于土衰木乘，脾不升清所致。脾虚者腹满而食后泄泻，肾泻者肾寒、肾阳虚而每至早晨行泻数次也。

濡者，水也。洞者，直倾下也。鸭溏，如鸭屎之溏，澄彻清冷也。痛，腹痛也。不升清，谓清气在下不上升也。脾泻，脾虚也。食泻，饮食后即泻也。

二、食泻 胃泻 饮泻 痰泻 火泻 暑泻 滑泻 大瘕泻

> 伤食作泻与胃泻，噫气腹痛泄秽黏。
> 渴饮泻复渴饮泻，时泻时止应为痰。
> 火泻阵阵痛饮冷，暑泻面垢汗渴烦。
> 滑泻日久不能止，大瘕泻今痢疾看。

注

过食作泻，名曰食泻，即胃泻也。秽而黏，所泻之物臭而黏也。渴而饮，饮而泻，泻而复渴，渴而复饮，饮而复泻，饮泻也，时或泻，时或不泻，属痰泻也。阵阵，谓泻一阵、痛一阵也。现代将大瘕泻列为痢疾治疗。

三、泄泻死证

> 泄泻形衰脉实大，脉细不食手足寒，
> 大便直出无禁止，气少下泻上嗽难。

注

泄泻见形体衰弱，反见脉实大，或有五虚症状：脉细，水饮不下，手足寒，大便从肛门直倾而下无禁止，气少，下泻上咳则命多危险。应结合西医治疗。

第九节　便　秘

> 便秘通下分虚实，热寒气滞气血虚。

第三章　脾胃病证

涉及脾胃与肝肾，传导失常是病机。

热秘身热尿短赤，麻仁、青麟与更衣。

气秘呃气胀痞满，苔腻脉弦六磨医。

脾肺气虚气短汗，㿠白神疲汤黄芪。

便秘血虚润肠丸，脉涩眩晕又心悸。

便秘阳津不足证，潮热盗汗增液使，

阳虚便秘济川桂。面㿠冷痛腹腰膝，

津回仍秘用五仁，痞满实坚大承气。

冷秘呃呕肢不温，军附半硫加温脾，

脾肺气虚便后软，短气懒言汤黄芪。

注

便秘辨证以虚实为纲，以"通下"为治疗总则。

便秘病因有燥热、寒凝（阳虚寒凝）、气滞、气虚、血虚等。病理总属脏腑功能传导失常，与脾胃肝肾的功能失调有关。

长期便秘易引起肛裂和痔疮。

热秘则见身热面红尿短赤，用麻仁丸，或更衣丸，或青麟丸治之。

气秘则见嗳气频频，胸胁痞满，腹胀，用六磨汤治之。

冷秘呃逆，四肢不温，用大黄附子汤（军附），或半硫丸加温脾汤。

气虚便秘（虚秘）则见面色㿠白，神疲气短自汗，用黄芪汤。气虚下陷者用补中益气汤。

血虚便秘则见头晕目眩，心悸脉细涩，用《尊生》润肠丸（生地、当归、桃仁、麻仁、枳壳）。

阳虚冷秘则见小便清长，四肢不温，腰脊酸冷，用半硫丸，或用济川煎加肉桂治之。

便秘属脾肺气虚证则便后软乏，短气懒言，用黄芪汤加减。

便秘属阴虚证（阴津不足证）则潮热盗汗，用增液汤加减。津液已回仍然大便秘结，用五仁丸加减。

便秘以"通下"为治，但通下、攻下不只用于治便秘。

便秘见于西医学的大肠癌，巨结肠，泻药性便秘，习惯性便秘，肠易激综合征。对现代医学中的功能性便秘及其疾病并发便秘者，可参考本篇辨治。

第四章 肝胆病证

肝疏藏血筋窍目，胆附于肝藏精汁。
肝胆病为气机病，贮调血液泄胆汁。
肝刚条达恶抑郁，气血壅结成积聚，
湿邪壅滞发黄疸，气机郁结为肝郁，
气血水结患鼓胀。同源肝郁火风亢。
郁而化火生肝火，气盛肝旺则阳亢，
阳亢化风热极风，肝阴血虚阳亢风。
风阳暴升夹痰瘀，气血逆冲脑中风。
气郁络滞因失润。阴血虚风阳_扰晕痛。
肝失疏泄气郁滞，络脉失和则胁痛。
瘿病肝郁痰瘀喉，疟疾少阳营卫中。
肝体肝用肝胆病，胁痛黄疸晕头痛，
郁厥痉证颤症中，瘿疟积鼓和中风。

注

　　肝主疏泄，主藏血，主筋，开窍于目。胆附于肝，胆内藏"精计"。因此，肝胆病变表现为气机的流畅，血液的贮藏调节和胆汁疏泄的功能异常。

　　肝为刚脏，喜条达、恶抑郁。气机流畅受阻则变生：气血壅结成积聚，湿邪壅滞发黄疸，肝脾肾失调使气血水互结则患鼓胀。肝郁、肝火、阳亢、风动4者同源异流，在病变过程中每多兼夹，或互相转化：气机郁结为肝郁。肝郁化火为肝火。

　　气盛肝旺则阳亢。阳亢化风或热极生风则变肝风（肝风内动）。肝体属阴，阴血亏虚引起的阳亢风动。阴血不足而肝失滋润致郁络滞。肝失疏泄使气机郁滞而络脉失和，则胁痛。阴血虚或风阳上扰则眩晕，头痛。风阳暴升，夹痰夹瘀，气血逆乱上冲脑则发中风。瘿病因为肝气郁滞痰瘀在喉前所发。疟邪伏于少阳，出入营卫，邪正相争则发疟疾。

　　肝体阴而用阳。肝胆病证分为肝体和肝阴两个方面。肝胆病证为：胁痛、黄疸、眩晕、头痛、瘿病、疟疾、积聚、鼓胀、中风。另外郁证，厥证，痉证，颤证等虽未归入肝胆病列，但有肝气失调或风阳扰动的因素。肝气逆肺的喘证，肝火内扰的不寐，肝脾失调的泄泻，肝气郁滞的癃闭都与肝有关。熟记本诀即可熟练于心。

第一节　胁　痛

胁痛病位肝胆居，气滞络脉失和起，
劳欲过度情不畅，湿热体虚和饮食。
胁痛虚证阴血亏，实证湿热瘀气滞。
胁痛虚实气血辨，疏柔和络止痛治。

胁痛实证当清热，化瘀理气和利湿。

虚证滋阴柔肝法，酌将理气良法施。

肝郁气滞胁胀痛，走窜不定柴疏肝。

胁痛肝胆湿热证，龙胆泻肝、硝矾丸。

胁痛瘀血血府逐，癥块脉涩夜痛堪，

复元活血鳖甲煎。蛔虫胁痛乌梅丸。

胁痛肝络失养晕，隐痛心烦一贯煎。

肝郁脾虚柴芍六，或用参苓白术散。

注

胁指侧胸部，为腋以下到第 12 肋骨部位的总称。胁痛是以一侧或两侧胁肋疼痛为主要表现的病证，是较多见的一种自觉症状。

胁痛病位在肝胆，与脾胃肾有关。病理为肝气郁滞，络脉失和，疏泄不利。病理性质有虚实之分。

病因为劳欲过度，情志不畅，外感湿热，饮食不调，久病体虚等。胁痛属虚证则因阴血亏虚，肝失所养。胁痛属实证则以湿热，血瘀、气滞为主。

《景岳全书·胁痛》对内伤胁痛的发病原因归纳为：郁结伤肝，痰饮停伏，肝火内郁和肝肾阴虚。

治胁痛要辨别虚实、气血、以疏肝柔肝，和络止痛为治则。

治疗胁痛实证当清热、利湿、理气、化瘀；虚证当滋阴柔肝，酌施理气之法。

总说为：治疗胁痛当清热化湿，疏肝理气，活血化瘀，滋阴柔肝。

胁痛证治分类：

1. 胁痛属肝郁气滞证则胁痛以胀痛为主，走窜不定，并随情志变化而加重或减轻（郁火胁痛为烧灼掣痛），因肝失条达，气机郁滞，络脉失和，宜疏肝理气，柔肝止痛，用柴胡疏肝散加减。

2. 胁痛属肝胆湿热证见胁痛口苦，胸闷纳呆，恶心呕吐，目赤或目黄、身黄、尿黄、苔黄腻、脉弦滑数，因湿热蕴结，肝胆失疏，络脉失和，宜疏肝清热利湿，用龙胆泻肝汤，或硝石矾石散，或乌梅丸加减。

3. 胁痛属瘀血阻络证者则胁肋刺痛，入夜加重，痛有定处，胁肋下或见癥块，舌质紫暗，脉沉涩者，因瘀血内阻，肝络痹阻，当活血祛瘀，通络止痛，首选血府逐瘀汤加减，瘀血较重者用复元活血汤，或鳖甲煎丸。胁痛剧烈呕吐蛔虫者，用乌梅丸。

4. 胁痛属肝阴不足、肝络失养证者是因胁络失养而见胁肋隐痛，或悠悠不休，遇劳加重，口干咽燥，心中烦热，头晕目眩，舌红少苔，脉细弦而数，因肝肾阴亏，精血耗伤，肝络失养，宜滋阴柔肝，理气止痛，用一贯煎加减。若见肝郁脾虚者则用柴芍六君子汤，或参苓白术散治之。

对西医学中的肝脏疾病、胆道疾病、肋间神经痛、干性胸膜炎等所致的胁痛，可按本病辨证施治。

第二节 黄疸 萎黄

黄疸病机关键湿，目黄身黄尿黄染，
其中目黄最重要。阳黄阴黄急黄转。
萎黄不按黄疸医，只是肌肤淡黄见。
萎黄虫积气血虚。黄疸湿热瘀血寒。
湿热蕴脾疏泄失，治当化湿利小便。
热盛于湿容易退，湿盛于热病缠绵。

《金匮》"五疸"岳"疸黄"，"阳黄阴黄"载《宝鉴》，
　《圣济》"九疸三六黄"，二十八候《源候》见。
　《沈氏尊生》有瘟黄，杀人最急坏死肝。
黄疸危候有出血，迅速加深热昏谵。
黄疸瘀血痰瘀结，便黑尿黄淤胆肝。

阳黄热重茵陈蒿，黄如橘子颜色鲜。
湿重于热甘露消，再加茵陈五苓散。
湿热并重甘露消。胆腑郁热大柴煎。
阳黄初起有表证，麻黄连翘赤豆餐。
阳黄湿热未透尽，栀子柏皮汤能安。
阳黄便秘大黄硝，胁下癥块鳖甲煎。
急黄疫毒炽盛证，热昏出血犀角散。

阴黄寒湿烟熏暗，茵陈术附硝矾散；
脾虚湿滞香砂六；脾虚血亏黄芪建。
黄疸传染茵陈蒿，贯众决明甘草煎。

黄疸后期湿热留，茵陈四苓散加减。
肝脾不调食少倦，归芍六君柴疏肝。
气滞血瘀刺痛闷，鳖甲煎加逍遥散。
瘟黄重肝桃红芍，棱莪归芪地二丹。
柴苓楂苡三金蒲，栀军茵泽杖腥胆。

注

"疸"通"瘅"；黄疸在古代叫"黄瘅"。黄疸的病机的关键是湿。黄疸以目黄、身黄、尿黄为主症，而目黄是本病的主要特征。黄疸的病因病机为感受湿热或疫毒类外邪，饮食或劳倦所伤，砂石或虫体阻滞胆道。

阳黄以湿热为主，阴黄以寒湿为主。黄疸的病理为湿热蕴结脾胃，肝胆疏泄失常。

阳黄、阴黄、急黄之间有病理转化的关系。阳黄迁延失治，或过用苦寒药，或素体脾阳

不足，可转化为阴黄。阴黄过用温燥药物，或复感外邪，或素体胃火偏旺，可转化为阳黄。

萎黄的病因是虫积食滞使脾土虚弱致气血亏虚，或失血或病后气血亏虚，而使肌肤呈黄色。萎黄的主证是肌肤呈淡黄色（而两目和小便均不黄，干萎无光泽，且常伴有眩晕耳鸣，心悸少寐等症状）

黄疸病因有湿热、瘀血、寒湿等。黄疸的病机是湿。湿热蕴脾，脾失健运，肝气郁滞，疏泄失职，治当化湿利小便。热盛于湿者较易退黄，湿盛于热者往往病情缠绵难愈而病程长。

《景岳全书·黄疸》篇提出"胆黄"之病名。《卫生宝鉴》把黄疸辨证分为"阳黄"和"阴黄"。《圣济总录·黄疸门》把黄疸分为"九疸三十六黄"。《诸病源候论·黄疸诸候》根据黄疸的发病情况和出现的不同症状，将黄疸分为二十八候。此两书都把黄疸的危重证候称为"急黄"，且都提出了"阴黄"这一证别。《沈氏尊生·黄疸》篇载有"瘟黄"，杀人最急（相当于现代医学中的暴发型坏死型肝炎）。

黄疸辨证以阴阳为纲，治则为化湿利小便。《金匮要略·黄疸病》载五疸：黄疸、谷疸、酒疸、黑疸、女痨疸。

黄疸因于瘀血者为痰瘀互结，叫淤胆性肝炎，以大便黑，尿黄为特点，可出现在阳黄或阴黄之中。

黄疸的危候有：1. 突然高热，神昏谵语；2. 黄疸迅速加深；3. 衄血；4. 大便黑，小便短少而色赤。

热毒炽盛型黄疸在中医学称"急黄"，"瘟黄"，见于现代医学的重型肝炎。治黄疸宜清淡、饮食、隔离、休息。

急黄表现为发病急骤，黄疸迅速加深，其色如金，高热烦渴，胁痛腹满，神昏谵语，或见衄血、便血，或肌肤出现瘀斑，舌质红绛，苔黄而燥，脉弦滑数或细数，用加味犀角散治之。

黄疸病证治分类：

（一）阳黄

1. 阳黄属热重于湿证则黄色鲜明如橘子颜色般鲜黄，发热口渴，腹胀满闷，恶心呕吐，便秘，尿黄赤，苔黄脉弦数，因湿热熏蒸，困遏脾胃，壅滞肝胆，胆汁泛溢，当清热通腑，利湿退黄，用茵陈蒿汤加减。用茵陈蒿汤治黄疸而茵陈蒿的用量一般在30～50克之间。

2. 阳黄属湿重于热证则身目俱黄，黄色不及前证鲜明，头身困重，胸脘满闷，食欲减退，恶心呕吐，腹胀便溏，因湿遏热伏，困阻中焦，胆汁不循常道，当利湿化浊运脾，佐以清热，用甘露消毒丹合茵陈五苓散加减。湿热并重用甘露消毒丹加减。

3. 阳黄属胆腑郁热则身目黄色鲜明，胁胀痛且痛及肩背，身热不退或寒热往来呕吐呃逆，尿黄便秘，因湿热砂石郁滞，脾胃不和，肝胆失疏，当疏肝泄热，利胆退黄，用大柴胡汤加减。

4. 黄疸属湿热兼表证为阳黄初起，表证未解，用麻黄连翘赤小豆汤加减以解表清热利湿。阳黄湿热未透尽，用栀子柏皮汤以增强泄热利湿的作用。阳黄兼阳明热盛便秘，灼伤津液，积滞成实，用大黄硝石汤以泄热祛实，急下存阴。

胁下癥块，多因黄疸日久，湿浊留结于胁下，见胸胁刺痛拒按，用鳖甲煎丸活血化瘀，也可配服逍遥散以疏肝扶脾。

5. 黄疸属急黄疫毒炽盛证则急速发生黄疸，接着黄疸迅速加深，其色如金，高热口渴，胁痛腹痛，神昏谵语，或出血，便血、衄血，肌肤瘀斑，苔黄而燥，脉弦滑或数，因湿热疫毒炽盛，深入营血，内陷心肝，当清热解毒，凉血开窍，用《千金》犀角散加味。

（二）阴黄

1. 阴黄属寒湿阻遏证则身目俱黄，黄色晦暗如烟熏暗，食少腹胀，神疲畏寒，口淡舌胖，因中阳不振，寒湿滞留，肝胆失于疏泄，当温中化湿，用茵陈术附汤加减；如湿浊不清，气滞血结于胁下而疼痛腹胀，肤色苍黄或黧黑，可加服硝石矾石散，以化浊祛瘀软坚。

2. 阴黄属脾虚湿滞证则面目肌肤淡黄，甚则晦暗不泽，肢软乏力，心悸气短，便溏，舌淡苔薄，脉濡细，因黄疸日久，脾虚血亏，湿滞残留，用香砂六君子汤。黄疸属脾虚血亏证用黄芪建中汤加减。

预防黄疸传染用茵陈蒿，甘草，贯众，草决明煎服。

（三）黄疸后期

1. 黄疸后期属湿热留恋证则脘痞腹胀，食少口苦，尿黄苔腻，因湿热留恋，余邪未消，宜利湿清热，消除余邪，用茵陈四苓散加减。

2. 黄疸后期属肝脾不调证则食少疲倦，因肝脾不调，疏运失职，当调和肝脾，理气助运，用归芍六君子汤合柴胡疏肝散加减。

3. 黄疸后期属气滞血瘀证则胁下结块，刺痛，胸胁胀闷，舌有紫斑或紫点，因气滞血瘀，积块留滞，当疏肝理气，活血化瘀，用鳖甲煎丸加逍遥散。

西医学中的黄疸，包括甲型肝炎、乙型肝炎、肝硬变、肝癌、胆石症、钩端螺旋体黄疸出血型、胆道疾患、梗阻性黄疸、黄疸型肝炎、溶血性黄疸和胰腺疾病等各病出现巩膜、皮肤黄染及明显尿黄时，可参考本病辨证施治。

编者用自拟重肝汤治急黄或瘟黄，治急性重症肝炎效佳。此方为：

桃仁 30～45 克，红花 20～35 克，赤芍 90～160 克，三棱 25～45 克，莪术 25～45 克，当归 30 克，黄芪 50 克，生地 30 克，丹参 30 克，丹皮 20 克，紫草 30 克，茯苓 20 克，山楂 20 克，苡仁 30 克，金银花 60 克，金钱草 20 克，海金沙 15～25 克，生蒲黄 25 克，栀子 60 克，茵陈 90～150 克，泽泻 20 克，虎杖 60 克，鱼腥草 30～120 克，龙胆草 20～30 克，大黄 15～30 克（另煎取汁 150 毫升）。

每日一剂，煎服。沸后再煎 20～30 分钟，煎 3 次，共倒取药水 1200～1500 毫升。首次服 50～100 毫升，每隔 1.5～2 小时服 250～300 毫升，每日分 4～6 次服完。每日的前 3 次服药时兑入大黄液，将泄泻控制在 4～8 次之间，不泄者大黄加量。呕吐重酌加赭石、姜汁炒竹茹。湿重加藿香、滑石、黄柏。黄疸难退酌加防己、金钱草、虎杖、垂盆草。

提示：1. 始终把退黄疸作为治疗关键。2. 病重需加大量者每天可 2 剂；小儿酌减量。3. 血清总胆红素低于每升 75 微摩尔时酌用补血补阴药并减轻方中活血药用量。

口诀：

> 重肝急黄茵陈板，大黄栀子地鳖公，
> 桃芍丹皮生地朴，柴芩银菊苡味红，
> 棱莪黄芪蛇倒退，兼症化裁救急功。

（本方另见石惠颖女士、所著《中药学四易歌诀》之赤芍条注）。

攻下法的作用：

据临床实践而知：

用下法治黄疸和便秘疗效卓著。攻下法的作用广泛，疗效突出：

1. 攻下药物、方剂能增进小肠的推动作用（如用承气辈、硝菔汤可还纳肠套叠）；能畅达气机而促进气机升降，促进肺、心、肾、膀胱、胃肠之气下行，胆汁、胰汁的下排，尿液、精液、月经的下行，使脾肾之气上升和肺气宣发。

2. 下法可广泛用治脏腑功能失调所致的病理产物，如食积、糟粕、黄疸、结石、胀气逆气、痰、瘀、水液、邪热、湿热、寒湿、上热、阳亢等，可泻出各色大便（腐酸臭便、干燥便、黏液便、黄液便、脓血便、酱色便、柏油样便，水样便等），排出毒素后，能调和表里、上下、内外而使之协调，能舒展脑气、调和营卫、苏神畅志而宁脑安眠，倍感轻松。

3. 下法能增强胆汁分泌、促进胆囊收缩、舒张括约肌。

4. 下法有抗感染作用。

5. 下法有排泄毒素的作用。如气毒、疮毒、火毒、热毒、汗毒、暑毒、燥毒、酒毒、药毒、粪毒宿便、寒毒、梅毒、湿毒、脂毒、血毒、瘀毒、痰毒、痰瘀包块、气郁包块、病毒、菌毒、时疫毒、虫兽毒、漆毒、沥青毒、植物毒、肿瘤、囊肿、癥瘕、积聚、痞癖、痞满、结胸、结核、滞瘀、瘿气、癫痫狂、黄疸、水饮、胸腔积液类诸种积液等，可用下法治之（如尿毒症患者用下法可降低尿素氮、肌酐、抑制"毒素脘类"化合物、减少嘌呤代谢产物在肾中的沉积，并可使高磷、高钾、低钙血症得到改善）。

6. 下法有增强腹膜吸收的作用。下法有消脂消痰的作用。痰脂是体内营气过多、脂肪堆积而成：肥胖、肿瘤、心脑血管病大多为痰脂壅积所致。下法能减少或消除营气壅滞，促痰脂逆化而成营气，再被身体利用。

7. 下法有脱水及内引流的作用：可产生不同程度的吸收组织内水分的作用；可使水分进入肠腔排出体外，从而使巨大的腹腔脓肿及脏器囊肿经脱水后迅速缩小而闭合。

用下法退热、除痛、解痉、苏神、平喘、止痢、宁血、退黄之费用低廉，起效迅速，是荡涤积聚热实之佳法。医者根据证候、症状需要而灵活组方。

用下法时，医生应注意：

1. 要辨别虚实寒热，病变部位。攻下要顾护阴阳和脾胃。急下存阴或急下扶阳要辨清寒热，因势利导。表里同病者宜先解表后治里，防外邪内陷，攻里可以兼顾表里双解。是先表后里，先里后表，表里同治识病情轻重缓急而定。

2. 用下法时，必须注意患者的体质、情志、态度及对中医的信任度。体质不胜下法者不用，孕妇不用，怀疑者不用，害怕下法者不用，态度暧昧不诚恳接受者不用，不信中医下法能治病者不用。

3. 初用下法，患者可能又泻又腹痛，多是肠道有阻滞，如胀气、食积、糟粕、痰瘀，息肉、肿瘤、浓稠黏滞物类附着于肠道黏膜上，致泻前、泻中、泻后腹痛，有时腹痛难忍。经多次泻下后，积滞减轻而痛减或不痛。要向患者解释以消除恐惧感。湿热缠绵者要用轻剂、多次、缓慢反复泻下、间断泻下，因疗程较长，要说服患者坚持配合治疗。

4. 中医下法即使连续用，患者身体不产生耐药性、依赖性。使用下法后的良好反应是：泻后腹部变柔软，腹痛减轻，胖肚变小，腹部舒服，一身轻松，饮食、睡眠、体力好转。

5. 在晚春、夏季、早秋用下法，易遇发急性胃肠炎，可出现急性腹痛腹泻，肠鸣腹胀，或兼发热恶寒，身痛酸软，恶心呕吐，食减困乏，头痛头昏，应注意治胃肠炎。

第三节 积 聚

积聚病位在肝脾，病理痰瘀和气滞。
积聚病因他病发，外邪情志和饮食。
辨别部位标本缓，虚实或聚或是积。
治分虚实初中末，软坚（散结）化瘀兼理气；
积块久留会出血，佐以扶正兼顾施，
内服外敷又针灸，攻伐注意保正气。
积证属阴脏血瘀，推之不移痛有定，
脉象沉伏病程长，病根深固痰瘀凝。
聚证气滞属阳病，时聚时散推能移，
痛无定处病程短，病根不深容易治。
积聚黄疸吐便血，后期鼓胀水肿患。
积聚区别痞满证，痞满胀无包块见。

聚证肝郁时聚散，攻窜胀痛逍遥散；
青陈草木枳朴苍，乌砂肉桂川芎片；
食滞痰阻六磨饮，香砂六君、平胃散。
积块气滞血阻证，固定不移脉搏弦，
软而不坚有胀痛，金铃子散柴疏肝；
滞瘀见寒大七气，表寒宜用五积散。
积块瘀血有定处，块大坚硬鳖甲煎；
或用膈下逐瘀汤，都加香砂六君餐。
积块正虚瘀结证，坚硬消瘦脸萎黄，
八珍汤加化积丸，香附棱莪阿魏榔，
苏木灵脂海浮石，牡蛎瓦楞和雄黄。
新积久积阿魏膏，阿魏肉桂两头尖，
甲珠木鳖赤芍军，芒硝乳没麝黄丹，
二活生地苏合油，白芷天麻红花玄。
鳖甲煎丸化癥方：䗪虫桂芍硝大黄，
凌霄厚朴桃丹麝，蜂房地虱加蜣螂，
瞿麦石韦葶半夏，柴芩人参阿胶姜。

注

积聚病位在肝脾，积聚的病理变化为气滞、血瘀、痰凝，病理关键是气滞血瘀。积聚病因有他病继发，外邪侵袭，情志失调和饮食所伤。

辨证分虚实气血。

要辨别部位、标本缓急、虚实、聚还是积。治疗分初、中、末三个阶段，以祛瘀、理气、软坚、散结，积块久留会致出血，更应兼顾施治，佐以扶正，兼顾治疗。

可内服、外敷、针灸等，攻伐要注意保护正气。

积聚是腹内结块，或痛或胀的病证。

积为癥积，积证病，属阴，为五脏病，病在血分而以血瘀为主。癥和积是同类。癥和积都是有形可征、坚硬、固定不移，痛有定处；积证脉象沉伏，病程长，病根深固，多兼痰瘀凝积，治疗较难。

聚为瘕聚，聚证病，属阳，为六腑病，病在气分而以气滞为主。瘕聚和聚是同类。瘕聚和聚都是无形可查，聚散无常，痛无定处，病程短，病根不深，较易治疗。

积聚重病见有黄疸，或见吐血、便血，或后期可转化成鼓胀水肿等。因肝病黄疸久病传脾，脾失转输，三焦决渎不利，血瘀络阻，水湿内聚而转为鼓胀。

积聚的辨证应与鼓胀，痞满相区别。积聚和痞满证的区别是：痞满是自觉痞塞胀满，但不能触及包块。痞块属于积聚范围（其各自特点见括号内口诀。顺诀释义即知，也可掌握，是此四易口诀的特点）。

注意："积证"在口诀证编成"积块"是便于朗读记忆。若为"聚证"、"积证"这样读音，今后会混记不清。故编为"积块"以便于读记。

积聚证治分类：

（一）聚证

1. 聚证属肝郁气滞证，表现为腹中结块柔软，攻窜胀痛，时聚时散，胀闷不舒，随情志变化而加重或减轻，因肝失疏泄，气聚腹中，当疏肝解郁，行气消聚，用逍遥散加减，或用木香顺气散（木香、青皮、陈皮、甘草、枳壳、厚朴、苍术、乌药、砂仁、肉桂、川芎）。

2. 聚证属食滞痰阻证，则腹部时有条状物聚起，按之胀痛更甚，便秘纳呆，因虫积、食滞、痰阻，气聚成结，宜理气化痰，导滞通腑，用六磨饮加减；反复发作，损伤脾气可用香砂六君子汤；痰湿较重用平胃散。

（二）积证

1. 积证属气滞血阻（气郁血阻）证者病较轻，腹部积块质软不硬，胀痛并见，因气滞血瘀，痹阻脉络，积而成块，当理气活血，消积散瘀，用失笑散合柴胡疏肝散加减。

2. 积证属瘀血内结证则见块大坚硬，痛有定处，隐痛或刺痛，纳少倦乏，面暗消瘦，舌质紫暗或有瘀点瘀斑，因瘀结不消，正气渐损，脾运不健，当祛瘀软坚，兼调脾胃，用膈下逐瘀汤，或用鳖甲煎，两方都可分别与香砂六君子汤合用。积证属气结血瘀者病重，应考虑用大黄䗪虫丸、化积丸之类。气滞血瘀较重见寒者用大七气汤（见"腹痛"篇），表寒者用五积散。

3. 积证属正虚瘀结证则积块坚硬，消瘦，神倦乏力，脸色萎黄，用八珍汤加化积丸（三棱、莪术、阿魏、香附、槟榔、苏木、五灵脂、海浮石、瓦楞子、雄黄）治之。

无论是新积久积，都可用阿魏膏外敷（阿魏、肉桂、两头尖、甲珠、木鳖、赤芍、大黄、芒硝、乳香、没药、麝香、黄丹、羌活、独活、生地、苏合油、白芷、天麻、红花、玄参）。

鳖甲煎丸化癥积包块：䗪虫（地鳖虫）、桂枝、赤芍、芒硝、大黄、凌霄花、厚朴、桃仁、丹参、麝香、露蜂房、地虱、蜣螂、瞿麦、石韦、葶苈子、半夏、柴胡、黄芩、人参、阿胶、生姜（鳖甲煎丸的口诀见石惠颖女士著《中药学四易口诀》）。

现代医学中的胃肠功能紊乱、不完全性肠梗阻、幽门梗阻、肠扭转、肠套叠、胆管囊肿、肝脾肿大、腹腔肿瘤、子宫肌瘤、肝肾卵巢囊肿等都属积聚范围，可参考此病辨治。

第四节 鼓 胀

总 诀

鼓胀病因虫黄疸，积聚饮食情志犯。
肝脾肾膀失调鼓，气血水虫积病变，
手掌殷红面萎黄，赤缕血痣蟹纹显。
腹大苍黄脉络露。本虚标实交错见。
鼓胀发展三方向：黄疸出血昏迷见。
水肿病机脾肺肾，水溢肌肤水肿患。
鼓胀肝肾脾同病，气滞痰瘀水湿难。
治保胃气和三法：培养招纳和解散。
行气活血利水攻，禁用虚弱扶正先。

详 诀

鼓胀气滞湿阻患，胃苓汤合柴疏肝，
食少嗳气尿短少，胀疼按之不硬坚。
寒水困脾实脾饮，如囊裹水腹胀满。
鼓胀水热蕴结证，脘腹撑急大坚满，
中满分消茵栀军，知母二苓朴枳半，
干姜姜黄参术草，砂仁泽泻黄芩连。

鼓胀瘀结水留证，十枣汤或调营饮，
腹大坚满舟车丸，脉络怒张刺痛疼。
（调营饮归赤芍瞿，大黄榔陈葶腹皮，
桑皮细辛肉桂莪，玄胡草姜枣白芷。）
鼓胀阳虚水盛证，胀满如蛙怕寒冷，
浮肿尿少肾气丸，附子理中加五苓。

鼓胀阴虚水停证，六味丸加一贯煎，
青筋暴露舌红绛，腹大不舒坚痞满。
鼓胀出血连解毒，再加犀地或大黄。
昏迷清营送紫雪，或用至宝或宫黄。
热痰蒙心猴枣散。痰湿蒙心苏合香。
阴竭阳脱参麦味，术附牛膝熟地黄。

简　诀

鼓胀气滞湿阻患，胃苓汤合柴疏肝。

水湿困脾实脾饮。肝脾血瘀舟车丸。

湿热蕴结茵陈蒿，合用中满分消丸。

鼓胀脾肾阳虚证，附子理中五苓散。

肝肾阴虚六味丸，膈下逐瘀一贯煎。

鼓胀出血连解毒，合用犀角地黄安。

昏迷清营送紫雪，或用至宝宫黄丸。

神窍蒙闭苏合香，热痰蒙心猴枣散。

阴竭阳脱参麦味，熟地白术牛附片。

注

鼓胀以腹大胀满，膨胀绷急如鼓，皮色苍黄，脉络显露为特征。

鼓胀病因有血吸虫，黄疸，积聚，酒食不节，情志所伤等。鼓胀形成的病机首先是与肝脾功能失调有关，日久累及肾脏和膀胱，致气滞、血瘀、水湿（有的是因虫）壅结腹中而变成鼓胀。

鼓胀者手掌见殷红色改变，面色萎黄，面胸部出现红丝赤缕，血痣和蟹爪纹，腹大苍黄脉络露。鼓胀病机特点是本虚标实，虚实交错。鼓胀后期可发展为黄疸、出血（吐血、衄血）、神志昏迷等危候。

鼓胀与水肿的病机不同，水肿是肺脾肾功能失调致水溢肌肤（由眼睑开始至全身或由下肢开始至全身水肿）。

鼓胀是肝脾肾同病。鼓胀发展到气滞兼痰瘀水湿互结凝滞阶段，治之甚难了。故有气鼓，血鼓，水鼓，虫鼓诸类型。

治疗鼓胀当保胃气。古人在《寓意草·面议何茂倩令媛病单腹胀脾虚将绝之候》书中载有治鼓胀3法：①培养一法（补益元气），②招纳一法（升举阳气），③解散一法（开鬼门、洁净府）。注意：三法均不言泻而泻在其中。

分清属何种鼓胀，用行气、活血、利水、攻逐诸法施治时，注意禁忌；体质不壮与虚弱者，以扶正为先妥。

鼓胀"阳虚易治，阴虚难调"，水为阴邪，得阳则化，应适当用温阳药附子，通阳药桂枝等法。

鼓胀证治分类：

1. 鼓胀属气滞湿阻证则腹大胀满或疼，按之不坚，胁下胀满或疼痛，食少嗳气，食后更胀，小便短少，因肝郁气滞，脾运不健，湿浊中阻，当疏肝理气，运脾利湿，用胃苓汤合柴胡疏肝汤加减。

2. 鼓胀属寒水困脾证则腹大胀满，按之如囊裹水，浮肿㿠胀，得热则舒，怯寒便溏，因湿邪困遏，脾阳不振，寒水内停，宜温中健脾，用实脾饮加减。

3. 鼓胀属水热蕴结证则脘腹撑急，腹大坚满，烦热口苦，尿赤便秘，因湿热壅盛，蕴结中焦，浊水内停，当清热利湿，攻下逐水，用茵陈蒿汤合中满分消丸（厚朴、枳壳、半夏、知母、泽泻、黄连、黄芩、砂仁、猪苓、茯苓、干姜、姜黄、人参、白术、甘草)。

4. 鼓胀属瘀结水留证则见腹大坚满，胁腹刺痛，脉络怒张，胁下癥结，痛如针刺，有血痣和蟹爪纹，面暗黧黑，舌质紫黯或有瘀点瘀斑，因肝脾瘀结，络脉滞涩，水气停留，当活血化瘀，行气利水，用调营饮（当归、赤芍、瞿麦、大黄、槟榔、陈皮、葶苈子、大腹皮、桑白皮、细辛、肉桂、莪术、玄胡、炙甘草、干姜、大枣、白芷)。体质较好者用舟车丸，或十枣汤。胁下癥积肿大明显，合鳖甲煎丸，正气受损合八珍汤或人参养荣丸。

5. 鼓胀属阳虚水盛证则见腹大胀满如蛙腹，怯寒肢冷，朝宽暮急，尿少浮肿，舌胖有齿印，苔白滑，脉沉细无力，因脾肾阳虚，不能温运，水湿内聚，当温补脾肾，化气利水，治用附子理中汤合五苓散，或济生肾气丸。

6. 鼓胀属阴虚水停证则见腹大坚满不舒，青筋暴露，消瘦，面色晦滞唇紫，烦躁失眠，舌红绛少津，脉弦细数，治用六味地黄丸合一贯煎加减。或用此两方各合膈下逐瘀汤。

鼓胀大出血：

鼓胀大出血者面色晦滞，唇紫，口燥心烦，齿鼻时衄，小便短少，治用黄连解毒汤合用犀角地黄汤，或加大黄炭、地榆炭、血余炭、仙鹤草、三七。气随血脱用大剂独参汤加山萸肉。再参考"血证"章节。

鼓胀昏迷：

1. 昏迷者治用清营汤送服紫雪丹，或用至宝丹，或用安宫牛黄丸。

2. 热痰蒙闭心包用猴枣散。

3. 痰湿蒙闭心包，用苏合香丸。

4. 阴竭阳脱者，治用生脉散加白术、附片、牛膝、熟地黄。

鼓胀凡属以下4点之一者为预后不良：

1. 腹大如瓮，脉络怒张，脐心突起，四肢瘦削，转侧不利，不能平卧，久经治疗无效者。

2. 汗出肢冷，疲乏无力，气短懒言，形脱气劫者。

3. 呕血、便血不止，气短不续、喘急，脉数急或呈芤象者。

4. 神志恍惚，嗜睡，语言错乱或不省人事者。

现代医学的肝硬化腹水，腹腔内肿瘤，腹膜炎等属本病范畴。

第五节 眩 晕

眩晕虚多内伤起，病在脑窍肝肾脾。
晕眩旋转恶呕汗，肝阳上亢气血虚，
痰湿中阻肾精亏，互相影响转化致。
病因情劳食外感，区别中风厥证起。

无痰无虚不作眩，虚风火痰瘀杂起。
病急多实当清火，熄风潜阳化痰医。
病缓多虚滋肾肝，养血益气或健脾。
景岳无虚不作眩，痰起眩晕听丹溪。

诸风晕眩属于肝，平肝柔养疏清肝。

眩晕是中风之渐，手法治疗颈椎先。

眩晕肝亢天钩饮，失眠多梦脉细弦，

烦怒加重易中风，耳鸣头痛胀晕眩；

眩晕痰湿中阻证，半术天麻连温胆，

头重如裹呕吐频，胸闷恶心旋转痰。

眩晕瘀血阻窍证，通窍活血汤加减。

气血两亏㿠白悸，补中益气归脾煎。

眩晕肾精不足证，遗精耳鸣神疲倦，

眩晕肾阳右归丸，肾阴虚用左归丸。

眩晕虚火地黄饮，大定风珠阴虚眩。

注

眩是眼花，或眼前发黑，视物模糊。晕是头晕，即感觉自身或外界景物旋转，站立不稳。眩和晕常同时并见，故称眩晕。请参考《中医耳鼻咽喉口齿科四易歌诀》：眩晕章节。

眩晕的发病，以虚者居多，多由内伤所致。病位在脑窍，与肝肾脾有关。

眩晕轻者闭目即止，重者如坐舟船，旋转不定，不能站立，或伴有恶心、呕吐，眼球震颤，耳鸣耳聋，汗出，心悸心慌，面色苍白，甚则昏倒等症状。

眩晕的病因有情志不遂，年高体弱，久病劳倦，饮食不节，外感六淫以及头脑外伤。

眩晕的病因有虚、风、火、痰四个方面（可兼夹并见）。故眩晕证之标实者以风（肝风），火，痰为主。

眩晕的病机有肝阳上亢、气血两虚、痰湿中阻、肾精亏虚等，这些病因往往彼此影响，互相转化致眩晕；如肾精亏虚属阴虚，若阴损及阳可转化致阴阳两虚之眩晕证。

痰湿中阻之初多为湿痰偏盛，久则痰郁化火致痰火为患之眩晕。失血过多致气随血脱致气血两亏之眩晕。

眩晕的病位在脑窍，与肝肾脾有关。因此，治疗眩晕病当首辨虚实，眩晕发病急者多实当治标，宜清火、熄风、潜阳、化痰。发病缓者多虚当治本，宜滋肾养肝、益气养血、健脾等。

《丹溪心法·头眩》有"无痰不作眩"的主张，故用"治痰为先"之法。《景岳全书·眩运》强调"无虚不作眩"，认为"当以治虚"为主治眩。

诸风掉眩，皆属于肝，因治中风宜用平肝、柔肝、养肝、疏肝和清肝之5法。眩晕乃中风之渐，而肝肾阴亏、肝阳上亢是眩晕之鼎，治肝肾为治未病。如颈椎病可先用手法整理颈椎。叫患者多锻炼，按摩颈部肌肉韧带等。热敷亦可。

眩晕要与中风和厥证相区别。中风有口眼歪斜，半身不遂。厥证有昏仆，四肢厥冷。眩晕没有中风的口眼歪斜，半身不遂；也没有厥证的昏仆和四肢厥冷。

眩晕证治分类：

1. 眩晕属肝阳上亢证则眩晕耳鸣，头目胀痛，失眠多梦，遇烦劳郁怒易发，甚则昏仆，颜面潮红，急躁易怒，肢麻震颤，舌红苔黄，脉弦数，易中风，因肝阳风火，上扰清窍，当平肝潜阳，清火熄风，用天麻钩藤饮加减。

肝火偏盛而致肝阳上亢兼便秘型眩晕，用当归龙荟丸。

2. 眩晕属痰湿中阻证者则见眩晕而感头重如蒙（即眩晕头重且蒙），胸闷恶心如坐车船，呕吐痰涎，因痰浊中阻，上蒙清窍，清阳不升，宜祛湿化痰，健脾和胃，用半夏白术天麻汤（内耳性眩晕可参照此证型施治）加减；如痰郁化火，口渴、口苦、苔黄、脉滑，用黄连温胆汤加减。

3. 眩晕属瘀血阻窍证则眩晕头痛，健忘失眠，心悸，耳鸣耳聋，面唇紫暗，舌有瘀点瘀斑，因瘀血阻络，气血不畅，脑失所养，当祛瘀生新，活血通窍，用通窍活血汤加减。

4. 眩晕属气血两亏证则见面色㿠白，神疲肢倦，心悸，遇劳加重，因气血亏虚，清阳不振，脑失所养，宜补益气血，调养心脾，用归脾汤（低血压眩晕者可参照此证型治之）加减。

5. 眩晕属肾精不足证则偏肾阴亏者用左归丸，偏肾阳亏者用右归丸（中枢性眩晕可参照此证型施治）加减。眩晕属虚火用地黄饮子。肝肾阴虚致肝阳上亢者用大定风珠（高血压眩晕可参照此证型及方药施治）。

对西医学中的梅尼埃病（内耳性眩晕），椎–基底动脉供血不足，脑动脉硬化，高血压，低血压，慢性充血性心力衰竭，贫血，神经衰弱及某些脑系疾病等出现以眩晕为主证时，均可按本篇辨证施治。

中医按西医学治眩晕辨治参考：

1. 高血压一期多因阴虚内热，宜滋阴降火，可用"二决汤："石决明、草决明、生地、石膏、玄参、麦冬、珠母、罗布麻叶、白芍、地龙、夏枯草等组方治之。

口诀：

> 高压一期阴火疗，二决汤用生地膏，
> 玄麦珠母罗布麻，白芍地龙夏枯草。

2. 高血压二期因血管硬化者，可用增液藜葛汤治之：生地、麦冬、玄参、白蒺藜、葛根、琥珀、桑寄生、桃仁、红花、当归、白芍、大枣、炒枣仁、石膏、珠母、朱砂、太子参、丹参等。

口诀：

> 高压二期血管硬，增液藜葛琥寄生，
> 桃红归芍二枣膏，珠母朱砂太丹参。

3. 高血压眩晕属肝热火盛者可用"二龙犀膏汤"：龙胆草、地龙、琥珀、犀角、石膏、钩藤、夏枯草、玄参、白芍、赭石、菊花、竹茹、珍珠母、朱砂、僵蚕、草决明、石决明治之。

口诀：

> 高压眩晕肝火盛，二龙犀膏汤钩藤，
> 夏枯玄芍赭菊茹，朱琥砂蚕二决明。

4. 低血压眩晕多因气血两亏所致，用"生脉补血汤"：人参、麦冬、五味子、当归、白芍、熟地、枸杞、云苓、朱砂、琥珀、何首乌、太子参、甘草、炒枣仁等。

口诀：

> 低压眩晕麦味参，归芍熟地枸杞苓，
> 朱砂琥珀何首乌，太参甘草酸枣仁。

5. 中枢性眩晕属肾精不足（肾阴虚）者，可用"填精潜阳汤"：太子参、桃仁、红花、茺蔚子、川芎、枸杞、首乌、丹参、当归、黄精、葛根、阿胶、天麻、钩藤、地龙、忍冬藤等组方治之。

口诀：

> 中枢眩晕肾精亏，太参桃红茺蔚芎，
> 杞首丹归黄精葛，阿胶天钩龙忍冬。

6. 内耳性眩晕（与梅尼埃病类似）多属痰浊中阻所致，可用"二陈菖茹汤"：陈皮、橘络、半夏、茯苓、泽泻、苡仁、竹茹、煅磁石、白蔻、太子参、海浮石、石菖蒲等治之。

口诀：

> 梅尼埃晕二陈橘，菖茹半苓泽苡磁，
> 海石白蔻太子参，健脾化痰功可喜

7. 外伤之后的眩晕可用"佛手乳没汤："当归、川芎、乳香、没药、丹皮、自然铜、朱砂、琥珀、人参、丹参、三七、珍珠粉、桃仁、红花组方治之。

口诀：

> 外伤眩晕当归芎，乳没丹皮自然铜，
> 朱砂琥珀人丹参，三七珍珠桃仁红。

第六节　头　痛

总　诀

> 头痛内伤与外感。情志饮食虚劳感，
> 先天房事伤久病。病变肝脾肾有关。
> 头痛虚实实占多。东垣分经用药先。
> 头痛部位要问清，久暂性质和特点。
> 不通则痛不荣痛，虚实互相转化见，
> 头痛辨别痛性质，经络内伤和外感，
> 治疗首除真头痛，风药活血虫药选。
> 外感祛风寒热湿，实证行瘀平肝痰。
> 虚亦肾精补气血，虚实夹杂酌情鉴。
> 外感急剧痛不休，掣跳灼胀重痛感。
> 内伤时作遇劳重，隐空昏痛病势绵。
> 阳明前额眉棱痛，太阳后头颈项连，
> 少阳两侧两耳部，厥阴双眼头顶巅。
> 瘀血固定钝刺痛，痰浊头痛恶呕痰。
> 真头痛重剧烈痛，喷射呕抽肢厥险。

详　诀

风寒头痛项背连，畏寒川芎茶调散；
寒犯厥阴肢厥冷，吴萸芎姜藁本半。
头痛呕吐若相伴，该把吴茱萸汤煎。
风热头痛痛如裂，热渴黄连上清丸；
或用芎芷石膏汤，津伤斛知花粉餐。
风湿头痛纳呆闷，困重如裹羌活胜；
暑湿藿佩荷叶茹，知母黄连香薷饮。
肝阳头痛烦怒眩，脉弦天麻钩藤饮。
血虚头痛眩晕悸，四物芩草菊蔓荆。
头痛气虚益气聪，气血两虚用八珍，
或用人参养荣汤。阳虚参附芍术苓。
痰浊头痛呕涎痰，半术天麻昏胀闷。
肾虚头痛头空痛，眩晕腰软补元阴，
杞菊地黄右归丸，或用麻黄附细辛。
瘀血头痛刺痛定，通窍活血瘀紫暗。
痛如雷鸣雷头风，头面起核清震安。
久痛加桃红赤芍，烦劳头痛补中蔓。
偏头菊天芎芷膏，血竭龙钩藁本蔓。
少阳柴胡黄芩芎，太阳川芎羌活蔓，
阳（明）葛芷知少阴细，厥阴吴藁太（阴）苍煎。

秘藏安神汤：

秘藏安神头痛疗，头眩眼黑生炙草，
酒制知柏生地芪，防羌升麻柴胡疗。

简　诀

头痛风湿羌活胜，暑湿黄连香薷饮，
风热黄连上清丸，风寒川芎茶调散。
头痛肝阳天钩饮，肾虚补元大补阴，
痰浊头痛半术天，血虚物草菊蔓荆。
头痛呕痰吴萸汤，气血两虚用八珍，
头痛气虚补中益，阳虚参附芍术苓。
瘀血头痛通窍活，雷头风痛用清震，
偏头菊天芎芷膏，久痛桃芍红花饮。
太（阳）羌蔓芎太阴苍，少阳柴胡芎黄芩，
阳（明）葛芷知少阴细，厥阴藁本吴萸斟。

注

顺诀释义如下：

头痛是指额、顶、颞部及枕部疼痛，为最常见的临床症状之一。《内经》称头痛为"脑风"，"首风"。头痛剧烈，经久不愈，反复发作叫"头风"。

头痛是自觉症状，可单独出现，也可见于多种疾病过程中。

头痛病因为感受外邪，情志失调，饮食劳倦和体虚久病，先天不足和房事不节，头部外伤或久病入络。

头痛分为外感和内伤两大类。外感头痛在表，内伤头痛在肝肾，因此，头痛病变与肝、脾、肾三脏功能失调有关。

头痛病理性质有虚、实，头痛以实为多见。

《东垣十书》首载分经用药治疗头痛。头痛问诊要询问头痛部位，疼痛久暂，疼痛的性质和特点。头痛病机主要为不通则痛和不荣则痛。虚实在一定条件下互相转化。

头痛辨别外感与内伤，痛的性质和相关经络。

治疗头痛要首先排除真头痛。治疗头痛注意使用风药、活血化瘀药和虫药。

治疗外感头痛，祛风、寒、热、湿。实证头痛当行瘀，平肝、化痰。虚证当补养气血或益肾填精。虚实夹杂者酌情治之。

外感引起的头痛发病较急，痛势较剧，疼痛不休，多表现为重痛，晕痛，掣痛、跳痛、灼痛、胀痛，外感头痛多属实证。外感头痛主要以重痛，晕痛，掣痛，跳痛为特点。而外邪犯头以风为主，多兼夹他邪而侵袭头部。

内伤头痛起病缓慢，痛势较缓，多表现为隐痛、空痛、昏痛，痛势悠悠缠绵，遇劳加剧，时作时止，多属虚证，常夹瘀。

阳明头痛为前额部及眉棱骨疼痛。太阳头痛在后头部，下连于项部疼痛。少阳头痛多在头的两侧并连及耳部疼痛。厥阴头痛多在巅顶部，或连于目系疼痛。

瘀血头痛固定不移，呈钝痛、刺痛样。

痰浊头痛则头昏如蒙，恶心呕吐，痰多，胸脘满闷，舌苔白腻。

真头痛是一种特殊的重症，突发剧烈头痛并呕吐，持续不解，阵发加重，喷射性呕吐，抽搐，肢厥，病情凶险，要与一般头痛相区别。

头痛证治分类：

（一）外感头痛

1. 风寒头痛则头痛连及项背，常有拘急紧感，恶风畏寒，遇风更甚，常喜裹头，因风寒外袭，上犯头部，凝滞经脉，当疏风散寒止痛，用川芎茶调散加减。风寒犯及厥阴则头巅顶或目系疼痛，四肢厥冷，用吴茱萸、川芎、生姜、藁本、半夏治之。头痛兼呕吐或呕吐痰涎治用吴茱萸汤。

2. 风热头痛，痛胀如裂，发热恶风，面红目赤，口渴喜饮，因风热外袭，上扰清窍，窍络失和，宜疏风清热和络，用芎芷石膏汤加减。头痛伴便秘，口舌生疮，用黄连上清丸泄热通腑。如热盛津伤者在前两方中加知母、石斛、天花粉等。

3. 风湿头痛则头痛如裹，肢体困重，纳呆食少，胸脘闷痛，头沉闷痛，因风湿上蒙头窍，困遏清阳，当祛风胜湿通窍，用羌活胜湿汤加减。暑湿头痛则见身热汗少或身热微畏寒且汗出不扬，治用黄连香薷饮加藿香、佩兰、荷叶、竹茹、知母等。

(二) 内伤头痛

1. 肝阳头痛则见头昏胀痛，头痛目眩，头两侧痛更甚，心烦易怒，脉弦有力，因肝失条达，气郁化火，阳亢风动，当平肝潜阳息风，用天麻钩藤饮加减。

2. 血虚头痛则头痛而晕，心悸失眠，神疲乏力，脸色㿠白，遇劳更重，因营血不足，不荣脑络，宜养血滋阴，和络止痛，用四物汤加黄芩、甘草、菊花、蔓荆子。

3. 气虚头痛因烦劳加重，头痛隐隐，时发时止，神疲乏力，气短懒言，因脾胃虚弱，中气不足，清阳不升，脑失所养，当健脾益气升清，用益气聪明汤加减。头痛兼气虚或气陷者，治用补中益气汤加蔓荆子。气血两虚用八珍汤。或用人参养荣汤。

4. 痰浊头痛则头痛昏蒙，胸脘满闷，多见恶心呕吐或吐痰涎，因脾失健运，痰湿中阻，上蒙清窍，当健脾燥湿，化痰息风，用半夏白术天麻汤加减。

5. 肾虚头痛则觉得空痛，眩晕，腰膝酸软，神疲乏力，滑精带下，因肾精亏虚，髓海不足，脑窍失荣，当养阴补肾，填精补髓，用大补元煎或大补阴丸（补元、阴）加减。

肾精亏虚头痛用杞菊地黄丸。肾阳虚头痛用右归丸。寒侵少阴者治用麻黄附子细辛汤。

6. 瘀血头痛则经久不愈，痛处固定不移（固定痛），多见刺痛、钝痛，或有头部外伤及久痛不愈史，舌质紫，脉细或细涩，因瘀血阻窍，络脉滞涩，不通则痛，当活血化瘀，通窍止痛，用通窍活血汤加减。

头痛如雷鸣者且头面起核，或肿痛红赤，是雷头风，用清震汤。久痛不愈者在对证方药中加桃仁、赤芍、红花等。偏头痛在方中加入石膏、白芷、菊花、川芎、天麻、血竭、地龙、钩藤、蔓荆子等。阳虚头痛用参附汤加白芍、白术、茯苓。

注意按头痛的部位，参照经络循行路线，选好"引经药"以提高疗效，如少阳头痛加用柴胡、川芎、黄芩；太阳经病头痛可见颈项强痛，应在方中加用羌活、蔓荆子、川芎，太阴头痛加入苍术（太羌蔓芎太阴苍）；阳明头痛加入葛根、白芷、知母，少阴头痛加入细辛（阳葛芷知少阴细）；厥阴经病者可见巅顶头痛，应在方中加藁本、吴茱萸。

治疗头痛要重视引经药的应用，要酌情配伍风药，活血化瘀药和虫药（如蜈蝎蚕地龙）以提高疗效。

秘藏安神汤（生甘草、炙甘草、酒知母、酒黄柏、酒生地、酒黄芪、防风、羌活、升麻、柴胡）用治头痛较好。

头痛见于现代医学的内科、外科、神经科及五官科等的某些疾病中，因此，对各种感染性及发热性疾病、鼻旁窦炎、脑震荡后遗症、高血压、颅内疾病、颅内肿瘤、偏头痛、三叉神经痛、丛集性头痛、紧张性头痛及神经官能症等以头痛为主症者，可参考本篇辨治。

学习者在参照教材，熟背此诀的基础上，认真琢磨体会其内涵，再灵活用于临床（比如多数治头痛的药物用酒制后疗效大增），将会满意地治疗各型头痛，远胜于西药的效果。妇女经行头痛当结合调经治之。

第七节 中 风

中风在脑气血虚，心肝脾肾血脉络。
中风猝然昏仆倒，不省人事口眼㖞，
半身不遂言謇涩，醒后后遗症较多，

中风先兆晕痛麻，病急诱因昏仆喝。
病因正衰饮食情，气虚邪气中经络。
中风肝肾阴虚缘，气痰虚血风与火。
真中外风外邪侵，内风类中失调果。
中经络者神志清，中脏_腑神志不清恶。
区别痫厥和痉证。中脏_腑阳闭阴闭脱。
中风辨别中风期，阴阳闭脱与顺逆。
分清病期标本缓，正确使用通下治。
出血急期不活血，之后犀地汤施治。
闭证高枕偏一侧，脱证头平抬下肢。
清洁口腔或吸痰，吞难 3 天后鼻饲。

（一）中经络

经络空虚风中伤，麻木喝斜头晕痛。
中经络属风痰瘀，桃红煎加半术天，
舌强拘挛瘀紫暗，麻木指迷茯苓丸。
恶寒发热大秦艽，不遂言謇口流涎。
中经络属肝肾虚，天钩镇肝熄风汤。
痰壅麻木脉弦滑，便秘星蒌承气汤。

（二）中脏腑

阳闭昏仆不省事，身热至宝或宫黄。
阴闭唇暗肢不温，静卧急用苏合香。
脱证手撒肢冷汗，生脉大剂参附汤。
瘫软舌痿二便遗，昏仆目合口又张，
汗多枣皮龙牡芪。辨清闭脱疗效强。
中风瘫痪续命散，芎独二防草杏苓，
参术升麻膏肉桂，麻黄附片和细辛。

（三）中风恢复期和后遗症期

1. 半身不遂（偏瘫）

偏瘫瘀痰阻络证，温胆汤加四物汤，
脉滑麻木面喝斜，瘀暗失语又舌强。
偏瘫气虚血瘀证，要用补阳还五汤。
偏瘫肝肾阴亏证，地黄饮子左归尝，
舌强不语肌萎缩，拘挛变形肢体僵。
中风后遗麻附细，川芎生胆南星半，
红参灵脂芪二姜，黑豆大枣归白芥，
桃红蜈蝎白花蛇，木耳地龙和僵蚕。

2. 语言不利及口眼喝斜

言謇痰阻肝阳亢，天钩、镇肝熄风汤。

言謇肾精亏虚证，地黄饮子化裁当。
言謇周氏解语丹，口眼㖞斜牵正良。
开语牛角牛黄南，朱砂琥珀竺黄蚕，
菖蒲珍珠白花蛇，海石贝郁蜈蚣蝉。

注

中风病位在脑（脑血管），与心、肝、脾、肾、血脉、经络有关。

中风诊断依据为：

1. 猝然昏仆不省人事，口眼㖞斜，半身不遂，语言謇涩，醒后后遗症较多等主症。

2. 有头晕、头痛、麻木等先兆症状。

3. 有诱因如情志刺激，暴饮暴食，不慎用力，过劳酒肥。

中风病因有积损正衰，饮食不节，情志气伤，气虚邪气中经络等。

病机为气、痰、虚、血、风、火（虚即阴虚或气虚，风有肝风或外风，火为肝火或心火，痰分风痰或湿痰，血瘀，气逆）诸六端，以肝肾阴虚为根本之缘（尽管中风发生的病理复杂，但其根本在于肝肾阴虚）。诸六端导致中风发作，此六端在一定条件下互相影响，相互作用而发病。

有外邪侵袭而引发者叫外风，又叫真中风或真中。无外邪侵袭而因体内失调而发病者叫内风，又叫类中风或类中。临床上以类中风者居多。

中风在临床上依据有无"猝然昏仆，不省人事"，分为中经络或中脏腑。中经络者一般无神志改变而病轻，中脏腑者常有神志不清而病重。中脏腑有闭证与脱证之分，闭证有阴闭与阳闭之分。

因此，中风要辨别病期（急性期、恢复期和后遗症期），辨阴闭和阳闭，辨中经络与中脏腑，中脏腑要辨闭证与脱证，要辨别病势顺逆。治疗要分清病期，标本缓急，并正确使用通下法（但正虚明显，元气欲脱者不用通下法）。

出血性中风在急性期不用活血化瘀药，之后可用犀角地黄汤施治。中风闭证可垫高枕头，使头偏向一侧以利痰涎流出。中风脱证应平放头部，下肢稍抬高15°~20°。另外，要清洁口腔或吸痰以防痰液堵喉，吞咽困难者可在中风之后的第三天后鼻饲。

中风应与痫证，厥证，痉证相区别（见各证口诀即可区别开来，此为本书特色）；中风以卒然昏仆倒地，不省人事，伴口眼㖞斜，半身不遂，语言不利（言謇涩），或不经昏仆而只以㖞僻不遂为特征，而醒后多留后遗症与前三者有别。

中风证治分类：

急性期

（一）中经络

中经络是因经络空虚被风袭中伤，病位较浅，多因风痰瘀阻经络，或肝风夹痰，横窜经络，气血不能濡养机体，则见麻木㖞斜，头晕头痛，半身不遂，语言不利等。

1. 中经络属风痰瘀阻证则手足麻木、头晕头痛，舌强言謇，手足拘挛，舌质紫暗或瘀点，脉弦涩或小滑，因风痰上扰，肝阳化风，痹阻经脉，当息风化痰，活血通络，用桃仁红花煎合半夏白术天麻汤加减。

中经络者如见恶寒发热，拘急言謇，口眼㖞斜、口角流涎，甚则半身不遂，关节酸痛等症用大秦艽汤。若手足麻木，肌肤不仁者加指迷茯苓丸。

2. 中经络属风阳上扰证则素有头晕耳鸣，面赤，目眩目涩，腰膝酸软，少寐多梦而又突发中风见口眼喝斜，舌强语謇，或手足重滞，因肝肾阴虚，痰热内蕴，风阳上扰，经脉痹阻，宜镇肝息风，育阴潜阳，用镇肝熄风汤加天麻钩藤饮化裁治之。

如痰热内蕴若中风突然口舌歪斜，半身不遂，偏身麻木，甚则半身不遂，痰涎壅盛，大便秘结，舌红苔黄或黄厚腻，脉弦滑，可用星蒌承气汤。

（二）中脏腑

中脏腑的主要表现为突然昏倒，不省人事，牙关紧闭，两手握固，肢体偏瘫，拘急抽搐，即闭证。因有痰火和痰浊内闭之不同，而分阴闭、阳闭。

中风闭证的主症有三闭（牙关紧闭、两手握闭即握固、二便闭），肢体强痉。

1. 中脏腑属阳闭者兼见身热面赤，气粗口臭，躁扰不宁，舌红苔黄，脉弦滑数有力，因肝阳暴张，气血上逆，痰火壅盛，清窍被扰，当清肝息风，豁痰开窍，用至宝丹，或安宫牛黄丸，或合用羚羊角汤。

2. 中脏腑属阴闭者兼见面白唇暗，静卧不烦，四肢不温，痰涎壅盛，苔白腻，脉沉滑而缓，舌质黯淡，苔白腻滑，脉沉滑，因痰浊偏盛，风痰上扰，内闭心神，宜辛温开窍，豁痰息风，用苏合香丸。

注意阳闭和阴闭的舌脉区别。

中风脱证则突然昏仆，不省人事，手撒肢冷，鼻鼾息微，多汗或汗出不止，目合口张，二便自遗，肢体软瘫，舌体萎缩，脉细弱或脉微欲绝，因元气衰微，精去神脱，阴竭阳亡，当回阳救阴，益气固脱，用生脉散合大剂参附汤。

中风瘫痪续命散：川芎、独活、防风、防己、炙甘草、杏仁、茯苓、人参、白术、升麻、石膏、肉桂、麻黄、附片、细辛。

中风后遗症的临床表现为半身不遂，语言不利，口眼喝斜。

1. 中风后遗症之半身不遂属痰瘀阻络证者，症见脉滑，麻木，喝斜，瘀阻，失语舌强，病机为痰瘀互结，脉络痹阻，当化痰祛瘀，活血通络，用温胆汤合四物汤加减。

2. 中风后遗症之半身不遂属气虚血瘀证则偏枯不遂，肢软无力，面色萎黄，舌质淡紫或有瘀斑，苔薄白，脉细涩或细弱，病机为气虚血滞，当益气养血，化瘀通络，用补阳还五汤加减。

3. 中风后遗症属肝肾阴虚证者则半身不遂，舌强不语，肌肉萎缩，患肢拘挛变形而僵硬，因肝肾阴虚，阴血不足，筋脉失养，宜滋养肝肾，用地黄饮子合左归丸加减。

中风后遗症用麻黄、制附子、细辛、川芎、生胆南星、生半夏、红参、五灵脂、黄芪、生姜、干姜、黑大豆、大枣、当归、白芥子、桃仁、红花、蜈蚣、全蝎、白花蛇、木耳、广地龙、僵蚕等组方。

（三）语言不利及口眼喝斜

口眼喝斜者用牵正散治之。兼半身汗出者为风痰阻滞经络，应加祛风化痰散结之品。

语言不利属肝阳上亢、痰邪阻窍者也用天麻钩藤饮或镇肝熄风汤。

语言不利属肾虚精亏者用地黄饮子去桂附，加杏仁、桔梗、木蝴蝶治之。

语言不利属风痰阻络者可参考用冷洪岩医师自拟的开语丹（水牛角、牛黄、胆南星、朱砂、琥珀、天竺黄、僵蚕、石菖蒲、珍珠、白花蛇、海浮石、贝母、郁金、蜈蚣、蝉壳）治之。

对西医学中的脑出血，脑血栓形成，脑栓塞，蛛网膜下腔出血及脑血管痉挛等，可参照本病辨证施治。植物人有脑水肿者在参照此病治疗时，应在对证方药中酌加行气活血、消肿醒脑之品。

注意：中风与口僻的区别：口僻又叫吊线风，症见：口眼歪斜又流涎，耳后疼痛神志碍，没有半身不遂见。中风风火痰瘀发，不遂歪斜麻木瘫。

容易发生中风瘫痪的病因及先兆症状：

1. 头：头痛，头昏，头闷，头胀，头晕，头沉重，麻木，眩晕，头皮或身上有绷紧感、触电感，头内觉鸣响即头鸣。出现一过性晕厥，持续1秒到几秒钟，近期更频繁，甚至每天都要发生几次：这叫短暂脑缺血，又叫一过性脑缺血，最易发展为中风瘫痪。时常头昏眩晕，近来晨起频发，甚至有脑力难用之感。长期头痛，偏头痛。呕吐与头昏同见。突然剧烈头痛头昏伴呕吐，或突然抽搐。头胀得要爆样。头胀得像堵着了样。头像针扎样刺痛。头隐隐作痛，冷痛，热痛。头内游走样痛。遇阳光头更痛。头内空痛。头皮木得如绑紧。头皮如戴帽一样绷紧着的感觉。患有颈椎综合征。患有神经炎。易产生错觉，如车辆是静止的，却认为朝着自己开来了。中风患者经过治疗后还有头痛，头昏，麻木者还要发中风瘫痪。

2. 四肢：手腿酸胀疼痛、软之。麻木。手腿沉重。一侧肢体发软无力或半身无力。感下肢无力。或劳动后一只手、足无力或劳作后麻木者。头重脚轻。或走路不稳。走路不踏实、脚轻飘不踏实如踩棉絮感。腿脚不灵或走碎步、甚至走路还要倒退者。走路易跌倒或偏向一边者。行走中腿突然无力而倒下或倒退者。手或足关节僵硬。身体胀痛。近几天来手持物无意中掉落。或一下像被锁住了一样。走路中腿易发僵硬者。腿酸腿胀走路打闪闪者。走路不定方向者。刚站起来就要后退几步者。说话中嘴舌麻木或舌无力而突发语言停顿者。半身冷或半身冷痛者。半身发热或半身烧灼感觉者。身上觉得有绷紧感，觉得有触电感。

3. 震颤麻木：一侧手或脚震颤。面口震颤、全身震颤。手麻木、足麻木，舌尖麻木、脸麻木、耳麻木、嘴麻木，半身麻木，四肢麻木，头皮麻木。肌肤绷紧样感觉。

4. 口脸：牙痛或不自主流口水，舌歪斜，舌震颤，舌木舌强，夜晚口干麻木嘴强，近期说话吐字不清楚，脸歪，脸木，脸绷紧感，脸牵扯样痛，脸火辣辣发热，脸无知觉或知觉感减弱。

5. 局部汗冷热、知觉：局部出汗。上半身或下半身出汗、左半身或右半身出汗，半边头出汗，颈以上出汗，只在头上出汗者。局部冷痛或发冷，烧灼样热痛或火辣辣发热。自觉手心脚心发烧者。手腿胀，手腿冷，手腿热，手腿沉重。刺激某局部无疼痛感觉，或痛感减弱者。

6. 血压：血压不稳，忽高忽低，伴疲劳，极度疲劳，疲劳得难以恢复者；伴指尖、趾尖胀兼痛者。

其他：

7. 或患有炎症，尤其是慢性炎症（比胆固醇高更危险），以心肌炎、脉管炎等最危险。心肌缺血、心脏早搏，心动过速或过缓。

8. 易疲劳，易瞌睡，呵欠多。

9. 对近事遗忘加重。

10. 吸烟史或嗜酒史达30年以上。

11. 有中风家族史。

12. 情绪不稳，易激动发怒。

13. 患冠心病，房颤。

14. 太胖或太瘦。

15. 大手术史 20 年以上。

16. 低血压，或高血压，高血脂，血液黏稠度高。

17. 患 2 型糖尿病。

18. 冷痛，热痛，游走性疼痛，隐隐作痛；常觉针刺样痛。

19. 近期并没感冒，却痰出渐多。

20. 患有水肿但消肿太快。

21. 眼睑紫乌，舌质紫黯，指甲乌紫，舌质呈褐色或蓝色，或有瘀紫黯或瘀斑瘀点，鱼际肌紫黯。

中风先兆口诀（从上述总结而成）：

> 头痛昏闷胀晕重，麻木头鸣耳鸣蒙，
> 无力不稳脚轻飘，冷热游隐针扎痛，
> 倒退偏向锁跌倒，绷紧震颤僵胀痛。
> 出汗偏枯感觉减，炎症早搏过速缓，
> 五高高压高胆醇，高糖高脂高血黏，
> 头痛呕吐又多痰，头昏眼黑视力减，
> 舌强迟钝流口水，手腿沉重酸胀软，
> 小板积聚太胖瘦，眼睑唇舌瘀紫黯。

注

据世界卫生组统计：脑中风、脑血管病是人类健康的最大最重要的杀手，而因此死亡者中，80% 有颈动脉狭窄。编者认为中风以虚寒所发者居多，且认为脑中风、脑血管病几乎99% 的患者都有本文所述的中风先兆症状：

头痛，头昏，头闷，头胀，头晕，眩晕，头重，麻木，绷紧感，触电感，头鸣，局部无力，走路不稳，脚轻飘，局部发冷发热，游走性痛，隐痛，针扎样痛，走路不自主倒退或偏向一边，一下如锁住了样，走路常跌倒，局部绷紧感，震颤，发僵，发胀且痛。出汗偏枯，感觉减弱，慢性炎症，早搏，心动过速或过缓，患有低血压，或高血压、高血糖、高血脂、高血黏，头昏呕吐同时见，近期痰多，头昏眼黑，舌强，用舌迟钝，不自主流口水，手腿沉重、酸软痛胀，血小板积聚，太胖或太瘦，眼睑、唇、舌瘀紫或紫黯。

评分： 以上前 15 项每项 1 分，后 16 项每项 0.5 分。得分 3 分或以上者极易中风，或已濒临中风，应及早检查或治疗。未发生中风前以中医药治疗最好。按此先兆施治，可大大减少发病率。若已中风，早治疗（中风三小时以后）比晚治疗的恢复率高得多。

第八节 瘿 病

> 瘿病脾肝心有关，情体饮食水土犯。
> 区别消渴瘰瘿瘤，瘰疬颈项两侧边。
> 病因气火血瘀痰，颈前气滞痰凝变。

　　　　　　肝郁气滞是病理，消瘿散结理气痰。
　　　　　　瘿病慎用碘毒药，不同用药各阶段。
　　　　（"圣济"石泥劳忧气，"三因"肉石血筋气。）
　　　　"千金"、"外台"羊鹿靥，肘后最早昆藻餐。
　　　　　　瘿病气痰情志变，胸闷四海舒郁丸：
　　　　　　海蛤带藻海螵蛸，陈皮青皮昆布煎。
　　　　　　瘿病痰瘀紫暗闷，海藻玉壶汤加减。
　　　　　　肝火怒热眼球突，栀子清肝消瘰丸。
　　　　　　心肝阴虚天王补，心悸少寐一贯煎，
　　　　　　疲倦乏力脉弦细，眼干目眩身多汗。

注

　　瘿病又叫瘿气，影袋。瘿病病变主要属肝脾，与心有关，是由于情志内伤，体质因素，饮食及水土失宜，以致气滞、痰凝、血瘀壅结颈前所引起的，以颈前喉结两旁结块肿大为主要临床特征的一类疾病。

　　瘿病要区别消渴，瘰疬和瘿瘤。瘿病是在颈前，以颈前喉结两旁结块肿大为特征；瘰疬在颈项两侧，肿块一般较小，约胡豆大，个数多少不等。

　　瘿病病因是气，火，血瘀，痰。病理是肝郁气滞痰凝在颈前而成。

　　治疗瘿病要消瘿散结，理气化痰，慎用含碘药物和有毒药物，瘿病的不同阶段治疗用药不同。

　　《圣济总录》将瘿病归类为石瘿，泥瘿，劳瘿，忧瘿，气瘿共5瘿。《三因极一病证方论》则归为肉瘿，石瘿，血瘿，筋瘿，气瘿共5瘿。《肘后方》首先用昆布，海藻治疗瘿病。《千金方》和《外台秘要》常用昆布，海藻，鹿靥、羊靥等治此病。

　　瘿病证治分类：

　　1. 瘿病属气郁痰阻证多有颈前喉结两旁结块肿大而胀，质软不痛，胸闷，喜太息，其病情波动与情志变化有关，苔薄白，脉弦，因气机郁滞，痰浊壅阻，凝结颈前，当理气疏郁，用四海舒郁丸：海蛤壳、海带、海藻、海螵蛸、陈皮、青皮、昆布化裁治之。

　　2. 瘿病属痰结血瘀证则颈前喉结两旁结块肿大，结节较硬，纳差胸闷，舌质紫暗，苔薄白或白腻，脉弦或涩，因痰气交阻，血脉瘀滞，搏结成瘿，当理气活血，化痰消瘿，用海藻玉壶汤加减。

　　3. 瘿病属肝火旺盛证则颈前喉结两旁结块轻度或中度肿大，烦热多汗，急躁易怒，面部烘热，眼球突出，手指颤抖，因痰气交阻，气郁化火，壅结颈前，宜清肝泻火，消瘿散结，用栀子清肝汤合消瘰丸加减。

　　4. 瘿病属心肝阴虚证则颈前喉结两旁结块或大或小，质软，多汗，手指、舌体颤动，心悸少寐，眼干目涩，疲倦乏力，脉弦细数，因气火内结日久，耗伤心肝之阴，当滋阴降火，宁心柔肝，用天王补心丹或一贯煎加减。

　　现代医学中的单纯性甲状腺肿大，甲亢，甲状腺瘤，甲状腺囊肿及慢性淋巴细胞性甲状腺炎等，属此瘿病范畴。

第九节 疟 疾

疟疾蚊子"疟邪"犯，饮食暑湿风与寒；
半表半里营卫搏，定时壮热与寒战。
金匮治疟用蜀漆，《神农》治疟用常山。
三日疟载《疟疾论》，瘴疟首载"肘后"篇。
正气强弱邪轻重，寒热偏盛时长短。

正疟寒热发有时，柴胡截疟七宝安。
温疟热多恶寒少，白虎桂枝或参添。
寒疟寒多发热少，柴桂干姜七宝饮。
热瘴清瘴汤芩连，知柴蒿槟茹枳半。
冷瘴寒甚发热微，用不换金正气散。
劳疟倦乏人消瘦，短气懒言何人饮。
疟母痞块痰瘀结，鳖甲煎丸或八珍。

注

疟疾是感受疟邪引起的以寒战、壮热、头痛、汗出、休作有时为临床特征的一种疾病。

疟疾以夏秋多发；由蚊虫传播。疟疾的病因是"疟邪"，但与外感风、寒、暑、湿和饮食有关。

疟疾的病位在少阳，有"疟不离少阳"之说。病理为"疟邪伏于少阳半表半里"。出入营卫，邪正交争则作，正胜邪伏则止，故寒热定时发作（故疟疾的含义为寒战壮热，休作有时）。

《金匮要略》载有治疟用蜀漆，《神农本草经》明确记载治疟用常山。《症因脉治疟疾总论》首载三日疟，《肘后备急方》首载瘴疟。

疟疾的辨证要注意正气的强弱，受邪的轻重，寒热的偏盛，病程的长短（时长短）。

疟疾证治分类：

1. 正疟见寒热发作有时，发作前呵欠频作乏力，继则寒战鼓颌约30分钟，寒罢则内外皆热，多为高热，可持续2~6小时，头痛面赤，口渴引饮，继则遍身汗出，2~3小时后，热退身凉，每日或间隔一二日发作一次，寒热休作有时，因疟邪伏于少阳，营卫相搏正邪相争，当祛邪截疟，和解表里，用柴胡截疟饮或截疟七宝饮。

2. 温疟以先热后寒，热多寒少，口渴引饮为特点，用白虎加桂枝汤或白虎加人参汤。

3. 寒疟以先寒后热，寒多热少，口不渴为特点，用截疟七宝饮合柴胡桂枝干姜汤。

4. 热瘴表现为热重寒轻，甚至壮热，头痛剧烈，面红目赤，烦渴饮冷，便秘尿短赤，因瘴毒内盛，热陷心包，当解毒除瘴，清热保津，用清瘴汤（黄芩、黄连、知母、柴胡、青蒿、槟榔、竹茹、枳壳、半夏）加减。

5. 冷瘴寒重热轻，或只寒不热，呕吐泄泻，形寒肢冷，经脉拘急，因瘴毒内盛，湿浊蒙蔽清窍，解毒除瘴，芳化湿浊，用不换金正气散加味。

6. 劳疟则迁延日久，遇劳累发作，发时寒热较轻，面色苍白或萎黄，倦怠乏力，因疟邪久留，气血耗伤，当益气养血，扶正祛邪，用何人饮加减。

疟母用鳖甲煎丸。兼有气血亏虚者再合用八珍汤或十全大补汤。

西医学中的疟疾可参考本病治之。

疟疾与虚热、风温、淋证的区别口诀

> 虚热潮热烦盗汗，不易退热病缠绵。
> 疟疾少阳夏秋病，汗出热退复又见，
> 定时寒热头痛汗，治疗及时快愈痊。
> 风温初热病肺卫，冬春寒战汗后安，
> 进入气分有壮热，咳嗽口渴便秘烦。
> 淋证寒热尿频涩，滴沥刺痛在腰间。

注

虚劳中的阴虚内热证则见午后或夜间潮热，五心烦热，盗汗，病程长，治之不易退热，缠绵难愈。

疟疾发热的病位在少阳，寒热往来，休作有时，头痛汗出，汗出热退、复又可见，且多在夏秋发病。

风温初起病位在肺卫，以冬春季多见，寒战发热，无汗或微汗，汗后则安；若风温进犯气分，则有壮热有汗不解、口渴、咳嗽、便秘、烦躁等。

淋证初起可见畏寒或寒战发热，但多兼尿滴沥刺痛，腰间疼痛等，记熟口诀，自可区别。

第五章 肾系病证

肾藏精寓元阴阳，主水表里配膀胱，
长育生殖生命根。不育阳痿遗泄伤。
蒸腾气化失水肿，尿浊淋证癃闭恙，
脾肾衰惫成关格。眩晕肾亏肝阳亢。
心肾不交失眠悸，肾不纳气哮喘状，
肾阳虚衰五更泄，肾精亏损呆健忘。
他脏久病伤及肾，活血逐水又温阳。
水肿变为水毒阻，黄连温胆葛大黄。
虚风扰动神明伤，大补元煎铃钩汤。
水凌心肺阳气衰，黑锡丹加真武汤。
邪毒内闭元神丧，泛恶口臭苔焦黄，
神昏肢冷面晦滞，紫雪宫黄和大黄。

注

肾藏精，寓元阴元阳，肾主水液，与膀胱相表里。元阴元阳为人体生长、发育、生殖之源，生命活动之根，故称肾为先天之本。如肾藏精功能减退，则精关不固而遗精、早泄、或精气不足、命门火衰使生殖能力减退致阳痿、不育。

肾主水液，调节水液平衡。肾中精气的蒸腾气化失司使水液运行障碍而水肿。肾与膀胱的气化功能失调，水道不利则患淋证、尿浊、癃闭。水肿、淋证、癃闭等日久不愈，使脾肾衰惫，气化不利，浊毒壅塞而形成关格。肾阴亏虚，水不涵木，肝阳上亢则眩晕。肾水不足，阴不济阳，虚火上越，心肾不交则心悸失眠。肾不纳气，气不归原则发哮喘。火不暖土则患五更泄泻。肾精亏损，脑髓失充而致健忘、痴呆。

总之，肾系病证有：水肿、癃闭、关格、淋证、尿浊、阳痿、遗精、早泄等。他脏病变，经久不愈，久必及肾，导致肾系病证。治疗水肿可用攻下逐水法。水与血在生理上都属阴，相互倚行、互宅互生。病理状态下，水病可致瘀，瘀血可致水肿，故治水肿也可应用活血化瘀逐水法。

水肿的严重变证有：

1. 水毒内阻，胃失和降证。症见神昏嗜睡，泛恶呕吐，口有尿味，不思饮食，小便短少或二便不通，舌苔浊腻，脉细数，治宜通腑泄浊，和胃降逆，用黄连温胆汤加大黄、石菖蒲。

口诀：

水毒内阻胃失降，黄连温胆菖大黄，
神昏嗜睡尿味呕，尿少便闭食少量。

2. 水凌心肺，阳气衰微证。症见：阳虚水泛，心悸胸闷，喘促难卧，咳吐清涎，手足肿甚，舌淡胖，脉沉细而数，治宜通阳泄浊，温振心阳，用真武汤合黑锡丹。

口诀：

水凌心肺悸闷喘，真武汤合黑锡丹，

手足水肿舌淡胖，脉沉细数平卧难。

3. 虚风扰动，神明失守证。症见肾精内竭，肝风内动，头晕头痛，步履飘浮，肢体微颤，舌质红，少苔，脉细数，治当息风潜阳，补元固本，用大补元煎加羚角钩藤汤。

口诀：

虚风内动神失守，羚钩汤加大补元，

脚飘舌红脉细数，头晕头痛肢微颤。

4. 邪毒内闭，元神涣散证。症见：阴水久患不愈，神昏肢冷，面色晦滞，泛恶口臭，二便不通，肌衄牙宣，舌红绛，苔焦黄，脉细数，治宜清热解毒，通窍泄浊，用安宫牛黄丸或紫雪丹口服，大黄煎液保留灌肠。

口诀：

阴水邪闭神涣散，神昏肢冷面晦黯，

二便不通泛恶呕，安宫牛黄紫雪丹。

长期用激素者，易患痤疮。久卧床者注意褥疮。治水肿要每天记录水液的出入量，如每天尿量少于500毫升时，要防发生癃闭。

第一节　水　　肿

水肿风寒风热伤，水湿饮食劳欲疮。

水肿肾肺脾膀胱，三脏互联互影响，

肾本肺标脾制水，瘀阻三焦水肿狂。

阳水外邪位肺脾，急发病短身以上，

恢复较易表寒热；阴水脾肾是内伤，

恢复较难里虚寒，缓发病长下而上。

《备急千金》首忌盐，《丹溪心法》分阴阳。

水肿区别鼓胀病，五个证型阴阳纲；

健脾温肾降浊瘀，发汗利尿攻逐良。

水肿忌盐勿劳累，禁烟酒辣慎同房。

风水眼睑全身肿，寒热越婢加术汤。

汗出恶风卫阳虚，要用防己黄芪汤。

湿毒浸淫五味消，麻翘小豆肿亮疮。

水肿水湿浸渍证，五皮饮加胃苓汤。

水肿湿热壅盛证，绷急光亮热痞胀，

五苓五皮葶枣泻，己椒苈黄、疏凿方。

阴水脾阳虚衰证，参苓白术、四逆汤。

食少便溏实脾散，神倦肢冷按凹陷。

水肿肾阳衰微证，肾气丸合真武汤，

心悸气促厥冷状，怕寒神疲舌淡胖。

肾阴左归阳右归，尿味半附连大黄，

水肿瘀水互结证，五苓桃红四物汤，

水肿刺痛伴血尿，瘀斑紫暗腿肿胀。

注

水肿是指肺脾肾功能障碍导致体内水液潴留，泛溢肌肤，引起眼睑、头面、四肢、腹背甚至全身浮肿，严重者还可伴胸水、腹水等。

水肿的病因为外感风邪（风寒或风热）、水湿浸渍、疮毒内陷、饮食劳欲等所致。

水肿病机是肺脾肾三脏（包括膀胱）的功能失调，此三脏互相联系，互相影响。

水肿以肾为本（水肿关键在肾），以肺为标（肺为水之上源），以脾为制水之脏（水之枢纽）。另外，瘀血阻滞，损伤三焦水道，往往导致水肿顽固不愈。

水肿辨证以阴阳为纲。阳水为感受风邪、饮食不洁、水气、湿毒、湿热诸邪，见表证、热证、实证（为外邪所致）。

阳水的病位在肺脾，感受外邪所致，发病急，病程短，以上身头面及眼睑始肿至下，属表、热、实证，恢复较易。

阴水的病位在脾肾，形成阴水的病因有劳倦内伤、生育不节、脾肾亏损等内伤所致，阴水发病较缓，病程长，以下半身开始肿，后漫至上半身，属里、虚、寒证，恢复较难。

唐代孙思邈《备急千金要方》最早提出水肿忌盐。《丹溪心法》最早将水肿分为阴水，阳水两大类。

水肿要和鼓胀病相区别（记熟此两病的相关口诀即解）。饮证和水肿都属津液的病变，不同之处是阴邪停积于身体的局部，水肿是水液泛溢全身。瘀血化水，易致水肿，水病也可致瘀。

水肿分为5个证型。水肿的治则有7个：健脾，温肾，降浊，化瘀，发汗，利尿和攻逐（治水肿3大法为：发汗、利尿、泻下逐水（泻下逐水也是治水肿的3大原则之一）。

水肿应忌盐、烟酒、辛辣，节制房事，不可过度劳累。

水肿证治分类：

（一）阳水

1. 水肿属风水相搏证（风水泛滥证）以眼睑先肿而及全身水肿，来势猛，恶寒热，肢节酸楚，治当疏风清热，宣肺行水，用越婢加术汤。如汗出恶风属卫阳虚，卫阳虚用防己黄芪汤。

2. 水肿属湿毒浸淫证则见眼睑浮肿光亮，身发疮痍溃烂，疮毒内陷，因疮毒内归肺脾，肺失通调，脾失转输，水湿内停，当宣肺解毒，利湿消肿，用麻黄连翘赤小豆汤合五味消毒饮加减。

3. 水肿属水湿浸渍证则见全身水肿以腰以下肿甚，按之没指，小便短少，身体困重，因水湿内侵，困阻脾阳，脾失转输，水泛肌肤，宜运脾化湿，通阳利水，用五皮饮合胃苓汤（五皮饮用陈皮姜，大腹地骨草青桑；全生白术散减桑，水肿妊娠水肿尝）。

4. 水肿属湿热壅盛证则见全身浮肿，绷急光亮，烦热口渴，胸脘痞闷，因湿热内盛，三焦壅滞，气滞水停，当分利湿热，用疏凿饮子加减；腹满而大便不通者也用疏凿饮子合用己椒苈黄丸；肿势严重，迫肺而喘者用五苓散或五皮饮合葶苈大枣泻肺汤（水肿严重，正气未衰才可用攻下法）。

（二）阴水

1. 水肿属脾阳虚衰证则见身肿以腰及下肢肿甚，按之凹陷不易复原，食少便溏，神倦肢冷，脘腹胀闷，因脾阳不振，运化无权，用健脾化湿，温阳利水法，宜实脾饮，四逆汤或参苓白术散。

2. 水肿属肾阳衰微证则面浮身肿，全身水肿及腰以下肿甚，按之不易复原，心悸气促，四肢厥冷，怕寒神疲，舌质淡胖，因脾肾阳虚，水寒内聚，当温肾助阳，化气行水，用济生肾气丸合真武汤；偏于肾阳虚用右归丸化裁治之；偏于肾阴虚用左归丸化裁治之；口有尿味者用附子合黄连，制大黄、半夏以解毒降浊治之。

3. 水肿属瘀水互结证者则见水肿延久不退，腰部刺痛、伴血尿，皮肤瘀斑、舌紫暗，下肢水肿且胀，因水停湿阻，气滞血瘀，三焦气化不利，治当活血行气利水，用桃红四物汤合五苓散，或再加用活血化瘀之品。

对西医学中的维生素 B$_1$ 缺乏症、严重贫血之营养性水肿、内分泌性水肿、心性水肿、肾性水肿、肝硬化腹水等以水肿为主症时，可按本篇辨证施治。

参考内容：

中医对水肿按五脏证候分为肝水、心水、脾水、肺水、肾水。按临床表现分为阴水和阳水两大类。按水肿的病机分为（脾肾阳虚）阳虚性水肿，（肝脾肾阴虚）阴虚性水肿，（肺气脾气肾气虚）气虚性水肿，（肝郁气滞、脾气壅滞、肺气壅滞）气滞性水肿，血瘀性水肿，湿热性水肿，寒湿性水肿，痰浊性水肿，（外感风、寒、湿）外感性水肿。

西医分水肿为心源性水肿、肾源性水肿、肝源性水肿、神经源性水肿、特发性水肿、内分泌性水肿、营养不良性水肿、妊娠期水肿、代谢障碍性水肿、结缔组织病性水肿、功能性水肿、静脉瘀血性水肿、炎症性水肿、淋巴性水肿、血管神经性水肿、变态反应性水肿、药物性水肿和其他不明原因的水肿。"心性水肿"参见"心悸或喘证"，"肝性水肿"参见"鼓胀"。

第二节　淋　证（附：尿浊）

淋证尿频又尿急，欲出未尽腹拘急，
滴沥刺痛引腰腹。病位膀肾关肝脾。
下焦湿热脾肾虚，气滞膀胱气化失。
热石气血膏劳淋，实多虚少辨虚实。
区别癃闭尿血、浊：尿血无痛尿红赤；
尿浊无痛浊如泔；癃闭尿难尿少闭。

热淋灼热痛拒按，八正寒热小柴煎。
石淋三金石韦散，虚加八珍、六味丸。
血淋导赤、小蓟饮，体弱知柏地黄丸。
气淋实证沉香散，胀满涩痛脉沉弦，
沉香散韦归滑石，陈芍草王冬葵煎。
气淋虚证面㿠白，八珍补中益气安，

重用苓加枸仲膝，劳淋肾气菟丝丸。

膏淋实证草薢分，虚证补中、都气丸。

尿血劳淋无比山，苁神萸地菟味山，

赤石巴戟牛泽仲，加知柏地、右归丸。

尿 浊

尿浊湿热草薢分，脾虚气陷补中安，

阳虚温肾固涩法，阴虚知柏二至丸。

注

淋证是指小便频数短涩急迫，滴沥刺痛，欲出未尽，小腹拘急，或痛引腰腹的病证（简言之，淋证是以尿频，尿急，尿痛为特征的病证）。

《证治要诀》："小便滴沥涩痛者，谓之淋。小便涩痛，常急欲溺，及去点滴，茎中痛不可忍者，此五淋病"。

淋证的病位在膀胱和肾，与肝脾有关。

淋证的病因病理有湿热蕴结，脾肾亏虚，肝郁气滞。淋证的病机主要是肾虚湿热壅结下焦，致膀胱气化不利所引起。

淋证分为热淋、石淋、气淋、血淋、膏淋、劳淋6种类型。

淋证总为实多虚少，辨证以虚实为纲。治当忌补忌汗。

淋证应和癃闭、尿血、尿浊区别开来：尿血是以小便出血、尿色红赤，甚至尿出纯血为特征，而血淋除此症状外，还有小便滴沥疼痛难忍之症。尿浊以小便浑浊，白如米泔，排尿时无疼痛，而膏淋除尿白如米泔外，还有排尿时感涩痛难忍或有腹痛。癃闭是以排尿困难，尿量少甚至点滴全无。总之，凡淋皆痛！而淋证见尿频疼痛，尿短少，但每日排尿总量多为正常。

淋证证治分类

1. 热淋以小便灼热疼痛，尿黄便秘，小腹拒按为特征，因湿热蕴结下焦，膀胱气化失司，当清热利湿通淋，用八正散加减；若兼见寒热往来口苦呕恶者，合用小柴胡汤；热毒弥漫三焦，用黄连解毒汤合五味消毒饮。

2. 石淋以尿出砂石为特征，应清热利湿，通淋排石，用石韦散加金钱草、海金沙、鸡内金等；石淋日久虚实夹杂者，用二神散（海金沙、滑石）合八珍汤；石淋日久阴液耗伤者用石韦散合六味地黄丸。石淋选药：郁金，海金沙，鸡内金，金钱草，车前草，车前仁，威灵仙，石韦，刀豆，瞿麦，萹蓄，天葵，冬葵，三棱，莪术，川芎，泽泻，琥珀，地鳖虫，核桃仁。

3. 血淋以尿血而痛为特征，实证用导赤散合小蓟饮子；虚证体弱用知柏地黄丸。

4. 气淋实证是以小腹胀满明显，尿涩疼痛，尿有余沥为特征，用沉香散（沉香散：沉香、石韦、当归、滑石、陈皮、白芍、甘草、王不留行、冬葵子）。气淋虚证是以舌质淡，面色㿠白，脉虚细无力为特征，用补中益气汤，气血两虚肾亏者用八珍汤。

5. 膏淋以尿似米泔或滑腻如脂膏为特征，实证用草薢分清饮，虚证用补中益气汤或都气丸化裁。

6. 劳淋以尿痛淋沥不已，遇劳即发为特征，用无比山药丸（山药、肉苁蓉、山萸肉、熟地、茯神、菟丝子、五味子、赤石脂、巴戟、牛膝、泽泻、杜仲）化裁，偏于肾阴虚者合用知柏地黄丸；偏于肾阳虚者合用右归丸。

注意：尿血属肾气不固者也用无比山药丸治之。

尿浊

注

尿浊是以小便混浊如米泔汁，排尿时无尿道疼痛为主症。与淋证当别。

尿浊属湿热内蕴则用萆薢分清饮，尿浊属脾虚气陷者用补中益气汤，尿浊属肾阳虚者用温肾固涩法，尿浊属肾阴虚者用知柏地黄丸或二至丸。淋证用中西医结合治疗更好。

对西医学中的急慢性泌尿系感染如急性尿道炎、膀胱炎或癌、神经性膀胱炎、肾盂肾炎、泌尿系肿瘤、乳糜尿、尿路结石、急慢性前列腺炎或癌、前列腺增生、肾结核、泌尿系结核、尿路滴虫感染、药物性肾损害、真菌性尿路感染、淋病、支原体或衣原体尿路感染等，出现以尿路刺激为主症时，可参考本篇辨治。

第三节　癃　　闭

癃闭无痛少无尿，瘀肝肺脾肾三焦，
病位在膀气化失。首辨虚实通腑疗。
病因感湿热毒药，饮食体虚情失调，
尿路阻塞肝气郁，《备急千金》葱叶疗。
提壶揭盖是探吐，吐则气升水下了。

癃闭膀胱湿热胀，苔黄八正导赤散；
癃闭肺热清肺饮，咳嗽咽干渴热烦。
清肺饮桑木通芩，麦冬前仁栀茯苓，
化源壅滞尿癃闭，肺热咳渴烦热清。
肝郁气滞情抑郁，烦怒胀满沉香散。
癃闭浊瘀阻塞痛，代抵当丸舌瘀暗。
脾气不升声低短，补中益气春泽安。
癃闭肾阴亏耗证，猪苓汤加六味丸。
肾阳衰惫畏寒冷，真武汤或肾气丸。

癃闭热结液干证，增液银花柏芩连。
湿热久恋通关丸，恶呕尿臭连温胆。
癃闭皂角取喷嚏，盐蒜栀子敷脐行。

注

癃闭是小便量少，点滴而出，甚至闭塞不通呈少尿或无尿（但排尿无疼痛）的一种疾患。其病位在膀胱，但与肝、肺、脾、肾、三焦的关系密切，有的病例还与血瘀有关。

癃闭病理为肾与膀胱的气化失常。治疗癃闭应首辨虚实，遵循"腑以通为用"的原则，应着重于通。

癃闭的病因为外感湿热，感受热毒之邪，药毒所伤，饮食不节，体虚久病，情志失调，尿路阻塞，肝气郁结等。

《备急千金要方》最早发明用葱叶的导尿术治疗癃闭。《丹溪心法》的"提壶揭盖"是指在服治癃闭药的同时，进行探吐。因为呕吐可以"提其气，气升则水自降下，盖气承载其水也"。

癃闭证治分类

1. 癃闭属膀胱湿热证者则见尿不通，或尿少而短赤灼热，小腹胀满，苔黄脉数，因湿热下注，壅结膀胱，气化不利，当清理湿热，通利小便，用八正散加减；

癃闭若兼心烦口糜者用八正散合导赤散；若湿热久恋下焦见口干咽燥，潮热盗汗，手足心热，可用滋肾通关丸化裁；若癃闭因湿热壅结三焦，气化不利，癃闭而见恶心呕吐，口有尿味，甚则神昏谵语，宜用黄连温胆汤加车前子、白茅根、木通等（木通剂量不宜超过15克）。

2. 癃闭属肺热壅盛证者则见咳嗽咽干，烦热渴饮，用清肺饮化裁。

3. 癃闭属肝郁气滞证者则见情志抑郁，或多烦善怒，胁腹胀满，因肝失疏泄，气滞膀胱，水道不利，当疏利气机，通利小便，用沉香散加减。癃闭属热结液干者用增液汤加银花、黄柏、黄芩、黄连。

4. 癃闭属浊瘀阻塞证（尿路阻塞证）者则见小便点滴而下，或尿如细线，甚则阻塞不通而癃闭，小腹胀满疼痛，舌质紫暗或有瘀点，因瘀血败精，阻塞尿道，水道不通，当行瘀散结，用代抵挡丸加减。

5. 癃闭属脾气不升证（中气下陷证）者则见小腹坠胀，尿时欲而出，声低气短，食少神疲，因脾虚失运，清气不升，浊阴不降，气化无权，当升清降浊，化气行水，用补中益气汤合春泽汤化裁。

6. 癃闭属肾阳衰惫证者则见畏寒肢冷，排尿无力，因肾阳虚衰，气化无权，当温补肾阳，化气利水，用真武汤或《济生》肾气丸化裁。

7. 癃闭属肾阴亏耗证则尿量少或全无，口燥咽干，潮热盗汗，头昏耳鸣，因肾阴亏耗，气化无源，当滋补肾阴，育阴利水，用六味地黄丸加牛膝、玄麦冬。

治疗癃闭可用皂角0.3~0.6克取喷嚏。或用独蒜、栀子、盐，捣烂敷脐。另外，可针灸、灌肠、导尿等。可在辨证方剂中加入开宣肺气和提升中气的桔梗，杏仁，升麻，柴胡，紫菀等，以达到下病上取，欲降先升，提壶揭盖，升清降浊之意。

西医病口诀：

> 癃闭无尿尿潴留，肾衰神经性闭尿，
> 肾前少尿肝肾综，休克心搏血容少，
> 肾性血管实间质，肾后性的少无尿。

注

对西医学中的各种原因引起的尿潴留及急慢性肾功能衰竭等出现的少尿或无尿症，如神经性尿闭、脊髓炎、膀胱麻痹、膀胱括约肌痉挛、尿路狭窄、尿路损伤、急性肾功能衰竭、慢性肾功能衰竭、尿毒症、肾前性少尿或无尿见于肝肾综合征、休克、心搏量减少、血容量减少。

肾性少尿或无尿见于肾血管疾病、肾实质性损害、肾间质性疾患。

肾后性少尿或无尿见于尿路梗阻如结石、尿路肿瘤、前列腺炎或增生肥大、前列腺癌、糖尿病神经源性膀胱等，出现尿潴留及无尿症时，可参考本篇辨治。

第四节 关 格

关格脾肾虚危重，浊邪壅塞尿闭呕，
尿闭为关呕为格，水肿淋癃晚期愁。
肿淋癃渴久不愈，脾肾阴阳衰惫起，
气化不利湿毒蕴，关格脾肾关系密。
肾膀病变肾为主，湿浊内风瘀水气，
脾肾阳虚衰为本，脾阳肾阳首辨治，
辨清寒湿与湿热。在肝手足搐搦起，
邪在心包神昏谵，痰浊壅肺咳气急。
肾阴虚则虚风动，病因久病伤肾致，
饮食劳欲外邪侵。湿浊瘀毒病因是，
病位脾肾肺肝心，辨别病位标本实，
寒湿湿热脾肾阳，标本兼顾攻补施。
关格尿闭呕同见，小便不通是癃闭。
走哺二便不通呕。三者关格危重疾。

关格阳虚湿浊蕴，吴茱萸汤加温脾。
肝肾阴虚肝风动，杞菊地黄羚钩治。
肾阳衰微毒扰心，参附苏合加用急。
昏迷不醒紫雪丹，阳脱参附龙牡施。
抽搐不止大定风，浊入营血犀角地。
合理运用灌肠法，关格大黄治疗使。

注

关格是脾肾虚衰的危重证。是脾肾虚衰，气化不利，浊邪壅塞三焦，致小便不通与呕吐同时并见为特征的危重病证。

尿闭为关，呕吐为格，合称关格。见于水肿、淋证、癃闭的晚期。

关格病因为：水肿、淋证、癃闭、消渴等日久不愈，致脾肾阴阳衰惫，气化不利，湿浊毒邪内蕴。

关格与脾肾关系密切，病变在肾、膀胱，以肾为主。病理因素为湿浊，内风，血瘀，水气。

关格的病理性质为本虚标实，以脾、肾阳衰为本，浊邪、水气、瘀血、内风为标。关格的辨证当首先辨明寒湿与湿热，辨清以脾阳虚为主，还是以肾阳虚为主；辨兼夹证候：手足搐搦为肝。肾阴虚则虚风内动。邪在心包则神昏谵语。痰浊壅肺则咳嗽气急，且候间有痰声可闻。

关格病因为：久病伤肾，饮食所伤，劳欲过度，外邪侵袭。

关格的病理因素为湿浊，瘀毒。关格病位在脾（胃）、肾（膀胱），以肾为关键，涉及肺、肝、心等。辨别病位，标本虚实。治当标本兼顾，攻补兼施。

关格、癃闭、走哺的区别:

关格为尿闭和呕吐同见。癃闭只是小便不通,没有呕吐。走哺先出现大便不通,而后出现呕吐,最后出现小便不通。三者中关格属危重疾病。

关格证治分类

1. 关格属脾肾阳虚,湿浊内蕴证者以阳虚证和湿浊证同见,症见尿少色清,甚则尿闭,面色晦暗,形寒肢冷,神疲乏力,腹胀浮肿,恶呕便溏,因脾肾阳虚,湿浊内蕴,弥漫三焦,当温补脾肾,化湿降浊,用吴茱萸汤加温脾汤。

2. 关格属肝肾阴虚,肝风内动证者有风动抽搐和烘热晕痛可见,症见小便短少,呕恶频作,头晕头痛,面部烘热,腰膝酸软,因肾阴亏虚,阴不制阳,肝风内动,当滋补肝肾,平肝息风,用杞菊地黄丸加羚角钩藤汤加减。

3. 关格属肾阳衰微,毒扰心神证则见浮肿,少尿或无尿,恶心呕吐,神识昏蒙,肢冷舌胖,因肾阳虚衰,湿毒内盛,扰动心神,当温阳固脱,豁痰开窍,急用参附汤加苏合香丸加减,继用涤痰汤。

昏迷不醒用紫雪丹,心阳欲脱用参附龙牡汤。抽搐不止用大定风珠。浊邪入营动血者用犀角地黄汤。合理运用灌肠法。关格用大黄治疗,要注意大黄的使用法。

若湿浊毒邪凌心、犯肝、动肝,出现昏迷、喘促、惊厥、中风者,预后极差。

西医学中各种原因引起的急慢性肾衰终末期可参考关格治疗。

第五节 阳 痿

> 阳痿不举举不坚,肾心脾肝受损患,
> 先天劳情饮外邪,虚实寒热脏腑辨,
> 多瘀多郁痰瘀阻,虚治脾肾实心肝。
> 补虚通阳祛瘀痰。火衰晕鸣阴冷寒,
> 腰软赞育五子衍。心脾亏虚失眠软,
> 腹胀便溏归脾安。肝郁气滞胁胀烦,
> 抑闷柴胡疏肝散。恐惧启阳娱心丹。
> 阳痿湿热下注证,龙胆泻肝汤加减。

注

阳痿即男性青壮年阳事不举,或临房举而不坚的病证。

由肾心脾肝受损而患,病位在肾心脾肝。

病因为先天禀赋不足,劳伤久病,情志失调,饮食不节,外邪侵袭。

辨证要点为辨虚实,寒热,脏腑。虚证阳痿治脾肾,实证阳痿治心肝。

男子之阳,以通为用。现代的人们活动少,多瘀多郁,痰瘀交阻,应补虚通阳,祛痰活血。

阳痿证治分类

1. 阳痿属命门火衰证者,症见阳事不举,或举而不坚,性欲减退,腰膝酸软,畏寒肢冷,头晕耳鸣,阴器冷缩,因命门火衰,宗筋失温,当温肾壮阳,用赞育丹或五子衍宗丸。

2. 阳痿属心脾亏虚证者则见神萎面色㿠白,舌淡苔薄,脉细,用归脾汤。

3. 阳痿属惊恐伤肾证者则心悸失眠，胆怯多疑，用启阳娱心丹加减。

4. 阳痿属湿热下注证者则见尿短赤，下肢酸困，苔黄脉濡或弦，用龙胆泻肝汤加减。

5. 阳痿属肝郁气滞证则见胸胁胀闷，抑闷不舒，用柴胡疏肝散加减。

第六节　遗精（附：早泄）

肾失固摄遗精患，病机心肾与脾肝。

食情房劳欲念因，遗精久重虚劳转，

辨别虚实和脏腑，君火相火湿热治，

升举阳气调脾胃，益肾固精清心安。

走阳性交泄不止，早泄性交时太短。

精浊茎痛便尿发，流出白物如米泔。

君相火旺连清心_饮，火灼心阴补心丹，

阴火知地大补阴，水不济火封髓丹；

天冬参草地砂柏，滋阴清心又泻肝。

遗精湿热萆薢分，龙胆泻肝、猪肚丸。

劳伤心脾妙香散，中气不升补中痊。

久久遗精痰瘀阻，应当活血又祛痰。

遗精肾气不固证，金锁六味二仙丹，

阴虚及阳用右归，心肾不交斑龙丸，

早泄阴火知柏地，心脾亏损归脾汤，

肾虚不固肾气丸。湿热龙胆泻肝汤。

注

不因性生活而精液遗泄的病证叫遗精。梦遗即梦中而遗。滑精指无梦而遗，甚或醒时精液流出者。遗精的发生，总由肾气失于固摄所致。

其病机与心、肾、肝、脾等脏腑功能失调有关，其中与心肾关系最为密切。病因有饮食不节，情志欲念不遂，劳心过度，恣情纵欲，房劳过度等。

走阳是性交时，精泄不止。早泄是性交时间过短。精浊是在尿前或排尿终了时发生，常伴茎中作痒作痛，尿道流出白色分泌物如米泔或糊状样白物，来源于精室。三者都与遗精有别。

辨别虚实和脏腑，依据君火、相火和湿热的不同而施治。遗精的治疗总则为：上则清心安神（清心安），下则益肾固精，中则调其脾胃、升举阳气。遗精久而严重者可转化成虚劳重证。

遗精证治分类：

1. 遗精属君相火旺证，心肾不交者则见少寐多梦，梦则遗精，兼有心中烦热，头晕目眩，神疲体倦，心悸怔忡，善恐健忘，尿短赤，用黄连清心饮；若心肾不交，火灼心阴者用天王补心丹加菖蒲、莲子；久遗伤肾，阴虚火旺者用知柏地黄丸或大补阴丸；若相火妄动，水不济火者用三才封髓丹（天冬、人参、甘草、熟地、砂仁、黄柏），以泻肝滋阴降火。

2. 遗精属湿热下注证则湿热扰动精室而遗精频作，或尿时有少量精液外流，尿液浑浊热赤，或溺涩不爽，口疮心烦，苔黄脉濡数，用萆薢分清饮，或用龙胆泻肝丸，或用猪肚丸。

3. 遗精属劳伤心脾证而气不摄精者则心悸怔忡，失眠健忘，面黄肢倦，食少便溏，用妙香散（人参、黄芪、山药、茯苓、远志、朱砂、云木香、桔梗）；中气不升者改用补中益气汤。

4. 遗精属肾气不固证者，则肾虚滑脱，精关不固，梦遗频作，甚则滑精，腰膝酸软，咽干心烦，眩晕耳鸣，低热盗汗，颧赤形瘦，用金锁固精丸加减；肾阴虚用六味地黄丸或左归饮，或合用水陆二仙丹；若阴虚及阳而肾中阴阳两虚者，治当阴中求阳用右归丸；若见心肾不交者，用斑龙丸（熟地、菟丝子、补骨脂、柏子仁、茯苓、鹿角胶、鹿角霜），或用桑螵蛸散等化裁。

早泄

1. 早泄属阳虚火旺证者则早泄，性欲亢进，头晕目眩，烦热酸软，用知柏地黄丸。

2. 心脾亏损则早泄，神疲乏力，食少便溏，用归脾汤。

3. 肾虚不固则早泄，性欲减退，阳痿尿多而清长，用金匮肾气丸。

4. 肝经湿热则易举早泄，阴囊潮湿，胸胁胀痛，用龙胆泻肝汤化裁。

西医学认为病理性遗精多属精神神经功能失调所致或患前列腺炎等。

第六章　气血津液病证

气机郁滞为郁证，血溢脉外叫血证，
水液停聚成痰饮，津泄过度出汗证，
阴津亏耗生消渴，气血阴阳虚劳证。
气血痰湿毒结癌，气虚痰湿肥胖病。

注

气血津液是人体的基本物质。气和血是人体生命活动的动力源泉，又是脏腑功能活动的产物。

津液是人体水液的总称，是维持人体生理功能活动的重要物质。

气血津液运行失常或生成不足，可引起：气机郁滞为郁证，血溢脉外叫血证，水液停聚成痰饮，津泄过度为汗证，阴津亏耗发消渴，气血阴阳亏损可日久引起虚劳证，气血阴阳亏虚或气血水湿郁阻引起内伤发热。

气、血、痰、湿、毒之蕴结日久引起癌症。气虚而痰湿偏盛可发为肥胖病。

第一节　郁　　证

总　　诀

郁证情志不舒生，抑郁闷胀情不宁，
咽似异物梗哭怒。梅核抑郁咽如梗，
没有咽痛吞咽难。虚火喉痹灼热疼，
咽干咽痒异物感。噎膈胸骨后觉梗，
吞难和情绪无关。脏躁癫证别郁证。
三因七情《内经》五，《丹溪心法》六郁名。
气郁火湿血痰食，气血失调肝脾心，
生痰化火伤阴血，疏通气机怡情性。
虚补气血以扶正，实证疏肝理气宁。

详　　诀

1. 实证

肝郁太息胁胀著，情绪不宁柴胡疏，
常服越鞠行气郁。痰气郁结用半朴，

郁火便秘躁怒胀，丹栀逍遥左金除。

痰热温胆芩贝蒌。郁证血瘀血府逐。

2. 虚证

郁证心肾阴虚证，健忘失眠情不宁，

天王补心加六味，烦热盗汗心悸症。

郁证心神甘麦枣，忧哭恍惚神不宁。

郁证心脾两虚证，少寐健忘归脾斟。

心悸胆怯面无华。郁证肝肾阴亏晕，

遗精滋水清肝饮，或用杞菊地黄丸。

简　诀

肝郁胁胀柴胡疏，痰气郁结用半朴，

痰热温胆芩贝蒌，郁证血瘀血府逐，

郁火左金丹栀逍，阴火滋水清肝好，

心脾两虚归脾汤，忧郁心神甘麦枣。

心肾阴虚盗汗悸，遗精天王补心疗。

注

郁证是由于情志不舒，气机郁滞所引起的一类病证，属于情志病变。郁证以心情抑郁，胸部闷满，胁肋胀痛，情绪不宁，易哭易怒或咽中似物梗塞感。《内经》中没有"郁证"病名，但有关于"五气之郁"的论述。

郁证梅核气因抑郁而起，咽中自觉有物梗塞，但没有咽痛及吞咽困难。

虚火喉痹者咽中有异物感，但有火的症状：咽中灼热或灼热痛，咽干咽痒等症状，都与情绪无关。

噎膈在胸骨后觉得哽噎吞咽困难，日渐加重，与情绪无关。

脏躁与癫证看相关章节，与郁证是易区别的。

陈言《三因方》提出七情致郁的学说。《内经》5郁为水郁，木郁，火郁，土郁，金郁。《丹溪心法》载有气郁、火郁、湿郁、血郁、痰郁、食郁等6郁，以气郁为先，而后五郁才能形成。

因为郁证初起，总属情志所伤，气分郁结，逐渐形成五脏气机不和，气血失调而生郁证，主要累及肝、脾、心三脏。由气郁导致生痰化火，久则耗伤阴血。

郁证的辨证以虚实为纲（虚则补益气血扶正，实则疏肝理气），治疗郁证的总则是疏通气机（理气开郁，调畅气机，怡情易性为总则）。

郁证证治分类

郁证属实者分为4个证型：

1. 郁证属肝气郁结证则精神抑郁，情绪不宁，善太息，胸闷胁胀，脘闷呃气，不思饮食，因肝郁气滞，脾胃失和，宜疏肝解郁，理气畅中，用柴胡疏肝散加减；也可常服越鞠丸以行气开郁；

2. 郁证属气郁化火证则性情急躁易怒，胸胁胀痛，口干口苦，头痛目赤，吞酸便秘，因肝郁化火，横逆犯胃，当疏肝解郁，清肝泻火，用丹栀逍遥散加减；吞酸加左金丸，热盛伤阴用滋水清肝饮。

3. 郁证属痰气郁结证（此为无形之痰，与有形之痰无关）则精神抑郁，胸闷痞塞，咽中似物梗塞，吞之不下，吐之不出，当行气开郁，化痰散结，用半夏厚朴汤加减（自《金匮要略》以来，即用本方化裁施治）；痰热者用温胆汤加黄芩、贝母、瓜蒌皮治之；

4. 郁证属心神失养证（心肾惑乱证）的脏躁证则精神恍惚，心神不宁，多疑易惊，悲忧善哭，喜怒无常，或时时欠伸，或手舞足蹈，骂怒喊叫，舌淡苔薄，脉弦细，因营阴暗耗，心神失养，当甘润缓急，用甘麦大枣汤，有时此方合用百合地黄汤可提高疗效。如喘合五磨饮子开郁。

5. 郁证心脾两虚证则多思善虑，心悸胆怯，失眠健忘，头晕神疲，面色不华，食少脉细弱，因脾虚血亏，心失所养，当健脾养心，补益气血，用归脾汤加减。

6. 郁证属心肾阴虚证，则见失眠健忘，情绪不宁，五心烦热，盗汗，心悸，遗精腰酸，因阴精亏虚，阴不涵阳，当滋养心肾，用天王补心丹加减；可合用六味地黄丸。

7. 郁证属血行郁（瘀）滞证者则抑郁或急躁，局部发热，或热感，舌紫暗，或有瘀点、瘀斑，治当理气解郁，活血化瘀，用血府逐瘀汤加减。

8. 郁证属肝肾阴亏证则抑郁不舒，眩晕耳鸣，面红目赤，麻木肉眴，用滋水清肝饮，若眼涩目眩者用杞菊地黄丸。

总之，郁证属虚者均当益气补血，滋阴养心。除药物外，郁证的精神治疗也很重要。

西医学的神经官能症中的部分神经衰弱、癔病、抑郁症、反应性精神病、更年期综合征等病，属于本病范围，可参考治之。

第二节　血证总诀

血证血不循常道，渗出肌肤和诸窍。
备急千金犀地黄。血证之名正传找，
源候详细论血证，景岳火盛气虚疗。
《血证论》中有治血，止血消瘀宁补血。
治疗血证三原则：治火治气和治血。
辨清虚实与部位，虚实转化重止血。
先醒三法治吐血：不宜伐肝（宜）补肝得，
不宜降火宜降气，不宜止血宜行血。
血证三证热盛血，阴火气虚不摄血。

注

血证指凡是血液不循常道，或渗出于肌肤，或上溢于口鼻诸窍，或下泄于前后二阴或诸窍所致的疾患，统称血证。

《备急千金方》首载用犀角地黄汤治血热出血证。《医学正传·血证》最先将各种出血取名为"血证"。《诸病源候论·血病诸候》将血证称为血病，对各种血证的病因病机作了详细的论述。《景岳全书·血证》将血证的共同病机归纳为火盛和气虚两大类进行治疗。

血证一般分为血虚，血瘀和出血。血证的病机主要有火盛，气伤和瘀血。

外感引起血证的主要原因是风、热、燥、火等阳邪为患。

血证属实火者，病位多在肺、胃、心、肝、肠及膀胱。

血证属气虚者，病位多在脾、肾。

《血证论》是血证专著，明确提出治血证的四大法是治疗血证的大纲：止血，消瘀，宁血，补血（补虚）；通治血证大纲亦遵此四大法。

总的来说，治疗血证有三个原则：治火（实火所致之血证当清热泻火，虚火则当滋阴降火），治气（实证应清气降气，虚证当补气益气），治血（血热妄行者当凉血止血，出血兼瘀滞者当活血止血，急性大出血者当收敛止血）。此三个治则亦可说为：止血，治因，固本。此三法相辅相成，联系证候的虚实及病情轻重灵活应用。

辨证时当辨清证候、虚实转化、出血部位、脏腑病位等，再思治则，其重点和最终目的是要止血。

《先醒斋医学广笔记·吐血》提出了治吐血的三大法（宜补肝不宜伐肝，宜行血不宜止血，宜降气不宜降火）对现实仍有指导作用。在临床上，血证常见热盛迫血证、阴虚火旺证和气虚不摄证3种证候。

西医学的血证见于：二尖瓣狭窄，肝硬化，急性肾小球肾炎，肾结核，胃及十二指肠溃疡，溃疡性结肠炎，过敏性紫癜，支气管扩张，特发性血小板减少性紫癜，肺结核等，都可有出血。

口诀：

> 血证二狭肝硬化，小球肾炎肾结核，
> 胃十二溃结肠溃，过敏紫癜支管扩，
> 小板减少性紫癜，肺结核等可出血。

出血的称呼与分类（见《中医妇科学》高等教材第九版第33页"出血"）

> 出血上溢吐衄咳，下溢崩漏尿便血。
> 中医内出血瘀血，宫外孕破流产血。
> 血液病伤皮下血，卵巢黄体破裂血。
> 中医外出血分为，气虚血瘀或血热，
> 经长恶露先多崩，经行吐衄经间血。

注

正常人血行脉中，如脉络损伤，血溢于外，即为出血。

从上而出血者叫上溢，如吐血、衄血、咳血等。从下而出血者叫下溢，如崩漏、尿血、便血等。中医学将内出血叫瘀血，如宫外孕破裂出血、流产出血，血液病或外伤引起的皮下出血、卵巢黄体破裂出血。中医学的出血分为气虚、血瘀、血热之不同。三者可引起月经过长、恶露不绝、月经先期、月经过多、崩漏、经行吐衄、经间期出血。

（1）与血证的顺逆预后的有关因素有：

> 血证顺逆血量关，外感易治内伤难，
> 新病易治久难治，出血热咳脉数难。

注

血证的顺逆预后，主要与口诀中的3个因素有关：

①与出血量的多少密切相关，出血量少者病轻，出血量多者病重，出血量太多则易形成

气随血税的急重危证。

②外感引起出血者预后较好，内伤所致出血者难治，则预后较差，新病易治，久病难治。

③与兼证有关。在出血的同时伴有发热、咳喘、脉数等症者，一般病情较重。

（2）咳血与吐血的鉴别要点：

> 咳血气道肺咳出，燥热肝火虚热出，
> 咳血鲜红常夹痰，咳嗽胸闷喉痒著。
> 吐血紫暗夹食物，胃热肝火气虚出，
> 胃脘不适恶心痛，柏油样便黑色著。

注

咳血的病位在肺，经气道由咳嗽而出。

病因病机为燥热之邪、肝火、阴虚肺热致肺络损伤，血溢脉外而出血；出血色泽为咳血鲜红，常夹泡沫或痰涎，或痰带血丝，或纯血鲜红，常见痰中带血数天；相兼症状为咳血多伴有咳嗽，胸闷，喉痒等症。

吐血病位在胃，经呕吐而出；病因病机为胃热、肝火、气虚等，致胃络受损，或血失统摄，血液外溢而成；其出血色泽为血呈现紫暗色，且常夹有食物残渣；相兼症状为吐血多伴有胃部不适，恶心，胃痛等，吐血之后痰中无血，但大便多呈黑色，又称柏油样便。

（3）便血痢疾之便下脓血肠风下血和脏毒下血的鉴别：

> 痢疾饮食与季节，具有传染混脓血，
> 里急后得腹中痛，据此四点可区别。
> 便血厚味酒辛辣，劳倦脾胃虚寒发，
> 纯血血便不传染，腹痛没有里急杂。
> 肠风血清血色鲜，血浊血黯脏毒下。

注

痢疾与发病季节、饮食卫生密切相关，有传染性，常脓血相混，主证是腹痛与里急后重。

便血多因饮食厚味，食酒辛辣，或劳倦过度，或脾胃虚寒所发，便血不传染，只为血与便相杂，或单纯下血，可有腹痛但便血无里急后重感。肠风下血者血清而血色鲜，脏毒下血者血浊而血色黯。

（4）各种血证证治分类简诀（总括诀）：

> 鼻衄气血（弱）归脾汤，肝火龙胆泻肝汤，
> 热邪犯肺桑菊饮，玉女（煎）胃热炽盛康。
> 齿衄阴火茜根散：阿胶芩侧草生地。
> 阴火滋水清肝饮：地药吴丹栀草泽，
> 归芍柴苓疏肝郁，肝郁胁肋胃痛灭。
> 齿衄胃火炽盛发，清胃散加泻心汤；
> 咳血肺燥桑杏汤，阴虚（肺热）百合固金尝；
> 肝火犯肺泻白散，再加黛蛤成良方。
> 吐血气虚归脾治，肝火龙胆泻肝汤；
> 吐血胃热壅盛证，十灰散加泻心汤。
> 便血肠道湿热酿，地榆散或槐角方；
> 脾胃虚寒喜热饮，温阳摄血黄土汤。

尿血脾虚归脾汤，肾火知柏地黄汤，

心火下热小蓟饮，肾虚无比山药（丸）尝。

紫斑气虚用归脾，紫斑血热犀地黄，

紫斑阴火茜根散，六味地黄酌情商。

注

鼻衄属气血虚弱证者用归脾汤，鼻衄属肝火者用龙胆泻肝汤，鼻衄属热邪犯肺者用桑菊饮，鼻衄属胃热炽盛者用玉女煎。

齿衄属阴虚火旺证者用茜根散：阿胶苓侧草生地。齿衄阴虚火旺者用滋水清肝饮：生地、山药、吴茱萸、牡丹皮、栀子、甘草、泽泻、当归、白芍、柴胡、茯苓为方，可疏肝解郁，衄血兼胁肋胃痛者，疏肝解郁以治肝郁胁肋胀痛、胃痛。齿衄属胃火炽盛证者用清胃散加泻心汤；

咳血属燥热犯肺证者用桑杏汤。咳血属阴虚肺热证者用百合固金汤；咳血属肝火犯肺证者用泻白散，或再加黛蛤散。

吐血属气虚血溢证者用归脾汤。吐血属肝火犯胃证者用龙胆泻肝汤。吐血属胃热壅盛证用十灰散加泻心汤。

便血属肠道湿热证者用地榆散或槐角丸。便血属脾胃虚寒证者则喜热饮，当温阳摄血用黄土汤。

尿血属脾虚不统血证者用归脾汤。尿血属肾虚火旺证者用知柏地黄汤。尿血属下焦热证之心火下移小肠用小蓟饮子。尿血属肾气不固证者用无比山药丸。

紫斑属气不摄血证者用归脾汤。紫斑属血热妄行证者用犀角地黄丸。紫斑属阴虚火旺证者用茜根散，或六味地黄丸。

齿衄阴虚火旺者用滋水清肝饮：生地、山药、吴茱萸、牡丹皮、栀子、甘草、泽泻、当归、白芍、柴胡、茯苓为方。

血证治疗分类：

（5）鼻衄（详诀）

鼻衄胃热玉女煎，渴饮烦躁大便干，

鼻衄肺热桑菊饮，干燥身热咳少痰。

鼻衄肝火龙胆泻，头痛目赤燥怒眩。

鼻衄气血虚归脾，晄白晕鸣悸少眠。

注

鼻衄不包括外伤和倒经出血。

①鼻衄属热邪犯肺证则见口干咽燥，身热，咳嗽痰少等症，因燥热伤肺，血热妄行，上溢清窍，当清泄肺热，凉血止血，用桑菊饮加减。

②鼻衄属胃热炽盛证则大便干燥，口渴引饮，烦躁，因胃火上炎，迫血妄行，宜清胃泻火，凉血止血，用玉女煎加减。

③鼻衄属肝火上炎证则头痛，目赤目眩，烦躁易怒，因火热上炎，迫血妄行，上溢清窍，当清肝泻火，凉血止血，用龙胆泻肝汤加减。

④鼻衄属气血亏虚证则见面色㿠白，头晕耳鸣，心悸，失眠或夜寐不宁，气虚不摄血，血溢清窍，血去气伤，气血两亏，当补气摄血，用归脾汤加减。

现代医学认为鼻衄可因鼻腔局部疾病和全身性疾病所引起。对内科常见的传染性或发热性疾病、血液病、风湿热、高血压病、心脏病、肝硬化、维生素缺乏症、烧烫伤、化学药品中毒、药物中毒等疾病所出现的鼻衄，在参考本篇辨治的同时，应扩大思路，灵活处理。

（6）齿衄

> 齿衄胃火红肿疼，口臭清胃加泻心。
> 齿衄阴火烦劳发，六味地黄合茜根（散）。
> 滋水清肝肝肾虚，六味枣柴归芍栀，
> 肝郁胁肋胃痛血，咽干口燥脉数细。

注

齿衄排除外伤出血。舌衄是舌体出血，叫舌衄。

①齿衄属胃火炽盛证则见齿龈红肿疼痛，头痛，口臭，因胃火内炽，循经上犯，当清胃泻火，凉血止血，用清胃散加泻心汤治之。

②齿衄属阴虚火旺证则每遇烦劳即发，齿摇不坚，因肾阴不足，虚火上炎，络损血溢，当滋阴降火，凉血止血，用六味地黄丸合茜根散（黄芩胶侧生地草）治之。

参考：齿衄因肝郁化热致肝肾阴虚见胁肋痛，胃痛胃出血，咽干口燥，脉数细，用滋水清肝饮：六味地黄丸加枣仁、枣皮（山萸肉）、柴胡、当归、白芍、栀子。

对现代医学的血液病、维生素缺乏症、肝硬化等所出现的齿衄，可参考本篇辨治。

（7）咳血

> 咳血肺燥桑杏汤，痰带血丝咳喉痒，
> 口干鼻燥身发热，舌红少津苔薄黄。
> 咳血肝火犯肺证，胁胀烦怒痰带血，
> 口苦脉弦苔薄黄，黛蛤泻白止咳血。
> 咳血阴虚肺热证，颧红盗汗又潮热，
> 百合固金汤加减，或加十灰散凉血。

注

咳血由肺、气道而来，经咳嗽而出，常先有喉痒胸闷，咯则出血，常痰夹血，多有慢性咳嗽、痰喘、肺痨等病史。鼻咽部、齿龈及口腔其他部位出血常为纯血或随唾液而出，血量少，有相应部位的不舒服。

①咳血属燥热伤肺证则喉痒咳嗽，燥痰带血丝，口干鼻燥，或身发热，舌红少津，苔薄黄，脉数，因燥热伤肺，肺失清肃，肺络受损，当清热润肺，宁络止血，用桑杏汤加减。

②咳血属肝火犯肺证则咳嗽阵作，反复咳咯，痰中带血，或咳吐纯鲜血，胁胀烦怒，口苦脉弦，苔薄黄，因木火刑金，肺失清肃，肺络受损，当清肝泻火，凉血止血，用黛蛤散合泻白散。

③咳血属阴虚肺热证则两颧发红，盗汗潮热，痰量少，痰带血丝，舌红，脉细数，因虚火灼肺，肺失清肃，肺络受损，当滋阴润肺，宁络止血，用百合固金汤加减治疗，或加十灰散以凉血止血。

现代医学称咳血为咯血，多因支气管及肺部疾病引起，也可由心血管疾病（如二尖瓣狭窄、肺梗死、高血压），血液病（紫癜、白血病），传染病（如肺出血型钩虫病、流行性出血热）等引起。其中以肺结核，肺炎，支气管扩张，二尖瓣狭窄等疾病引起的咯血较为常见。

（8）吐血

> 吐血血中没有痰，多有典型黑大便。

　　　　吐血胃热壅盛证，口臭便秘亦常见，

　　　　舌红苔黄脉滑数，频频吐血又量大，

　　　　禁止饮食要首先。泻心汤加十灰散。

　　　　吐血肝火胁胀怒，口苦龙胆泻肝痊。

　　　　吐血气虚血溢证，疲乏心悸又气短，

　　　　面色苍白脉细弱，要用归脾汤加减。

注

　　吐血是指各种原因致胃络损伤，血经口而吐出者叫吐血，又叫呕血（现代医学只称呕血，常与黑大便同时论述）。吐血量大，或频频吐血者，首先要暂时禁止饮食。

　　吐出的血在血中没有痰，但常常混杂食物残渣，吐血前有恶心头晕，胃脘不适等胃病史，多有典型黑大便。鼻腔、口腔及咽喉出血有相应部位的不适，且不夹食物残渣。

　　① 吐血属胃热壅盛证则所吐出之血红或紫暗，常夹有食物残渣，脘腹胀闷，胃部灼热嘈杂，口臭便秘亦常见，舌红苔黄，脉滑数，频频吐血又量大，首先要禁止饮食。因胃热内郁，热伤胃络，当清胃泻火，化瘀止血，用泻心汤加十灰散化裁。

　　② 吐血属肝火犯胃证则吐出之血红或紫暗，胁胀易怒，口苦失眠，有的在面部、颈、胸、臂可见红丝赤缕，因肝火横逆，胃络损伤，当清肝泻胃，凉血止血，用龙胆泻肝汤加减。

　　③ 吐血属气虚血溢证则吐血反复发作或绵绵不止，时轻时重，神疲乏力，心悸气短，面色苍白，脉细弱，因中气亏虚，统血无权，血液外溢，当健脾益气摄血，用归脾汤加减。

　　对现代医学中的胃及十二指肠溃疡、肝硬变所致食管破裂或胃底静脉曲张破裂、食管炎、急慢性胃炎、胃黏膜脱垂症、胃癌、血液病、尿毒症及应急性溃疡引起的吐血，可参考本证辨治。

　　（9）便血

　　　　便血近红远紫黯，胃肠脉络损伤患。

　　　　便血肠道湿热证，槐角丸或地榆散。

　　　　便血气虚归脾汤，乏力食少萎黄倦。

　　　　便血脾胃虚寒证，便溏喜热人懒言，

　　　　面色㿠白神倦乏，中寒黄土汤加减。

注

　　便血血色红者为近血，紫黯者为远血，都因胃肠脉络损伤所致。便血常为柏油样大便，无里急后重。痢疾有腹痛，里急后重，肛门灼热等。

　　① 便血属肠道湿热证则便血色红，或便后滴血，大便不畅或稀溏，或有腹痛，口苦，舌质红，苔黄腻，脉濡数，因肠道湿热蕴结，脉络受损，血溢肠道，当清热化湿，凉血止血，用槐角丸合地榆散加减。

　　② 便血属气虚不摄证则便血反复发作，色红或紫暗，乏力食少，面色萎黄，神疲倦怠，心悸少寐，因中气亏虚，气不摄血，血溢胃肠，当益气摄血，用归脾汤加减。

　　③ 便血属脾胃虚寒证则便血紫黯，甚者黑血，便溏，喜热饮，神倦懒言，面色㿠白，因中焦虚寒，统血无力，血溢胃肠，当养血温中，养血止血，用黄土汤加减。

　　对现代医学中的消化系溃疡或炎症、坏死性小肠炎、肠道慢性炎症、癌症肿瘤、息肉、憩室炎、血液病、肠道寄生虫、中毒、维生素缺乏症、急性感染性疾病等内伤杂病所致的便血或隐血，可参考本篇治疗。

（10）尿血：

尿血病位在肾膀，脾肾不固脉络伤。

心火下热小蓟饮，尿赤灼热面赤疮。

尿血肾虚火旺证，知柏地黄潮热状。

尿血脾不统血证，倦乏气短归脾汤。

尿血肾气不固证，神疲腰软头晕鸣，

无比山药丸巴戟，山萸菟地菀味神，

石脂牛膝泽泻仲。酌加固涩止血灵。

注

尿血病位在肾、膀胱。病机为脾肾不固、脉络损伤所致。尿血是尿中混有血液，或夹有血丝，但排尿时不痛。血淋有疼痛，还尿频尿急。

① 尿血因心火亢盛而致下焦热盛证，则见尿血鲜红，尿赤灼热，面赤口疮，因热伤血络，血渗膀胱，当清热利湿，凉血止血，用小蓟饮子治之。

② 尿血属肾虚火旺证，则小便短赤带血，头晕耳鸣，颧红潮热，腰膝酸软，因虚火内炽，灼伤脉络，当滋阴降火，凉血止血，用知柏地黄丸加减。

③ 尿血属脾不统血证，则久病尿血，兼见肌衄、齿衄，食少，倦乏气短，面色不华，因中气亏虚，统血无力，血渗膀胱，当补中健脾，益气摄血，用归脾汤加减。

④ 尿血属肾气不固证则久病尿血，血色淡红，或镜下血尿，神疲腰软，头晕耳鸣，舌淡，脉沉弱，因肾虚不固，血失藏摄，当补益肾气，固摄止血，用无比山药丸加减（无比山药丸由山药、巴戟、山萸肉、肉苁蓉、熟地、菟丝子、五味子、茯神、赤石脂、牛膝、泽泻、杜仲等组成）。治尿血诸方中，应酌加固涩、止血之品则疗效更好。

对现代医学的全身出血性疾病，感染性疾病如肾炎、肾结核、急性尿路感染、泌尿系肿瘤、血液病、结缔组织病、心血管疾病及尿路结石等所致的尿血，可参考本篇治疗。

（11）紫斑：

紫斑血热犀地汤，热渴脉数舌苔黄。

紫斑阴火茜根散，紫斑气虚归脾汤。

注

紫斑即肌衄，与脾有关。紫斑小者如针尖般大，大者融合成片，压之不退色，好发于四肢、以下肢多见。斑丘疹略高出皮肤，压之退色。

① 紫斑属血热妄行证则见皮肤出现青紫斑点或青紫斑块，兼鼻衄、齿衄、便血、尿血，舌苔黄，脉数，身热口渴，因热壅经络，迫血妄行，当清热解毒，凉血止血，用犀角地黄汤加减。

② 紫斑属阴虚火旺证则皮肤出现青紫斑点或青紫斑块，兼鼻衄、齿衄或月经过多，手足心热，潮热盗汗，因虚火内炽，灼伤脉络，当滋阴降火，宁络止血，用茜根散加减。

③ 紫斑属气不摄血证则反复肌衄，以下肢多见，久病不愈，神疲乏力，头晕目眩，食少无华，因中气亏虚，统摄无力，宜补气摄血，用归脾汤加减。

对现代医学的原发性血小板减少性紫癜或其他因素引起的继发性血小板减少性紫癜、过敏性紫癜等，可参考本篇辨治。

第三节 痰 饮

总 诀

痰饮水湿同一源，三焦肺脾肾相关，
脏气虚弱中阳虚_损，饮稀痰稠湿滞黏，
水属清液相转化，饮食劳欲寒湿犯。
广义4饮之总称，狭义饮中一型唤。
痰饮病有4特点，痰鸣胸闷肿胀满，
食少恶呕眩晕悸，痰多苔腻脉滑弦。
痰证麻木痛瘰瘤，癫狂动风脸面青。
水饮内迫心阳证，悸忡唇紫当胸闷。
水饮犯肺平卧难，呼多吸少喘促频。
肾阳若被水饮犯，尿多腰下水肿甚；
上蒙清窍头沉重，口中尿味神倦昏。

水饮内迫心阳证，悸忡唇紫当胸闷。
水饮犯肺平卧难，呼多吸少喘促频。
肾阳若被水饮犯，尿多腰下水肿甚；
上蒙清窍头沉重，口中尿味神倦昏。

痰饮阳虚而阴盛，本虚标实主次明。
痰饮产物病因辨，虚实寒热四种饮。
痰饮温化健脾肾，发汗利尿逐水饮。

详 诀

痰饮脾阳虚弱证，苓桂术甘小半苓，
喜温怕冷头晕眩，食少胃有振水音。
饮留胃肠口燥干，己椒苈黄、甘遂半，
便秘泻利后舒服，水走肠间痛坚满。
悬饮犯肺柴枳半，寒热往来口苦干，
呼吸转侧胸胁痛，心下痞硬咳有汗。
悬饮胸胁平卧难，十枣汤或控涎丹，
咳唾痛轻喘息重，病侧胁间隆胀满。
悬饮络气香附旋，络气不和阴天重，
呼吸不畅发闷咳，灼痛刺痛胸闷痛。

悬饮虚热泻白散，沙参麦冬两颧红，
咳呛时作消瘦烦，潮热痰黏闷胸痛。
溢饮表寒里饮证，恶寒无汗小青龙。
寒束里热大青龙，体痛沉重身浮肿。
支饮寒饮伏肺证，白沫痰多小青龙，
支撑胸膈喘难卧，遇寒发病或加重；
气壅支饮喘急证，葶苈大枣泻肺汤。
支饮脾肾阳虚证，苓桂术甘肾气丸，
痰多喘促动加重，足跗水肿肢冷寒。

简　　诀

痰饮留胃肠甘遂半，或用己椒苈黄丸。
痰饮脾阳虚弱证，苓桂术甘、苓小半。
悬饮虚热沙麦、泻（白散），悬饮犯肺柴枳半，
饮停胸胁十枣控，络气不和香附旋。
支饮寒饮伏肺证，小青龙汤温化安。
支饮脾肾阳虚证，苓桂术甘、肾气丸。
溢饮温肺小青龙，外寒里热大青龙。

注

顺诀释义可知：

痰饮是指体内水液运化失常，停积于某些部位的一类病证。痰，通淡、澹。指水的淡荡流动。饮为水，又叫"淡饮、流饮"名。

可见，痰饮属于有形之痰。无形之痰也是水液不归正化所致，并以无形的形式反映出疾病过程的复杂症状及体征，无形之痰积阻在经络则痹麻痛，上犯清窍则头昏眩晕，耳鸣，口眼歪斜。无形之痰闭阻胸阳则胸痛胸痹，故百病皆痰，怪病治痰，即此理。

痰、饮、水、湿同出一源，都因津液不归正化，停积而成，与肺、脾、肾三脏功能失调有关；与三焦的蒸腾气化功能失调也有关。

痰饮病是因中阳素虚、脏气虚弱，导致三焦气化失宣，肺脾肾对津液的通调传输蒸化失职，阳虚阴盛，水饮内停。

饮多清稀；痰多稠厚，湿性黏滞；水属清液。在一定条件下四者相互转化。饮证的病因为饮食不当，劳欲所伤，或感受寒湿所致。

广义的痰饮是4饮（痰饮、悬饮、溢饮、支饮）的总称。狭义的痰饮是诸饮中的某一个类型。

痰饮病有4个特点：①浮肿，胀满，胸闷；②肠鸣，食少，呕吐，恶心；③咳喘痰鸣，痰多，眩晕，心悸；④苔腻，脉弦滑。

有水就叫积液，停水则生湿，"饮因于湿"。积液"积水不散，亦能变痰"，即"水泛为痰"。

根据饮停的部位不同，分为痰饮、悬饮、溢饮、支饮4类。

痰证则见麻木，疼痛，瘿瘤，癫狂，动风，脸晦暗，面色青。

水饮内迫心阳（水饮凌心）证则心悸怔忡，口唇紫暗，当胸闷痛。水饮犯肺则平卧难，呼多吸少，喘促气急，呼吸频快。

肾阳若被水饮犯，则尿多，腰下水肿甚。水饮上蒙清窍则头沉重，口中尿味，神倦头昏。

痰饮总属阳虚阴盛，本虚标实之证，故应辨清标本主次，辨清痰饮是病理产物还是当前的致病因素，辨清虚实、寒热、是这四种饮证中的何种证型。

《金匮要略》说："病痰饮者，当以温药和之"。有水液水饮就治当温或攻。温则饮化则能祛水；饮太多则可攻下而祛。故治疗总以温化为原则，宜用健脾、温肾为其治本之法，发汗、利尿、攻逐为治标的权宜之法，待水饮消退后，再予以治本复原。痰饮产物病因辨，虚实寒热四种饮。

痰饮证治分类

（一）痰饮

痰饮，饮停胃肠叫痰饮。

1. 痰饮属脾阳虚弱证则胸胁支撑胀满，心下痞闷，喜温怕冷，头晕目眩，食少，胃中有振水音，因脾阳虚弱，清阳不升，水饮内停，当温脾化饮，用苓桂术甘汤合小半夏加茯苓汤加减。

2. 痰饮属饮留胃肠证者为痰饮重证，症见心下坚满，脘痛，便秘泻利后舒服，水走肠间，便秘，腹痛坚满因水饮壅结，留于胃肠，郁久化热，当攻下逐饮，宜用己椒苈黄丸或甘遂半夏汤加减。

（二）悬饮

悬饮，饮流胁下叫悬饮。

1. 悬饮属邪犯胸肺证则寒热往来，口苦咽干，呼吸转侧胸胁疼痛加重，心下痞硬，咳嗽痰少，有汗但热不寒。因邪犯胸肺，枢机不利，肺失宣降，当和解宣利，用柴枳半夏汤。

2. 悬饮属饮停胸胁证则胸胁疼痛，平卧难，咳唾后疼痛减轻，喘息重，病侧胁间隆起胀满，因饮停胸胁，脉络受阻，肺气郁滞，当泻肺祛饮，用椒目瓜蒌汤合十枣汤或控涎丹加减。

3. 悬饮属络气不和证则胸胁疼痛，阴天重，呼吸不畅，发闷咳，灼痛、刺痛、胸闷痛，重者胸廓变形，因饮邪久留，气机不利，络脉痹阻，当理气和络，用香附旋覆花汤加减。

4. 悬饮属阴虚内热证则两颧红，潮热盗汗，五心烦热，咳呛时作，消瘦，心烦，痰黏，胸闷胸痛，因饮阻气郁，化热伤阴，当滋阴清热，用沙参麦冬汤合泻白散加减。

（三）溢饮

溢饮，饮流于肢体为溢饮。

溢饮因表寒里饮证则身体沉重疼痛，甚则四肢肌肉皮下浮肿，恶寒无汗，咳喘痰多，白沫稀痰，因肺脾失调，寒水内留，泛流肢体，当发表化饮，用小青龙汤加减治表寒里饮证。

若表寒里热证则表寒外束，内有里热，体痛沉重，身浮肿。用大青龙汤。

注意区别溢饮、支饮及风水之不同。

（四）支饮

支饮，饮流于胸肺为支饮。

1. 支饮属寒饮伏肺证则支撑胸膈，咳逆喘满，喘难平卧，白沫痰多，遇寒发病或加重，因寒饮伏肺，遇寒引动，肺失宣肃，当温肺化饮，用小青龙汤加减。支饮见气壅喘急者用葶苈大枣泻肺汤。支饮见邪实正虚者则喘满胸闷，心下坚满，面色黧黑，或经吐下也没治愈，当行水散结，补虚清热，用木防己汤。支饮体虚而表证不显著者用苓甘五味姜辛汤。此体现了中医随证灵活施治，整体考虑的特色。

2. 支饮属脾肾阳虚证则痰多喘促，动则加重，足跗水肿，肢冷畏寒，因支饮日久，脾肾阳虚，饮凌心肺，当温补脾肾，以温化水饮，用苓桂术甘汤合《金匮》肾气丸加减。脐下悸，吐涎沫，头昏目眩，是饮邪上犯，属虚中夹实之证，用五苓散化气行水。

述痰：

燥痰：痰证兼燥象。咯痰黏稠如珠如线，甚者如索，咯痰量少且难咯出，痰中带血，便秘，口鼻喉干燥，舌燥，脉细数，治当润燥化痰。

湿痰：湿聚成痰，痰盛兼湿象。身重困倦，胸闷，呕恶痰多食少，脉濡滑，舌苔厚腻，治当燥湿化痰。

热痰：痰热互结。烦热，咳痰黄稠、便结，喉痹癫狂，舌红绛，脉滑数，治当泻热豁痰。

寒痰：寒与痰结。痰盛有寒象。咳痰清稀，畏寒肢冷，骨痹刺痛，四肢不举，脉沉迟，治当温化痰涎。

风痰：痰盛动风。头晕目眩，喉中痰鸣，突然仆倒，口眼㖞斜，舌强不语，四肢麻木偏瘫，治当祛风豁痰。

无形之痰停滞，可导致痒、麻、痛、痹。痰浊上犯清窍则头昏、眩晕、耳鸣、口眼歪斜。痰闭胸阳可导致胸痹胸痛。古人说百病兼有痰，痰生怪病。痰可凌心、射肺、犯脾引起慢性病，痰瘀互结则病情更加缠绵。

对西医学的慢性支气管炎、支气管哮喘、肺心病、矽肺、渗出性胸膜炎、心包积液、胸腔积液、肺囊肿、肾炎水肿、慢性胃炎、胃下垂、胃扩张、胃肠功能紊乱、不完全性幽门梗阻、低位性单纯性肠梗阻等病的病程中某个阶段有痰饮证的临床表现者，可参照此篇辨治。

第四节　消　渴

消渴三多和一少；七情饮食与房劳。
肾本涉及肺脾胃，阴虚为本燥热标。
气阴两伤阴阳虚，阴虚燥热百证到，
雀盲耳聋白内障，中风瘫痪和肺痨，
水肿痈疽疔疮疡。《准绳》上中下三消，
《内经》首载消渴名，消渴专篇《金匮》找。
渴而多饮上消病，消谷善饥是中消，
下消如脂尿频多。消渴辨别本与标，
病位本症并发症。治则滋阴又润燥。
上消润肺兼清胃，滋肾清胃治中消，
下消滋肾兼补肺，滋肾养阴疗三消，
燥热血瘀该活血，禁酒房室咸面好。

上消肺热消渴方，蜜连花地藕奶姜。

中消连栀玉女煎，中消气阴亏虚伤，

七味白术生脉散。下消肾阴六味良。

阴阳两虚肾气丸，气血阴阳（虚）鹿茸（丸）当：

鹿茸丸中玄麦膝，参芪熟地补骨脂，

五味茯苓鸡内金，枣皮苁蓉地骨皮。

注

消渴是以多饮、多食、多尿、身体消瘦（体重减少），或尿浊、尿有甜味为特征的病证。

消渴以饮食不节，情志失调，劳欲过度等为主要病因。

消渴病变涉及肺胃（脾）肾，以肾为主。

消渴的病机特点为阴虚热淫（阴津亏损，燥热偏盛），阴虚为本，燥热为标；气阴两伤，阴阳俱虚；阴虚燥热，常见变证百出：雀盲、耳聋、白内障、中风瘫痪、肺痨、水肿、痈疽疔疮等疮疡。

《证治准绳》把消渴分为上、中、下三消，"渴而多饮为上消"（又名膈消），"消谷善饥为中消"（又名消中），"渴而便数有膏为下消"（又名肾消）。《金匮要略》立消渴专篇，提出三消症状及治疗方药。消渴病名最早见于《黄帝内经》。

治消渴要辨别标本、病位，本症和并发症。

消渴的治则为滋阴润燥，治上消应润肺清胃，中消宜滋肾清胃，下消宜滋肾补肺。

因消渴的病机特点，无论治疗上、中、下三消都应立足于滋肾养阴。燥热甚者宜佐以清热；下消病久，阴损及阳宜阴阳并补。

消渴多见阴虚燥热，常能引起血瘀，在治疗各消时应佐以活血化瘀之品。还应嘱其注意生活调理；《备急千金要方·消渴》篇指出：消渴病在调护方面其慎有三：饮酒，房室，浓茶，咸食及面食。

消渴证治分类：

（一）上消

上消属肺热伤津证则见烦渴多饮，口干舌燥，尿量频多，舌边尖红，苔薄黄，脉洪数，因肺脏燥热，津液失布，宜清热润肺，生津止渴，用消渴方（蜜、黄连、花粉、生地、藕汁、人奶、生姜汁）加减。

（二）中消

1. 中消属胃热炽盛证则多食易饥，形体消瘦，大便干燥，苔黄，脉滑实有力，因胃火内炽，宜清胃泻火，养阴清热，用黄连、栀子合玉女煎。

2. 中消属气阴两亏证则口渴引饮，能食又便溏，乏力消瘦，舌质红，因气阴不足，脾失健运，当益气健脾，生津止渴，用七味白术散合生脉散。

（三）下消

1. 下消属肾阴亏虚证见尿量频多，混浊如脂膏，或尿甜，皮肤干燥瘙痒，头晕耳鸣，口干舌燥，舌红，脉沉细弱，因肾阴亏损，肾失固涩，宜滋阴固肾，用六味地黄丸加减。

2. 消渴阴阳两虚证者，症见小便频数，混浊如膏，甚至饮一溲一，面色黧黑，耳轮焦干，腰膝酸软，形寒肢冷，阳痿不举，舌淡苔白，脉沉细无力，因阴损及阳，肾阳衰微，肾失固涩，宜温阳滋肾固涩，用《金匮》肾气丸加减。

消渴属阴阳气血都虚者用鹿茸丸（鹿茸、玄参、麦冬、川牛膝、人参、黄芪、五味子、熟地黄、鸡内金、茯苓、补骨脂、枣皮、内苁蓉、地骨皮)。

舌后根干燥宜补阴,加用玄参,女贞子,山萸肉。舌中间干燥宜治脾胃,加用黄连、栀子。舌两边干燥加用龙胆草、蒲公英。舌尖部干燥加黄连、丹皮、生地、淡竹叶。

另外,消渴的变证按照各证去医,如变生痈疽则按痈疽治之。

消渴与西医学中的糖尿病很相似。对西医学的尿崩症,因其有多饮多尿的临床表现,亦可参照本篇进行辨证施治。

第五节　内伤发热

内伤发热低热见,病缓缠绵潮热烦,
时作时止五心热,眩晕倦乏自盗汗。
虚实气血阴阳虚,实证气滞血瘀痰。
内经甘温除热法,东垣首创甘温篇。
外热贼火内子火,虚实温引滋达选。
外感发热病急短,高热疼痛伴恶寒,
鼻塞咳嗽脉搏浮,外邪不除热不减。

阴虚发热潮盗汗,知柏地黄清骨散。
血虚低热唇甲淡,当归补血归脾(汤)煎。
气虚发热补中益,阳虚发热肾气丸。
气郁发热烦躁怒,胀闷丹栀逍遥散。
痰湿苔腻痞闷呕,中和汤加连温胆。
瘀血发热血府逐,湿郁三仁汤加减。

注

内伤发热是指以内伤为病因,气血阴阳亏虚、脏腑功能失调为基本病机所导致的发热。一般起病较缓,病程较长,有的可达数年之久。

内伤发热的临床特点是多以低热为主,有时可以是高热,如仅感自觉发热或五心烦热而体温不高,也属内伤发热的范畴。

1. 内伤发热叫子火。内伤发热的临床特点是以低热发作多见,或仅自觉发热,时作时止,或发无定时,多感手足心等五心烦热,自汗盗汗,头晕倦乏,往往起病较缓,病程较长,缠绵难愈,反复发作。

2. 外感发热与内伤发热的区别:

①内伤发热的病因多由内伤所致,以体虚、疲劳、情志失调、气血不足、阴精亏虚等为主要因素,而导致脏腑功能失调所起。治疗应首辨虚实,虚证分气血阴阳虚4个证。实证分气滞、血瘀、痰湿3个证。甘温除热法源于《内经》,创于李东垣。

治疗内火(又名子火,内伤之火)有"温引滋达"四法。温即"劳者温之",宜补中益气汤类甘温能除火热。引即导龙入海,引火归元,用八味丸之类以辛热药杂于壮水药之中使导之下行。滋即壮水之主以镇阳光,宜用六味地黄汤之类。达即木郁则达之,用逍遥散之类。

②外感发热叫贼火,由感受外邪所致,发病较急,病程较短,发热多表现为高热,恶寒

疼痛，鼻塞流涕，咳嗽，脉浮，外邪不除则发热不退。

内伤发热证治分类：

1. 内伤发热属阴虚发热证则午后或夜间发热，潮热盗汗，五心烦热，少寐多梦，口干起裂纹，因阴虚阳盛，虚火内炽，当滋阴清热，用清骨散或知柏地黄丸。

2. 内伤发热属血虚发热证则多低热，唇甲色淡，心悸不宁，身倦乏力，因血虚失养，阴不配阳，当益气养血，用归脾汤或当归补血汤加减。

3. 内伤发热属气虚发热证则热势或低或高，劳累后发作或加剧，气短懒言，乏力自汗，易感冒，因中气不足，阴火内生，当益气健脾，甘温除热，用补中益气汤加减。

4. 内伤发热属阳虚发热证者则形寒肢冷，腰膝酸软，四肢不温，食少便溏，因肾阳亏虚，火不归原，当温补阳气，引火归原，用金匮肾气丸加减。

5. 内伤发热属气郁发热证则发热多为低热或潮热，热势常随情志变化而起伏，烦躁易怒，胁肋胀闷，因气郁日久，化火生热，当疏肝理气，解郁泻热，用丹栀逍遥散加减。

6. 内伤发热属痰湿郁热证（湿郁发热证）则见低热，午后热盛，苔白腻或黄腻，胸脘痞闷，呕恶食少，因痰湿内蕴，壅遏发热，当燥湿化痰，清热和中，用中和汤合黄连温胆汤加减。湿郁发热者见脘闷身重，用三仁汤加减。

7. 内伤发热属瘀血发热证则午后或夜间发热，面色萎黄或晦暗，舌质青紫或有瘀斑瘀点（包括舌下脉络），因血行瘀滞，瘀热内生，当活血化瘀，用血府逐瘀汤加减。

对西医学的功能性低热，不明原因的发热及慢性感染性疾病、癌肿、血液病、抗原抗体反应、无菌性坏死物质的吸收、内分泌代谢障碍、皮肤散热减少、体温调节中枢功能失常、结缔组织病、结核病、自主神经功能紊乱（原发性低热，感染后低热，夏季热，生理性低热）等引起的发热，在有内伤发热的征象时，可参考本篇辨治。

先贤经验方（治不明原因的长期低热或高热）：

> 高烧生地膏粉玄，山麦薄佩寒青板，
> 二丁沙参冬瓜仁，银翘羚角紫雪丹。
> 低烧熟地陈青板，桂芍肉桂芝麻玄，
> 附片干姜良姜荜，女贞术苡参芪山。

注

此两方疗效极好。

治高烧方：生地、石膏、花粉、玄参、山药、麦冬、薄荷、佩兰、寒水石、大青叶、板蓝根、地丁、天丁、沙参、冬瓜仁、银花、连翘，水煎，冲服羚羊角粉或紫雪丹。

治低烧方：熟地、陈皮、大青叶、板蓝根、桂枝、白芍、肉桂、黑芝麻、玄参、川附片、干姜、高良姜、荜茇、女贞子、白术、苡仁、党参、黄芪、山药。

第六节　汗　证

总　诀

自汗时时出白天，盗汗夜晚睡中汗。

脱汗神疲气息短，脉微欲绝无力散，

病危肢厥气欲脱，大汗淋漓如珠般。

战汗热病将好转，恶寒战栗热渴烦。

黄汗湿热如柏汗，染衣着色是特点。

病理阴阳偏盛衰，营卫不和津泄汗。

阳虚自汗久伤阴，阴虚盗汗阳伤现，

久则气阴阴阳虚，汗证虚者最多见。

自盗肺卫肝有关，阴阳虚实固敛汗。

详　诀

肺卫不固自盗汗，体倦乏力玉屏风散，

稍劳加重身酸楚，汗出恶风易外感。

心血不足归脾汤，神疲面苍气息短。

盗汗阴火当归六，脉细颧红潮热烦。

自盗热郁（邪热郁蒸）龙胆泻，面赤烘热衣黄染，

口苦尿黄汗液黏；湿热内蕴四妙丸。

营卫不和桂枝汤，恶风时寒局部汗，

时寒时热身疲楚，苔白脉缓自盗汗。

黄汗宜用茵陈蒿，脱汗参附汤急煎。

盗汗心血虚悸动，养心、滋血、归脾餐。

简　诀

肺卫不固自盗汗，益气固表玉屏风散，

营卫不和桂枝汤，阴火当归六黄安，

邪热郁蒸龙胆泻，湿热内蕴四妙丸，

黄汗要用茵陈蒿，脱汗六味回阳饮：

参附地归草炮姜。战汗人参甘草汤，

盗汗心血虚归脾，滋血汤或养心汤。

注

记熟理解口诀内容后就能掌握各种汗证。

自汗盗汗的发病机理是阴阳偏盛或偏衰，营卫不和致津液外泄而出汗。

阳虚则自汗，自汗多因阳虚、气虚不固，日久伤阴。

阴虚则盗汗，日久伤阳。

盗汗多属阴虚内热，但由肝火、湿热所致者属实证。

汗证病久可见气阴两虚，阴阳两虚及虚实夹杂之证。

"汗证以虚者为多"，是因为：①阳虚则肌表不固致自汗证；自汗是在头、面、颈胸或四

肢时时昼日出汗，动则更甚。②阴虚则内热迫津外泄致盗汗证；盗汗夜晚睡眠中汗出津津，醒后汗止。③自汗、盗汗的病位在肺卫，与肝有关。

自汗久伤阴，盗汗久伤阳，都易形成气阴两虚或阴阳两虚证。

脱汗又叫绝汗，症见大汗淋漓，汗出如珠，神疲气短息微，四肢厥冷，病危气欲脱，脉微欲绝或无力而散。

战汗首见于《伤寒论》。战汗为急性热病即将好转之兆，恶寒战栗，发热口渴，烦躁，若汗出热退，身凉脉静则病将愈。

黄汗为湿热内郁，汗如柏汁，染衣着色是特点，可以是自汗、盗汗中的邪热郁蒸型，但以黄汗的汗色以黄色为区别。

自汗临床分为营卫不和，肺气不足及热淫于内三型。自汗、盗汗与肺、卫气和肝有关。

汗出偏沮是指左或右的半身偏身出汗，见于中风先兆或瘫痪者，或某些脏腑机能衰退的疾病。古曰："汗出偏沮，使人偏枯"。头汗为头面部的颈、脖、头顶出汗，为湿热熏蒸阳气不足，或阴虚内热上冲所致；但常人或小儿头汗无不适者，叫"蒸笼头"为正常生理现象，不属病变。

心胸汗叫心汗，见于心脾气虚或心肾阴虚者。手足汗见于脾胃湿热，脾胃气虚或脾胃阴虚者。

腋汗见于肝胆湿热或肝虚内热者。

阴汗即外阴周围出汗，见于湿热下注，或肾阴虚，或肝肾阴虚者。

汗证应首先辨明阴阳虚实，治疗时应注意固涩敛汗。

汗证证治分类：

1. 自汗盗汗属肺卫不固证则体倦乏力，稍劳加重，周身酸楚，汗出恶风，易外感，因肺气不足，表虚失固，营卫不和，汗液外泄，当益气固表，用玉屏风散加减。

2. 自汗盗汗属心血不足证则神疲气短，面色不华，心悸少寐，因心血耗伤，心液不藏，当养血补心，用归脾汤加减。

3. 自汗盗汗属阴虚火旺证则脉细数，颧红潮热，五心烦热，因虚火内炽，逼津外泄，当滋阴降火，用当归六黄汤加减。

4. 自汗盗汗属邪热郁蒸证则热淫于内，蒸蒸汗出，衣服易被黄染，面赤烘热，尿黄，苔薄黄，因湿热内蕴，逼津外泄，当清肝泄热，化湿和营，用龙胆泻肝汤加减。

5. 自汗盗汗属营卫不和证则汗出恶风，周身酸楚，时寒时热，局部汗出，苔薄白，脉浮缓，治当调和营卫，用桂枝汤化裁。

治湿热内蕴证用四妙丸。治黄汗用茵陈蒿汤。治脱汗用六味回阳饮：人参、附子、熟地、当归、炙甘草、炮姜。治绝汗用参附汤。

另外，临床上还可见心血不足所致的盗汗，其主症是：心中悸动，夜寐不安，睡则汗出，醒则汗止，面色不华，气短神疲，舌淡苔薄，脉虚，治当养血益气，用养心汤合滋血汤化裁。

西医学中的风湿热、结核、低血糖、甲亢、桥本甲亢、震颤麻痹、神经症、自主神经功能紊乱所致的自汗、盗汗，可参考汗证治疗。

第七节　肥　胖

肥胖超重脂肪多，纵腹垂腴懒动言，

气短头晕食欲旺，胀满神疲乏力软。

可有肥胖家族史，排除水液潴留患。

饮食少动先天老，气郁血瘀内热患。

病位脾胃和肌肉，肾气虚衰五脏关。

实证胃热和痰湿，痰湿瘀气水湿兼。

肥胖合并消渴痹，头胸眩晕胆胀瘫。

虚实标本脏腑辨，补虚泻实并举全。

肥胖胃火饮食强，小承气加白虎汤。

痰湿痞满苔脉滑，四苓散加导痰汤。

肥胖气郁血瘀证，暗瘀血府逐瘀汤。

脾虚不运因痞肿，参苓白术防己黄。

肥胖脾肾阳虚证，苓桂术甘真武汤。

注

肥胖的诊断依据为：

肥胖是指超重，脂肪堆积过多，纵腹垂腴，食欲旺盛，兼有懒言懒动、气短、头晕、胀满、神疲乏力的一种病证；可有家族史，但要排除水液潴留者。肥胖是多种其他疾病发生的基础。

病因为饮食不节，缺少运动，先天禀赋，年老体虚。

肥胖病机为胃强脾弱，酿生痰湿，导致气郁，血瘀，内热壅塞所患。

肥胖的病位在脾胃，与肾气虚衰密切相关，涉及五脏病变。肥胖实证有胃热和痰湿两种。常见痰湿、血瘀、气郁、水湿相兼为犯。

肥胖易合并消渴、痹证、头痛、胸痹、眩晕、胆胀、中风等。

治疗肥胖要辨别虚实标本和脏腑病位，治疗要补虚、泻实、或并用。

1. 肥胖属胃热火郁证者则饮食强，多食善肌，用小承气汤加白虎汤化裁。

2. 肥胖属痰湿内盛证则脘痞胸满，苔滑脉滑，用四苓散合导痰汤加减。

3. 肥胖属气郁血瘀证则舌质紫暗或有瘀点瘀斑，用血府逐瘀汤加减。

4. 肥胖属脾虚不运证者则身体困重，痞满，水肿，食少便溏或便秘，用参苓白术散合防己黄芪汤加减。

5. 肥胖属脾肾阳虚证者则用苓桂术甘汤合真武汤加减。

肥胖涉及西医学中的单纯性（体质性）肥胖、代谢综合征等。对继发性肥胖，要以治原发病为主。对无症状的 2 型糖尿病者如肥胖可参考本篇治之。

第八节 虚 劳

总 诀

虚劳五脏脾肾主，病程较长病缠绵，

虚劳系列精气虚。虚劳失养先后天，

劳伤体虚误失治。心悸气短五心烦，

形神衰败肉脱瘦，食少厌食自盗汗，

憔悴脉虚肢冷寒，辨证阴阳气血纲，
五脏虚候立为目，整体治疗当温阳，
滋阴养血和补气，补虚治病结合良，
先天后天重脾肾。区别虚证肺痨伤：
虚证该病主证见，病短对症治疗当。

详　诀

气　虚

气虚苍黄神疲软，声低息微气短懒。
肺气虚劳易感冒，短气自汗补肺汤。
心气虚劳七福饮，气短心悸疲倦伤。
脾气便溏脸萎黄，四君六君补中汤。
肾气虚劳疲乏软，腰膝酸软大补元。
虚劳已久有血瘀，合用大黄䗪虫丸。

血　虚

血虚血淡面无华，肤燥头晕眼睛花。
心血虚劳面无华，多梦悸忡养心汤；
肝血虚劳眩晕痛，麻木拘急四物汤；

阴　虚

阴虚低烧潮热汗，手足心热烦不安，
舌红少津面唇红，目赤耳鸣口咽干。
肺阴咳血潮盗汗，干咳沙参麦冬汤。
心阴虚劳天王补，盗汗心悸烦躁疮；
脾胃阴虚饮食少，干呕呃逆益胃汤。
肝阴虚劳躁怒眩，耳鸣眼干补肝汤：
肾阴虚劳鸣聋眩，颧红少津左归丸。

阳　虚

阳虚怕冷面晦暗，手足不温精神倦，
气息微弱脉细沉，浮肿齿印舌胖淡。
心阳虚悸闷寒冷，保元拯阳理劳汤：
归芪参味肉桂草，大枣白术陈干姜。
脾阳虚劳形寒倦，便溏附子理中汤。
肾阳虚劳畏冷寒，阳痿舌胖右归丸，

遗精合用金锁固，五更泻加四神丸。
虚劳体虚易外感，扶正去邪薯蓣丸：
八珍阿胶和桂枝，大枣麦冬与白蔹，
杏红桔梗和防风，神曲柴胡黄豆卷。
慢性疲劳治肝脾，四君汤或补中益，
归芍山药千年健，黄芪黄精菌灵芝。

简　　诀

肝血虚劳四物汤，肝阴虚劳补肝汤。
脾气六、四、补中益，脾胃阴虚益胃汤，
脾阳虚劳附子理。肺气虚劳补肺汤。
肺阴虚劳沙麦汤。心气虚劳疲乏慌，
心悸气短七福饮，心血虚劳养心汤，
心阴虚劳天王补，心阳虚劳保元汤。
肾阴虚劳左归丸，肾阳虚劳右归丸，
遗精合用金锁固，五更泻加四神丸。
血瘀大黄䗪虫丸，体虚易感薯蓣丸。

注

虚劳又叫虚损，是五脏虚损，以脾肾虚损为主，病势缠绵，病程长。虚劳是一系列的精气虚损，是多种慢性衰弱性疾病的总称。

虚劳是由多种原因引起的，是以脏腑亏损，气血阴阳不足为主要病机的多种慢性衰弱证候的总称。多以一脏的阴阳气血亏损累及他脏。气血互影响，阴阳互影响。气虚阳易虚，血虚阴易虚。

古称虚劳有五损，五劳，六极，七伤（肝损、心损、脾损、肺损、肾损；肝劳、心劳、脾劳、肺劳、肾劳；筋极、血极、肌极、气极、骨极、精极；大饱伤脾，大怒气逆伤肝，强力举重、久坐湿地伤肾，形寒寒饮伤肺，忧愁思虑伤心，风雨寒暑伤形，大恐惧不节伤志）。

虚劳涉及的病因范围很广：凡是先天禀赋不足、后天失养，久病体虚、久虚不复，积劳成疾、损伤五脏，失治误治、损耗精气等，引起脏腑阴阳气血亏损为主证者，均属虚劳。

虚劳的诊断依据是心悸气短，五心烦热，形神衰败，大肉尽脱，身体羸瘦，食少厌食，自汗盗汗，面容憔悴，脉虚，肢冷畏寒；久虚不愈而进行性加重，排除类似病证及重点排除他病中的虚证。虚劳应与肺痨相区别。

虚劳的病损部位在五脏，尤其以脾肾两脏最为重要，即虚劳是五脏俱损，脾肾为主。

虚劳的病理为阴阳气血的亏损。辨证以阴阳气血为纲，五脏虚候为目。虚劳治则为补益，以治肺脾肾三脏是治疗的根本，虚劳的治疗应注重整体治疗，采取温阳、滋阴、养血、补气等法，补虚与治病相结合，从先天后天根本着眼，重视脾肾而施治。

从口诀可知：

气虚型虚劳多见于肺气虚，心气虚，脾气虚，肾气虚。

血虚型虚劳多见于心血虚，脾血虚，肝血虚。

阳虚型虚劳多见于心阳虚，脾阳虚，肾阳虚。

　　阴虚型虚劳多见于肝阴虚，脾胃阴虚，肺阴虚，心阴虚，肾阴虚。早期重在脾肺之虚劳，而晚期必累及心肾。

　　虚劳证治分类：

气虚

　　气虚则面色苍白或萎黄，头昏神疲，肢体酸软乏力，声低息微，气短懒言，舌淡白，脉细弱。

　　1. 虚劳属肺气虚证则咳嗽无力痰液清稀，易感冒，短气自汗，声音低怯，因肺气不足，表虚不固，当补益肺气，用补肺汤加减。

　　2. 虚劳属心气虚证则气短心悸，疲倦自汗，劳则尤甚，因心气不足，心失所养，当益气养心，用七福饮加减。

　　3. 虚劳属脾气虚证则便溏食少，面色萎黄，倦怠乏力，因脾虚失运，生化缺源，当健脾益气，用加味四君子汤；或参苓白术散，六君子汤，补中益气汤等化裁治之。

　　4. 虚劳属肾气虚证则神疲乏力，腰膝酸软，尿频清长，因肾气不充，腰督失养，固摄无权，当益气补肾，用大补元煎加减。虚劳已久有血瘀，可合用大黄䗪虫丸。

血虚

　　虚劳属血虚证则面色淡黄或面色无华，皮肤枯燥，头晕眼花。

　　1. 虚劳属心血虚证则面色无华，多梦失眠，心悸怔忡，因心血亏虚，心失所养，当养血宁心，用养心汤加减。

　　2. 虚劳属肝血虚证则目眩头晕，胁痛，肢体麻木拘急，妇女月经不调，因肝血亏虚，筋脉失养，当补血养肝，用四物汤加减。

阴虚

　　阴虚则低烧潮热，手足心热，烦躁不安，舌红少津，面颧红赤，唇红，目赤耳鸣，口燥咽干。

　　1. 虚劳属肺阴虚证则干咳，咳血，潮热盗汗，因肺阴亏虚，肺失清肃，当养阴润肺，用沙参麦冬汤加减

　　2. 虚劳属心阴虚证则心悸失眠，潮热盗汗，烦躁，或口舌生疮，因心阴亏耗，心失濡养，当滋阴养心，用天王补心丹加减。

　　3. 虚劳属脾胃阴虚证则饮食少，干呕呃逆，因脾胃阴伤，失于濡养，当养阴和胃，用益胃汤加减。

　　4. 虚劳属肝阴虚证则急躁易怒，眩晕耳鸣，眼干畏光，因阴虚阳亢，当滋养肝阴，用补肝汤加减（四物枣仁木瓜草：四物汤加炒枣仁、木瓜、甘草）。

　　5. 虚劳属肾阴虚证则耳鸣聋眩，颧红少津，用左归丸。

阳虚

　　阳虚则畏寒怕冷，面色晦暗，手足不温，精神疲倦，气息微弱，脉细沉，浮肿以下肢肿甚，舌有齿印，舌体胖淡。

　　1. 虚劳属心阳虚证则心悸，心胸憋闷疼痛，形寒肢冷，因心阳不振，心气亏虚，运血无力，当益气温阳，用保元汤加减；或用拯阳理劳汤（拯阳理劳汤由甘草、五味子、人参、黄芪、肉桂、当归、大枣、白术、陈皮、干姜组成）。

　　2. 虚劳属脾阳虚证则形寒神倦，食少便溏，因中阳亏虚，温煦无力，运化失常，用附子理中汤加减。

　　3. 虚劳属肾阳虚证则畏寒肢冷，阳痿，舌体胖大，下利清谷或五更泻，因肾阳亏虚，失

于温煦，统摄无权，当温补肾阳，用右归丸加减。遗精合用金锁固精丸。五更泻合用四神丸。

虚劳因体质虚弱易外感者，当扶正祛邪，用薯蓣丸：薯蓣丸由八珍汤加阿胶、桂枝、大枣、麦冬、白蔹、杏仁、桔梗、防风、神曲、柴胡、黄豆卷组成。

慢性疲劳者当治肝脾：用四君子汤，或补中益气汤，加当归、白芍、山药、千年健、黄芪、黄精、菌灵芝。

虚劳包括西医学中的多种慢性或消耗性疾病，体位性低血压，心律失常，心血管神经症，功能性消化不良，贫血，白血病，腺垂体功能减退症，癌症晚期，各种营养障碍性疾病，系统性红斑狼疮，慢性放射性疾病后期等，均可出现虚劳。

虚劳与虚证、肺痨的区别：

虚劳的各种证候都以出现一系列精气不足的症状为特征，病程较长且病势缠绵。

虚证是以正发生着的某病的主症为主见之，病程一般较短，大多对症治疗就可收到较好效果。诸病区别，皆背熟口诀即可区别。

第九节 癌 病

一、癌病概念、病因 病机 诊断

> 癌病组织异常增，高低不平质地硬，
> 痛热乏力纳呆瘦。虚情宿疾食六淫。
> 虚气瘀痰湿热毒，痰瘀郁毒气郁成。
> 本虚标实阴气虚，气血两虚阴阳损。
> 辨别脏腑病位性，标本虚实阶段明。
> 攻补配合西医治，联系中医相关病。

注

癌病是多种恶性肿瘤的总称，以脏腑组织发生异常增生为基本特征。

癌病信号：1. 不明原因消瘦；2. 频繁发烧或感染；3. 体虚乏力；不明原因困倦；4. 喘息或气短；慢性咳嗽；5. 胸痛胸胀；6. 腹胀腹痛或刺痛；7. 慢性胃灼热，或严重反酸，胃刺痛；8. 肠道反复不适；9. 吞咽困难或久呃频频；10. 黄疸瘀疸；11. 异常肿块；12. 皮肤斑点或黑痣变化；指甲变化；13. 盆腔或下腹疼痛；长期不明原因痛；14. 异常出血；15. 头痛，头胀，头沉闷。16. 眼前突然发黑几秒钟。17. 骨软骨痛，骨发烧。18. 不明原因胸痛，咳痰带血。19. 长期炎症，疼痛节律或疼痛性质改变。

癌病临床以肿块逐渐增大，表面高低不平、质地坚硬，时有疼痛、发热，常伴乏力、纳呆、消瘦并进行性加重为主要症状的病证。

癌病的病因为：体质内虚，七情内伤，宿有旧疾，饮食失调和六淫邪毒。癌病是在正虚的基础上，气郁、血瘀、痰结、湿聚、热毒等多种病理产物相互纠结，导致机体阴阳失调，脏腑、经络、气血功能障碍，日久引起前述病理产物积聚而成肿块。

因此，癌病的主要病机是痰瘀郁毒，阴伤气耗，虚实夹杂，气郁为先。癌病的病理属性总属本虚标实，多因虚而得，又因虚致实，是一种全身属虚、局部属实的疾病。癌病本虚标实，耗伤人体气血津液，多出现阴伤、气虚、气血两虚、阴阳俱损的病机转变。

治疗癌病要辨脏腑病位，病邪性质，标本虚实和病程的阶段。治疗要注意攻补关系，配合西医治疗，运用抗癌中药（见《中药学四易口诀》的抗肿瘤药物），联系中医学的相关病证治疗，如噎膈。

二、癌病的鉴别

> 脑瘤痛呕视力障，区别癫痫血管病。
> 额下回瘤运失语，顶叶瘤感障碍症，
> 额叶性改精神障，额叶后瘤对瘫症。
> 颞叶听觉障碍显，枕叶视野缺失损，
> 中脑积水头痛呕，胼胝体瘤精神症，
> 小脑肿瘤运失调，桥脑交瘫展神病。
> 肺癌区别痨痈胀，肝癌腹胀黄疸病。
> 大肠痢疾痔疮别，肾膀癌别核囊肾。

注

癌病与他病的鉴别为：

脑瘤则头痛、呕吐、视力障碍，要同癫痫和脑血管病变相区别。额下回肿瘤有运动性失语。顶叶瘤有感觉障碍症。额叶瘤有性格改变和精神障碍症状。额叶后部瘤有对侧偏瘫症。颞叶瘤则听觉障碍明显。枕叶瘤有视野缺损。中脑瘤有脑积水，视盘水肿，头痛及呕吐症状。胼胝体瘤有明显的精神症状。小脑肿瘤有运动失调症。桥脑瘤有交叉性偏瘫、交叉性感觉麻木，眼球垂直性震颤及展神经麻痹等特征。

肺癌要同肺痨，肺痈，肺胀相区别。肝癌要同鼓胀和黄疸病相区别，肝癌后期有黄疸。

大肠癌要和痢疾，痔疮相区别。

肾癌、膀胱癌要同肾、膀胱结核病和多囊肾相区别。

三、癌病证治分类

1. 气郁痰瘀证

> 癌病气郁痰瘀患，越鞠化积丸加减，
> 乏力刺痛痞闷胀，苔腻便溏咳嗽痰。

注

癌病属气郁痰瘀证则神疲乏力，隐痛刺痛，舌紫暗，胸膈痞闷，脘腹胀满，苔腻，便溏，咳嗽咳痰，诸症为气郁郁滞，痰瘀交阻所患，治当行气解郁，化痰祛瘀，用越鞠丸合化积丸加减。

2. 毒热壅盛证

> 癌病毒热壅盛伤，犀黄犀角地黄汤，
> 高热灼痛咳痰血，尿赤便秘舌苔黄。

注

癌病属毒热壅盛证则见高热久稽不退，灼热疼痛，咳嗽咳痰或痰带血，尿赤短少，便秘，舌苔黄腻，诸证为热邪炽盛，热盛酿毒的表现，治当清热解毒，抗癌散结，用犀黄丸合犀角地黄汤加减。

3. 湿热郁毒证

癌病湿热郁毒证，龙胆泻肝五消饮，
烦怒黄疸痛血便，发热恶心苦胸闷。

注

癌病属湿热郁毒证则心烦易怒，黄疸（目黄、身黄、尿黄），胁痛或腹部疼痛，便中带血或黏液脓血便，发热，恶心，口苦，胸闷，诸症为湿邪化热，湿热蕴结，当清热利湿，泻火解毒，用龙胆泻肝汤合五味消毒饮加减。

4. 瘀毒内阻证

癌病瘀毒内阻证，血府膈下逐瘀汤，
晦暗甲错定刺痛，瘀斑痰血尿血伤。

注

癌病属瘀毒内阻证则见面色晦暗，或肌肤甲错，患处疼痛，固定不移，痛如针刺、舌唇紫暗，舌质暗或有瘀点、瘀斑、痰中带血或尿血，诸症为瘀血蓄结，壅阻气机。治当活血化瘀，理气散结，用血府逐瘀汤或膈下逐瘀汤加减。

5. 阴伤气耗证

癌病阴伤气耗患，生脉地黄汤加减，
晕鸣盗汗眼昏花，乏力烦热腰膝软。

注

癌病属阴伤气耗证者则见：头晕耳鸣，盗汗，视物昏花，乏力，五心烦热，腰膝酸软，诸症为脏腑阴伤，气阴两虚，治当益气养阴，扶正抗癌，用生脉地黄汤加减。

6. 气血双亏证

癌病气血双亏证，十全大补心悸昏，
消瘦无华唇甲淡，气短乏力动则甚。

注

癌病属气血双亏证则心悸头昏，消瘦，面色无华，唇甲色淡，气短乏力动则甚。诸症因久病伤正，气虚血亏，治当益气养血，扶正抗癌，用十全大补汤加减。

（1）脑瘤

脑瘤痰瘀通窍活，晕痛强麻紫暗斑。
风毒连解天钩饮，眩晕痛呕干震瘫。
阴虚风动大定风，乏力虚烦晕麻颤。

注

脑瘤属痰瘀阻窍证则眩晕、头痛、项强、麻木、面唇舌紫暗，或有瘀点、瘀斑、诸症因痰瘀互结，蔽阻清窍所致，应息风化痰，祛瘀通窍，用通窍活血汤加减。

脑瘤属风毒上扰证则眩晕，头痛，呕吐，咽干，大便干燥，重则抽搐震颤，或偏瘫，或角弓反张，或神昏谵语，诸证因阳亢化风，热毒内炽，上扰清窍所致，当平肝潜阳，清热解毒，用黄连解毒汤合天麻钩藤饮加减。

脑癌属阴虚风动证则神疲乏力，虚烦不宁，眩晕头痛，麻木，颈项强直，手足蠕动或震颤，歪斜偏瘫，口干便干，诸症因肝肾阴亏，虚风内动所致，当滋阴潜阳息风，用大定风珠加减。

（2）肺癌

> 肺癌瘀阻血府逐，咳血憋闷刺痛暗。
> 痰湿蕴肺憋闷滑，纳呆二陈蒌薤半。
> 阳虚毒热痰血汗，沙表五味消毒煎。
> 气阴两虚乏力汗，百合固金生脉散。

注

肺癌属"肺积"，"息贲"等病证范畴。中医认为：肺癌发生由于正气虚损与邪毒入侵相互作用，导致痰瘀毒聚，壅结于肺所致肺部结块。病变在肺，波及其他脏腑组织。以正虚为本，因虚致实，机体产生痰湿、瘀血、毒聚、气郁等病理改变。全身为虚，局部为实。虚以阴虚、气阴两虚多见。实以气滞、血瘀、痰凝、毒聚等病机变化为主。

肺癌属瘀阻肺络证（气滞血瘀证）则肺中积块，咳嗽，咳痰带血暗红，胸闷气憋，胸痛有定处，痛如锥刺，口唇舌紫暗或有瘀点瘀斑，杵状指，脉弦或涩，诸症为气滞血瘀，痹阻肺络所致，当行气活血，散瘀消结，用血府逐瘀汤加减。

肺癌属痰湿蕴肺证（痰湿毒蕴证）则咳嗽咳痰，痰质黏稠或黄白相兼或清稀痰涎，肺中积块，胸憋闷疼痛，纳呆便溏，苔腻脉滑，诸症因脾虚生痰，痰湿蕴肺所致，用二陈汤合瓜蒌薤白半夏汤加减。

肺癌属阴虚毒热证则肺中积块，见高热久稽，口渴便干，或低热盗汗，心烦少寐，咳嗽无痰或少痰，或痰中带血，或咯血不止，胸痛，舌红苔黄，脉细数，诸症因肺阴亏虚，热毒炽盛，当养阴清热，解毒散结，用沙参麦冬汤合五味消毒饮加减。

肺癌属气阴两虚证则肺中积块，神疲乏力，盗汗或自汗，精神疲惫，咳声低弱，咳嗽痰少，或痰稀，或痰中带血，气短喘促，面色㿠白，形瘦恶风，口干少饮，舌质红或淡，脉细弱，诸症因气虚阴伤，肺痿失用所致，当益气养阴，用百合固金汤合生脉散加减，或用沙参麦冬汤加减。如上腔静脉阻塞，有瘀血水肿者，酌选通窍活血汤，五苓散，五皮饮，真武汤等。

（3）肝癌

> 肝癌肝郁柴疏肝，肿块胸闷胀脉弦。
> 气滞血瘀复元活，苍黄刺痛硬胀满。
> 湿热聚毒茵陈蒿，闷油胀痛身黄疸。
> 肝阴亏虚一贯煎，盗汗晕眩痛拒按。

注

1. 肝癌属肝气郁结证则右胁肿块胀痛，胸闷不舒，纳呆食少，脉弦，诸症因肝气不疏，气机郁结所致，当疏肝健脾，活血化瘀，用柴胡疏肝汤加减。

2. 肝癌属气滞血瘀证则右胁疼痛较剧，如锥如刺，夜晚更甚，右胁下结块较大，质硬拒按，面色苍黄，皮色苍黄，脉络青筋暴露，硬痛胀满，月经不调，舌质紫暗，或有瘀点瘀斑，脉弦涩，诸症因气滞血瘀，结块疼痛，宜行气活血，化瘀消积，用复元活血汤加减。

3. 肝癌属湿热聚毒证则右胁结块痛引肩背，厌食，胀满疼痛，黄疸目黄身黄，苔黄脉弦滑或滑数，诸症因湿邪化热，聚毒内蕴所致，宜清热利胆，泻火解毒，用茵陈蒿汤加减。

4. 肝癌属肝阴亏虚证则右胁下肿块质硬拒按，五心烦热，潮热盗汗，头晕目眩，甚则呕血、便血、皮下出血，舌红少苔，脉细数，诸症因病久耗伤阴血，肝阴亏虚，宜养血柔肝，凉血解毒，用一贯煎加减。

（4）大肠癌

> 肠癌湿热槐角丸，热闷便干脓血便。
> 瘀毒内阻膈下逐，结块拒按瘀点斑。
> 肠癌脾肾大补元，泄泻冷寒喜温按。
> 肝肾阴虚知柏地，隐痛晕鸣烦盗汗。

注

1. 大肠癌属湿热郁毒证则腹部阵痛，发热胸闷，肛门灼热，恶心口干，里急后重，大便带血或黏液脓血便，或大便干稀不调，舌红苔黄腻，脉滑数，诸症因肠腑湿热，灼血为瘀，热盛酿毒所致，宜清热利湿，化瘀解毒，用槐角丸加减。

2. 肠癌属瘀毒内阻证则腹部拒按或结块疼痛，里急后重，便下脓血色紫暗，面色晦暗，或肌肤甲错，舌质紫暗，或有瘀点，瘀斑，脉涩，诸症因瘀血内结，瘀滞化热，热毒内生所致，当活血化瘀，清热解毒，用膈下逐瘀汤加减。

3. 肠癌脾肾两亏证则腹内结块，腹痛喜温喜按，下利清谷，五更泄泻，或大便带血，面色苍白，少气无力，畏寒肢冷，腰酸膝冷，舌胖有齿印，脉沉细弱，诸症因脾肾亏虚，气损及阳所致，宜温阳益精，用大补元煎加减。

4. 肠癌属肝肾阴虚证则腹痛隐隐，或腹内结块，眩晕耳鸣，五心烦热，潮热盗汗等，诸症因肝肾阴伤，阴虚火旺所致，宜滋肾养肝，用知柏地黄丸加减。

（5）肾癌　膀胱癌

> 肾癌湿热蕴毒患，龙胆泻肝八正散，
> 腰痛尿病发热瘦，纳差苔黄坠胀软。
> 瘀血桃红四物汤，脾肾两虚大补元，
> 阴虚内热知柏地，烦热消瘦口便干。

注

肾癌和膀胱癌的中医分型论治有共同之处。故可参照治疗。

1. 肾癌属湿热蕴结证则腰痛，尿病（尿频、尿急、尿痛、尿血），发热，消瘦，纳差，腰腹坠胀不适，腰困软乏，诸症因湿热蕴结下焦，膀胱气化不利所致，当清热利湿，解毒通淋，用龙胆泻肝汤加八正散加减。

2. 肾癌属瘀血内阻证，宜桃红四物汤加减。

3. 肾癌属脾肾两虚证则腰痛腹胀，消瘦，便溏，气短乏力，形寒肢冷，舌淡苔薄白，脉沉细，诸症因脾肾气虚，气损及阳所致，宜健脾益肾，软坚散结，用大补元煎加减。

4. 肾癌属阴虚内热证者，用知柏地黄丸加减。

第七章　肢体经络病证

第一节　痹　证

总　诀

痹阻经络肌关节，风寒湿热痰瘀得，
素弱营卫虚有关，酸麻重着屈伸碍，
重者关节灼热肿。痿证瘦痿无痛别。
《素问·痹论》五脏痹，心痹最为常见例。
对症疏通经络治，祛风散寒除湿热，
行痹补血痛补火，着痹补脾补气绝。

详　诀

风寒湿痹苡仁汤，游走关节寒肿胀。
热痹白虎桂枝汤，红肿游走遇冷畅。
寒热错杂冷热见，桂枝芍药知母汤。
气血虚痹芪桂五，酸楚麻木淡白苍。
行痹游走防风汤：防草杏归麻葛姜，
肉桂秦艽芩苓枣。痛痹寒重乌头汤：
川乌草芍麻黄芪。着痹麻木苡仁汤：
苡防芎归苍术草，二活川乌麻桂姜。
风湿热痹热烦渴，红肿白虎桂枝汤。
热痹壮热犀角散，栀子升麻茵陈连。
痰瘀痹阻双和汤，刺痛麻木紫暗斑。
双和四物陈白芥，竹沥桃红姜汁苓半。
痹症难愈桃红饮，桃红归芎威灵仙。
寒湿不明蠲痹汤，炙甘草汤化裁安。
久痹要加龙蝎蜈，蜂房二蛇甲珠片。
痹痛加味乌药汤：老鹳豨莶枣细姜，
附麻桂芍黄芪归，甘草黑豆蜂蜜良。
痹证肝肾两虚证，独活寄生化裁尝。

简　诀

行痹游走防风汤，痛痹寒重乌头汤，
风湿热痹虎桂枝，着痹麻木苡仁汤。
痹证难愈桃红饮，寒湿不明蠲痹汤，
久痹要加龙蝎蚣，二蛇甲珠露蜂房。
痹痛加味乌药汤，老鹳豨莶枣细姜，
附麻桂芍黄芪归，甘草黑豆蜂蜜良。

注

痹证是由于风、寒、湿、热等外邪侵袭人体，以及体内痰、瘀阻滞，痹阻经络、肌肉、关节使气血运行不畅，日久所致。痹证与素体虚弱、营卫空虚有关，是以肌肉、筋骨、关节发生酸痛麻木、重着、屈伸障碍，甚或关节灼热肿大疼痛或冷凝作痛等为主要临床表现的病证。

痹证与痿证的区别在于痿证以肌体痿弱不用而见瘫痪的表现，另还见肌肉瘦削；痹证有肌肤麻木不仁但无瘫痪的表现，并以筋骨、肌肉、关节的重着酸痛麻木，屈伸不利为主要临床特点。

《素问·痹论》所述五脏痹证，其中尤以心痹最为常见。《素问·痹论》说："风寒湿三气杂至，合而为痹也。"

风寒湿三气以旺者命名为该痹：以游走性强者叫风痹或行痹；以凝敛冷痛剧烈叫寒痹或痛痹；以关节重着不利，阴雨天加重，痛有定处，甚者腰脊冷重，苔白脉沉缓叫着痹或温痹。夏天发病为脉痹，冬天发病为骨痹，春天发病为筋痹，至阴发病为肌痹，秋天发病为皮痹。金元时期的医家把痹证以疼痛为主症者称为痛风。

痹证的治疗原则是祛风、散寒、除湿、清热，兼以对症疏通经络为主。行痹注重补血，痛痹应当补火，着痹宜兼补脾补气以加强对证方药的治疗作用。

注意：第9版（新世纪第三版）高等教材已经没有用行、着、痛、寒痹分类了，学习者可用下面新的口诀内容学习、记用。现在第9版的痹证证治分类：

1. 风寒湿痹证则关节肌肉疼痛，酸楚游走不定，或关节遇寒疼痛加重，或重着肿胀，麻木不仁，屈伸不利，因风寒湿邪留滞经络，气血闭阻不通，当祛风散寒，除湿通络，用苡仁汤加减。

2. 风湿热痹证则关节疼痛，局部红肿，游走不定，遇冷则觉舒，常有发热，汗出，口渴，烦躁，尿赤，舌红苔黄，脉滑数或浮数，因风湿热邪壅滞经脉，气血闭阻不通，当清热通络，祛风除湿，用白虎加桂枝汤，或宣痹汤加减。

3. 痹证属寒热错杂证则关节灼热肿痛，而遇寒则加重，恶风怕冷，或关节冷痛喜温，而又手心灼热，口苦口干，尿黄舌红，脉弦或紧或数，因寒郁化热，或经络蓄热，寒客外侵，闭阻经脉，当温经散寒，清热除湿，用桂枝芍药知母汤加减。

4. 痹证属痰瘀痹阻证则关节肌肉刺痛，麻木重着，重者僵硬变形，关节肌肤紫暗，舌质紫暗紫斑，因痰瘀互结，留滞肌肤，闭阻经脉，当化痰行瘀，蠲痹通络，用双和汤加减（双和四物陈白芥，竹沥桃红姜汁苓半：当归、熟地、白芍、陈皮、白芥子、竹沥、桃仁、红花、姜汁、茯苓、半夏。

5. 痹证属气血虚痹证则关节疼痛，酸楚麻木，唇甲淡白，面色苍白无华，短气自汗，因风寒湿邪久留经络，气血亏虚，经脉失养，当益气养血，和营通络，用黄芪桂枝五物汤加减。

6. 痹证属肝肾两虚证则痹证日久不愈，关节疼痛时轻时重，疲劳加重，屈伸不利，腰膝酸软，或畏寒肢冷，阳痿遗精，或骨蒸痨热，心烦口干，因肝肾不足，经脉失养，当培补肝肾，通络止痛，用独活寄生汤加减。

以前的分类法：

1. 行痹用防风汤（防归杏苓葛麻草，姜枣赤芍加秦艽。防风、当归、杏仁、赤茯苓、葛根、麻黄、甘草、生姜、大枣、赤芍、秦艽）。

2. 痛痹用乌头汤（川乌、甘草、芍药、麻黄、黄芪）。

3. 着痹用苡仁汤（苡仁、防风、川芎、当归、苍术、甘草、独活、羌活、川乌、桂枝、麻黄、生姜）。

4. 风湿热痹用白虎桂枝汤；若壮热化火伤津，关节红肿灼痛剧烈，用犀角散（犀角、栀子、升麻、茵陈、黄连）。湿热下注之热痹可用二妙丸加防己、草薢、海桐皮。

5. 各种痹证迁延难愈，正虚邪恋，瘀阻于络，津凝为痰，痰瘀痹阻者用桃红饮（桃仁、红花、川芎、当归、灵仙）加甲珠、地龙、地鳖、白芥子、胆南星、全蝎、乌梢蛇等。

6. 痹证属尻痹：尻以代重，脊以代头。尻痹则见晨僵，因寒与湿均不太明显者用蠲痹汤，或用炙甘草汤化裁。

痹证已久，抽掣疼痛、肢体拘挛者在对证方药中宜加用地龙、全蝎、蜈蚣、蜂房、白花蛇、乌梢蛇、甲珠等治之。

痹痛加味乌药汤：老鹳草、稀莶草、大枣、细辛、生姜、制附子、麻黄、桂枝、白芍、黄芪、当归，甘草、黑大豆、蜂蜜。

痹证包括西医学的急慢性风湿性关节炎，风湿热，风湿症候群，强直性脊柱炎，系统性红斑狼疮，干燥综合征，系统性硬化症，银屑病关节炎，Reiter（雷特）综合征，风湿性多肌痛，纤维组织炎，混合性结缔组织炎，神经炎，类风湿关节炎及痛风性关节炎等疾病。

第二节　痿　证

痿证软弱筋弛缓，运动减弱肌萎见。
虚瘀气血阴精亏，外因湿热温邪犯。
五痿皮脉筋骨肉，五脏致痿相传变。
久痿脾肾精气败，舌体瘫软吞呼难。
痿证筋脉失濡养，涉及肺胃与肾肝。
痿证热证虚证分，虚实夹杂也常见。
首辨脏腑和病位，标本虚实热瘀痰。
痿证肺热清燥救，湿热浸淫二妙散。
痿证脾虚补中益，六君参苓白术散。
肝肾阴亏软无力，晕鸣遗精虎潜丸。
痿证脉络瘀阻证，圣愈汤加补阳还。

怕冷改用壮阳药，遵经独取阳明安；

治当清解阳明热，或者泻南补北兼。

注

痿证是指肢体软弱无力，筋脉弛缓，甚则瘫痪，日久因不能随意运动而致肌肉萎缩的一种病证。临床以下肢痿弱较为常见，又叫"痿躄"。"痿"是下肢软弱无力，不能行步之意。

痿证内因是体虚，饮食毒物，跌仆血瘀，气血阴精亏虚。痿证外因以温邪、湿热为主。《素问·痿论》有皮、脉、筋、骨、肉五痿。

五脏都可导致痿证，并可相互传变，久痿虚极，脾肾精气虚败则病情危笃。脾气虚损无力升清，肾气虚败，宗气不足，则舌体瘫软，吞咽、呼吸困难。痿证病变涉及肺胃肾肝。

痿证以热证、虚证为多，虚实夹杂亦可见。首辨脏腑病位，再辨标本虚实，郁热、湿热、瘀血和痰浊。《素问·痿论篇》说"治痿者独取阳明"，是指从补益脾胃、清胃火、祛湿热而调理脾胃，以滋养五脏而治痿证。另外，朱丹溪用"泻南补北"法是从清内热、滋肾阴以达到金水相生，滋润五脏而治痿证。

痿证临床分为肺热津伤型，湿热浸淫型，脾胃虚弱型，肝肾亏损型和脉络瘀阻型。

1. 痿证属肺热津伤证则肺热叶焦，津伤肺热不能输精于五脏而筋失濡养，发病急，病起发热，热后突觉肢体软弱无力，咳呛少痰，咽干不利，因肺燥伤津，五脏失润，经脉失养，当清热润燥，养阴生津，用清燥救肺汤加减。

2. 痿证属湿热浸淫证则气血运行不畅，以下肢或两足痿弱为甚，手足麻木蒸热，困重无力，因湿热浸淫，壅遏经脉，营卫受阻，当清热利湿，通利经脉，用加味二妙丸化裁。

3. 痿证属脾胃虚弱证则起病缓慢，精微不运，软弱无力渐重，疲倦肌萎，少气懒言，纳呆便溏，因脾虚不运，生化缺源，气血亏虚，经脉失养，当补中益气，健脾升清，用参苓白术散、补中益气汤等化裁。

4. 痿证属肝肾亏损证则起病缓慢，渐觉肢体痿软无力，以下肢明显，髓枯筋痿者则腰膝酸软、眩晕耳鸣，因肝肾亏虚，阴精不足，筋脉失养，当补益肝肾，滋阴清热，用虎潜丸加减；若畏寒怯冷者改用壮阳温肾药。

5. 痿证脉络瘀阻证（痰瘀阻络证）则久病体虚，四肢痿弱，肌瘦麻木，四肢青筋显露，肌肤甲错，舌质黯淡，或有瘀点、瘀斑，因气虚血瘀，阻滞经络，筋脉失养，当益气养营，活血行瘀，用圣愈汤合补阳还五汤加减。

总之，治痿当清解阳明热，或者泻南补北治疗。补益不可助邪，祛邪不可伤正。

中医学中的痿证类似西医学中的感染性多发性神经根神经炎，多发性肌炎，运动神经元病，重症肌无力，急性脊髓炎，进行性肌萎缩，重症肌营养不良症，癔病性瘫痪，脑炎后肌肉萎缩和表现为软瘫的中枢神经系统感染后遗症等病。

提示：风痱是肢体无力兼有摇晃震颤。厥证是肢体不收伴意识障碍。痿证是肢体软弱无力伴肌肉萎缩。

软瘫医案参考

石某某，女，42岁。于1992年11月19日17时，突感腰痛如裂，靠椅一会痛缓。到21时右下腹剧痛，压痛，反跳痛，体温39.2℃。苔黄，脉弦细数。诊断为急性阑尾炎瘀滞初期，夜服阑尾化瘀汤合五味消毒饮1剂。

20日晨起痛缓，但右下腹仍有压痛，中药续服此方。因拒食，入院治疗，查血、尿无异常，因阑尾手术指征不明显未手术，西医对症治疗。

20 日 23 时，患者觉先从头顶发冷，直延达脚趾尖如冰之寒；后继发烧。21 日 12 时坐立喝水，双手立即下垂，杯掉落，颈无力，眨眼无力，屈伸手足指（趾）无力，全身如稀泥般柔软无力而卧于输液床。查脑、心、肝胆、胰、双肾、输尿管、膀胱、盆腔均无异常发现；电解质亦无异常。西医抗感染、支持治疗。

中医查：苔微黄，舌体胖大，脉细弱稍数。辨证为痿证：软瘫，气虚证，用补中益气汤加桂枝、白芍、威灵仙、公英、地丁治之。

22 日西医照前施治，中医用补中益气汤加羌活、独活、桂枝、白芍、吴茱萸煎服。至 23 日，患者右下腹已无压痛。

23 日 21 时，患者被抱解小便后放躺回输液床，随即出现呼多吸少，说无声音，面色苍白，唇黯眼呆，让其宁静十五分钟后好转。

24 日经医生会诊后，确诊患者已无阑尾炎，当日和 25 日西医照用前法。因 23 日夜间汗多，24 日加服黄芪精和生脉饮口服液。24 日、25 日中医用补中益气汤加桂枝、白芍、丹参、威灵仙、扛板归、砂仁、白蔻、生龙牡，每日 2 剂，每剂只煎取前两次药液，共取汁 1200 毫升，每日分 6 次均服。

26 日停用西药。26 日中医照用 25 日之药，26 日晚好转，27 日中午能抬起头二十分钟左右，自扶药碗服药。28 日上午能下床扶壁上厕，服至 30 日基本治愈。

分析：因发病突然，来势迅猛，经中西医治疗后，似乎阑尾炎已不存在，因其浑身瘫软急发，查神经系统、心血管系统及电解质均无异常发现，中医则诊断为软瘫，中气虚弱证兼寒，用补中益气汤加散寒之品，其间 23 日出现危候，此属病重，中医的证与方药审属正确，故 24 日仍用补中益气汤加砂仁、白蔻而调理阳明，坚持 6 剂后而治愈。

第三节　颤　证

痉疭抽搐持续性，热昏急慢病情中。
颤证颤抖或摇动，拘急头部大摇动。
老虚情食劳逸发。筋脉失养肝风动。
肝阳化风痰瘀风，血虚生风阴虚风。
病位筋脉肝脾肾。肝肾脾胃损风动。
辨别本虚标实情，风火瘀痰发颤动。
虚颤无力眩晕软，实颤胖躁僵硬动。
标本虚实夹杂时，辨别主次与偏重。
清热化痰又息风。滋补肝肾气血宗。
平肝潜阳息风虫，天钩蒺龙蚕蝎蚣。
颤证年高病久慢，欲快反生变证重。
风阳内动粗大颤，天钩镇肝息风汤。
躁怒晕鸣口苦干，面赤麻木舌苔黄。
颤证痰热风动证，羚角钩藤导痰汤，
震麻晕眩痞闷痰，苔腻脉滑舌大胖。

颤证气血亏虚证，㿠白心悸养荣汤。

阴虚风动大定风，晕鸣腰软舌红绛。

颤证阳气虚衰证，地黄饮子畏冷寒，

遗尿尿清大便溏，气短心悸懒言汗。

注

痉病和颤证的区别：

痉病又叫抽搐，痉病抽搐发作有持续性，常有发热神昏，见于急性热病和慢性疾病急性发作过程中。

而本证颤证是以头部或肢体颤抖、摇动为主要临床表现的一种病证。轻者只有头摇或手足微颤，重者四肢拘急，头部振摇大动。古称"振摇"，"颤振"。

颤证的病因为：年老体虚，情志失节，饮食不节，劳逸失当。

颤证的病机为肝风内动，筋脉失养。肝风内动因为：肝阳化风，痰热动风，瘀血生风，血虚生风，阴虚生风等不同病机。风以阴虚生风为主。

颤证病位在筋脉，与肝、脾、肾等脏关系密切。肝肾同源，肝血肾精亏虚，髓减脑虚，下虚则高处摇动；脾胃受损，痰湿内生，土不育木而风木内动。

颤证的病理性质总属本虚标实。本虚为气血阴阳亏虚以阴津精血亏虚为主。标实为风、火、痰、瘀而患颤证。虚证则颤动无力，体瘦眩晕，腰膝酸软。实证则震颤剧烈，体胖，烦躁不宁，肢体僵硬颤动。

颤证因标本虚实夹杂时，要辨别主次偏重。实证清热化痰息风。虚证滋补肝肾气血并息风通路，平肝潜阳息风，注意用虫药和镇颤药：天麻、钩藤、珍珠母、牡蛎、龙骨、地龙、僵蚕、全蝎、蜈蚣等。对年高病久者宜缓缓图治，过分求速反易招致诸多变证使病情加重。

颤证证治分类：

1. 颤证属风阳内动证者见颤动粗大，烦躁易怒，口苦咽干，大便干，面赤，麻木，舌苔黄，用天麻钩藤饮合镇肝息风汤加减。

2. 颤证属痰热风动证则震颤，麻木，晕眩，胸脘痞闷，甚则口吐痰涎，苔腻脉滑，舌体胖大，用羚角钩藤汤合导痰汤加减。

3. 颤证属气血亏虚证则见面色㿠白，心悸，眩晕，用人参养荣汤加减。

4. 颤证属阴虚风动证则头晕耳鸣，腰膝酸软，舌质红绛，舌无苔，用大定风珠加减。

5. 颤证属阳气虚衰证则畏寒肢冷，遗尿，尿清长，大便溏，气短，心悸，懒言，自汗，用地黄饮子加减。

帕金森病

震颤年龄境遗传，黑质多巴胺神变。

震颤姿势步态异，肌肉强直行迟缓。

铅管强直齿轮强，小写征和面具脸。

一侧手起如搓丸，对侧上下肢震颤。

消道蠕动碍便秘，米氏征和眼睑挛，

口咽腭肌运动碍，言慢流涎吞咽难。

脂颜多汗认知碍，视幻觉和抑郁见。

血尿脑脊液正常，脑电基础波变慢，

　尿多巴胺代谢减，DNA 查基因变。

鉴别抑郁继发颤，肝豆变性特发颤。

西药都有副作用，苯海索和丙环定，

环戊丙醇苯托品。金刚烷胺安坦并。

左旋多巴或复方，非麦角类麦角选，

单胺氧酶抑制剂，儿茶甲基转梭酶，

苍白丘脑底核毁，切除脑深部用电，

细胞抑制基因疗，康复辅助治手段。

注

帕金森病（Parkonson disease PD）又叫震颤麻痹（paralysis agitans）。PD 是发生在中老年人椎体外系的进行性疾病

主要病变在中脑黑质，特别是致密部多巴胺（CA）能神经元变性。

临床表现为：震颤，姿势步态异常，肌强直，行动迟缓。症状常从一侧上肢开始，逐渐波及同侧下肢，和对称上、下肢，常成"N"字型进展。震颤为静止性震颤，常为首发症状。

肌强直为屈肌和伸肌张力同时增高，被动运动时关节始终保持增高的阻力，类似弯曲软铅管的感觉，叫"铅管样强直"。

部分患者因伴随有震颤，可查感到在均匀的阻力中出现断续停顿，如同转动齿轮感，叫"齿轮样强直"。

面肌表情肌活动减少，常常双眼凝视，瞬目减少，叫"面具脸"。

手指做精细动作困难，不能扣扭系鞋。书写时字体越写越小，叫"小写征"。消化道蠕动障碍则致顽固性便秘。

有米氏（Myerson）眼征：反复叩击眉弓上缘产生持续眨眼反应。眼睑阵挛或痉挛。口、咽、腭肌运动障碍致讲话缓慢，发音弱，流涎，严重时吞咽困难，脂颜和多汗。

晚期可有认知功能障碍，视幻觉，但常不严重，而常见抑郁证。

PD 检查：

1. 血常规、尿常规、脑脊液检查均正常。2. 脑电图的基础波变慢。尿中多巴胺的代谢产物（高香草酸 HVA）减少。3. 可有（DNA）基因突变。

鉴别诊断：抑郁症，继发性震颤，肝豆状核变性，特发性震颤。

治疗：目前任何用治 PD 的西药都有副作用。

1. 震颤和强直用抗胆碱能药物：苯海索，丙环定，苯扎托品。

2. 金刚烷胺，可合用安坦。

3. 治疗震颤最基本、最有效的药物是左旋多巴及复方左旋多巴。可合用 L—Dopa。

4. 用 DA 受体激动剂：1）非麦角类 DA 受体激动剂。2）麦角类 DA 受体激动剂。

5. 单胺氧化酶抑制剂，可合用 L—Dopa。

6. 儿茶酚—氧位—甲基转移酶抑制剂。

7. 外科治疗：1）苍白球、丘脑底核毁损术或切除术。2）脑深部电刺激。3）细胞移植

和基因治疗。4）康复治疗，为辅助手段。

中 医 治 疗

震颤位脑关肝肾，痰瘀风火病理因。
气血两亏乏力晕，天麻钩藤加八珍。
肝肾阴虚大定风，躁怒酸软眩晕鸣。
风痰闭阻导痰汤，痰多苔腻舌胖闷。
气虚瘀风瘀紫黯，颤僵言謇补阳还。
阴阳两虚地黄饮，晄白自汗畏寒软。

注

震颤病的病位在脑，与肝肾密切相关。痰浊、血瘀、风火是相互影响的病理因素。

1. 震颤属气血两亏证则震颤，僵直，拘急，乏力眩晕，自汗流涎，治当益气养血，息风通络，用天麻钩藤饮合八珍汤加减。

2. 震颤属肝肾阴虚证则烦躁易怒、腰膝酸软，眩晕耳鸣，健忘多梦，舌体瘦小，治当补肾养阴，柔肝息风，用大定风珠加减。

3. 震颤属风痰阻络证则震颤，胸胁满闷，痰多，苔腻，舌体胖大，脉滑，治当行气化瘀，息风通络，用导痰汤加减。

4. 震颤属气虚血瘀生风则瘀紫舌黯，震颤僵直，语言謇涩，当益气活血祛风，用补阳还五汤加减。

5. 震颤属阴阳两虚证则晄白自汗，畏寒怕冷，四肢酸软，用地黄饮子加减。

第四节 痉 证

痉证抽搐项背强，重者角弓见反张。
痉证筋脉肝所主，阴虚血少失滋养。
外邪病劳亡血津，有汗柔痉无汗刚。
外感内伤辨虚实，区别中风痫证良。

痉证邪壅经络证，恶寒较重葛根汤。
痉证风痰入络证，真方白丸抽麻强。
痉证肝经热盛烦，热渴弓反羚钩汤。
阳明热盛壮热汗，白虎增液承气汤。
痉证阴血亏虚证，大定风珠四物汤，
昏眩抽搐神疲倦，虚弱自汗项背强。
风寒湿用羌活胜，清热化湿三仁汤。

和营养津瓜蒌桂，温热羚天白虎汤。
白附南星半天枳，川乌全蝎云木香。

痉证瘀血通窍活，气血亏虚圣愈汤，

风痰导痰加防风，滋养营阴不可忘。

注

痉证是以四肢抽搐或拘挛，项背强直，口噤，甚至角弓反张为主要表现的病证。筋脉的刚柔有赖肝血的滋养。

痉证的病因有：感受外邪，久病过劳，亡血伤津。《金匮要略》称有汗为柔痉，无汗为刚痉。

痉证的病位在筋脉，由肝所主。痉证的病理是阴虚血少，筋脉失于滋养。

痉证的病因有外感（风寒湿壅阻经络，或热甚伤津，肝风内动）和（阴血亏虚，筋脉失养）两大方面。治痉证当首辨虚实。痉证应与中风、痫证相区别，临床上不要混淆。

痉证证治分类：

1. 痉证属邪壅经络而发痉者见头强，项背强直，恶寒发热，肢体酸重，苔白腻，脉浮紧等风寒湿诸症，因风寒湿邪侵于肌表，壅滞经络，当祛风散寒，燥湿和营，用羌活胜湿汤加减；恶寒重者用葛根汤；湿热者用三仁汤；风盛发热不恶寒，项背强直的柔痉，宜和营养津，用瓜蒌桂枝汤。

2. 痉证属风痰入络证则见四肢抽搐、手足麻木、颈背强急，胸脘痞闷，因经脉空虚，风痰乘虚而入，气血闭阻，筋脉失养，当祛风化痰，通络止痛，用真方白丸子（半夏、白附子、天南星、天麻、川乌、全蝎、木香、枳壳）加减。热昏谵语或热至昏迷者可再加服安宫牛黄丸或至宝丹。温热致痉者用羚羊角、天麻合用白虎汤。热甚伤津无腑实者用白虎加人参汤。

3. 痉证属肝经热盛证则高热口渴，角弓反张。热入营阴动风者用羚羊钩藤汤；

4. 痉证属阳明热盛证发痉者除痉证表现外，另外表现为壮热、出汗，口渴咽干，心烦急躁，白虎汤合增液承气汤。

5. 痉证在临床上属阴血亏虚证者最为多见，在治疗上以滋养营阴最为重要；此证型表现为素体阴亏血虚，或在失血、汗、下太过之后，项背强急，四肢抽搐，头昏目眩，自汗，神疲，气短，舌淡红，脉弦细，用大定风珠合四物汤。

痉证属瘀血致痉者用通窍活血汤。气血亏虚致痉者用圣愈汤。风痰发痉者用导痰汤加防风。

西医学中的多种疾病，如流行性脑脊髓膜炎、流行性乙型脑炎、中毒性脑病、脑脓肿、脑寄生虫病、脑血管疾病等，凡引起肌肉痉挛，项背强急，甚至角弓反张而有类似本病表现者，均可参照本病辨证施治。

附：破伤风

破伤风症风毒初，蝎蚕蝉壳玉真尝。

风毒化热是中期，羌活川芎芩大黄。

邪退正伤恢复期，蝉壳僵蚕八珍汤。

邪在肌腠经脉型，五虎追风效果良。

注

破伤风古称"金疮痉"。因金疮破伤，伤口不洁，感受风毒之邪致痉，发痉多始于头面部，肌肉痉挛，口噤，苦笑面容，渐延至四肢。或全身破伤风症的风毒初受阶段用玉真散加僵蚕、全蝎、蝉壳治之，中期属风毒发热阶段用大芎黄汤（大黄、川芎、黄芩、羌活）治之，恢复期多见邪退正已伤，用八珍汤加蝉壳、僵蚕治之。另外，若邪在肌腠经脉型破伤风，可用五虎追风散。

第八章 其 他

一、疝气

疝气虚证位肾脾，实证病位肝脏居。
寒热虚实气血辨；下元虚寒阴寒聚。
寒疝桂枝（汤）暖肝煎，狐疝天台乌药散。
水疝肿亮坠重胀，二核木茴五苓散。
气疝补中白芍防，寒疝妙方橘核丸。

注

最新第九版高等教材已经删去。

疝气是指少腹痛引睾丸，或睾丸肿痛的一种疾病。疝气虚证的病位在肾脾两脏，实证病位在肝脏。治疗疝气应首辨寒热虚实气血。疝气多因下元虚寒，阴寒凝聚而得。

1. 寒疝觉阴部寒冷，肿胀且硬，冷痛，用桂枝汤或暖肝煎，应酌加散寒壮阳药。
2. 水疝用五苓散加橘核、荔核、云木香、小茴香等。
3. 狐疝用天台乌药散。
4. 气疝用补中益气汤加白芍、防风。
5. 寒疝用橘核丸。西医学中的腹股沟疝，睾丸鞘膜积液，精囊炎，睾丸炎等属疝气范围，可参照本病施治。

二、肝痈

肝痈温热湿热酿，早期柴胡清肝汤：
柴银翘栀连胆草，赤芍青皮生地黄。
肝痈中期黄连解，瓜仁鱼腥柴败酱。
肝痈恢复圣愈汤，再加败酱公英尝。

注

肝痈是因感受温热邪毒或湿热内蕴侵入营血，损伤肝脏，气血壅滞，血肉败坏，化腐成脓的一种疾病，属内痈。

临床上以发热恶寒，右胁胀满，又剧烈疼痛，肝脏肿大拒按为特点。临床上分早期，中期，晚期三个期。

1. 早期即肿胀期：右胁胀痛，寒热往来，渐渐加重，痛处拒按，不能转侧，舌苔黄，尿黄，脉弦数，用柴胡清肝汤（由柴胡、银花、连翘、黄连、龙胆草、赤芍、青皮、生地黄组成）。

2. 中期即成痈期：寒战高热汗出，右胁胀满剧痛，痛引少腹及肩胛，口渴心烦，舌红苔黄，脉弦数，用黄连解毒汤加冬瓜仁、鱼腥草、柴胡、败酱草。

3. 恢复期：右胁隐痛，倦怠乏力，口干纳少，舌红少苔，脉细弱用圣愈汤加败酱草、蒲公英为基本方化裁。

肝痈相当于西医学中的肝脓疡，多因细菌或阿米巴原虫感染所致。

三、百合病

> 百合邪热滞留成，心肺阴伤百脉病，
> 自觉症多常游移，百地、甘麦大枣平。

注

百合病是邪热留滞不去，心肺阴液耗伤所致，病及百脉，自觉症状多，常游移不定，口苦尿赤脉微数，多用百合地黄汤，或合甘草小麦大枣汤化裁治之。

常见于现代医学的抑郁症，精神分裂症，老年痴呆症等。

四、失音

> 失音风寒咳不爽，金沸草散寒热方。
> 失音风热痰黄稠，干燥清咽宁肺汤。
> 失音肺肾阴虚证，味诃百合固金汤。
> 肺燥桔梗蝴蝶蝉，再加清燥救肺汤。
> 失音肾经虚寒起，肾气、麻附细辛汤。

注

失音又叫喉喑。指发音不畅，声音嘶哑的一种证候。中风舌体强硬，语言謇涩，甚至失语叫舌喑。注意区别。

失音属外感风寒所致者则见恶寒发热之表证，兼咳嗽不爽，声音不扬或嘶哑，治用金沸草散化裁（金沸草、前胡、荆芥、细辛、半夏、茯苓、甘草、大枣、生姜）。

失音因风热外感者则见咳痰黄稠，咽干口燥，用清咽宁肺汤（桔梗、前胡、桑白皮、贝母、知母、甘草、黄芩、栀子）。

失音属肺肾阴虚证者，用百合固金汤加五味子、诃子。失音属肺燥津伤者，用清燥救肺汤加桔梗、木蝴蝶、蝉蜕。

失音属肾经虚寒而起者，用肾气丸或麻黄附子细辛汤。注意忌食香燥辛辣刺激的饮食菜肴，少说话，以利康复。

现代医学中的呼吸道炎症，喉结核等引起失音者，属本病范围。

五、昏迷

> 昏迷心脑疾患酿，闭证热浊痰闭商，
> 脱证昏迷厥冷汗，手撒遗尿鼾声象。
> 昏迷热闭清营汤，瘴毒增液清瘴汤，
> 疫毒痢疾白头翁，暑热人参白虎汤，
> 热结胃肠大承气，热动肝风羚钩汤，
> 都可合用紫雪丹，或加安宫牛黄尝。
> 昏迷痰闭涤痰汤，痰火黄连温胆汤。
> 昏迷浊闭温脾汤，配用玉枢、苏合香（丸）。
> 风闭属阴涤痰好，风闭属阳羚钩汤。
> 昏迷瘀血通窍活。昏迷亡阳参附汤，

昏迷亡阴生脉散，地黄饮子救阴亡。

注

昏迷是以邪害清窍，心神耗散，神明失用，神志昏迷不清为特征的一种常见危重证。

中医文献中有"不知人与言、昏愦、不省人事、昏不知人、神志不清、神昏、昏蒙"等等，指昏迷的言辞。昏迷的形成一般认为与心和脑有关。

脱证型昏迷的症状特点为：昏迷时四肢厥冷，汗出，鼾声，目合口开，手撒遗尿。

闭证型昏迷的分类有热闭，痰闭，浊闭。闭证型昏迷的症状特点为：昏迷时牙关紧闭，两手握固，面赤气粗，痰声若拉锯。

1. 闭证昏迷型见昏迷，热入心包者，则见热闭，神志不清，高热面赤气粗，烦躁谵语，甚或抽搐，尿黄脉数，用清营汤化裁；

若瘴毒伤营，壮热昏迷，尿黄便秘，苔黄脉数者，用清瘴汤合增液汤；

若疫毒滞肠，内陷心包，昏迷抽搐，壮热烦躁者，用白头翁汤化裁；

若暑热昏迷者用白虎加人参汤；热结胃肠之神昏谵语，腹坚满便秘者，用大承气汤；热动肝风，壮热昏迷，牙关紧闭，四肢抽搐者用羚羊钩藤汤。诸般昏迷皆见热象，都可合用紫雪丹或安宫牛黄丸。但若阴液已大亏者，则宜用三甲复脉汤。

2. 昏迷属痰湿内阻者，用涤痰汤化裁，可合用苏合香丸。昏迷属痰火上蒙者用黄连温胆汤。

3. 昏迷属浊闭（浊阴上逆闭窍）者则见食少腹胀，畏寒肢冷，恶心呕吐，头晕头痛，嗜睡，逐渐昏迷，舌胖苔白腻，用温脾汤，也可合用苏合香丸；若浊闭兼呕吐者可合用玉枢丹。

4. 风闭属阳闭者则见脉弦而数，舌苔黄腻，面赤气粗，用羚角钩藤汤，可合用至宝丹。

5. 风闭属阴闭者见脉搏沉滑，舌苔白腻，面白唇青，用涤痰汤，宜合用苏合香丸。

6. 昏迷属瘀闭者用通窍活血汤化裁。

7. 昏迷亡阴者治用生脉散，若真阴枯涸者宜用地黄饮子化裁。

8. 昏迷亡阳者用参附汤，可加山萸肉、龙骨牡蛎等。

对现代医学中的流行性乙脑、流行性脑脊髓膜炎、败血症、中毒性痢疾、脑卒中、肺源性脑病、心源性脑缺血综合征、肝昏迷、糖尿病酸中毒、尿毒症、植物人脑水肿阶段、药物或化学品中毒、中暑等引起的昏迷，可参考本病辨证施治。

[附]：现代医学中有关引起昏迷诸病的口诀：

A

> 昏迷虫证颅内感，脓脑、乙脑、脑膜炎。
> 昏迷非感脑溢血，肿瘤梗塞脑血栓，
> 脑伤高压、孕毒血，网血癫痫或肾炎。

B

> 昏迷全身性感染，脑型疟疾或伤寒，
> 流行性的出血热，中毒痢疾和肺炎。
> 全身非感糖酮昏，糖尿非酮高渗昏，
> 肝脑肺脑低血糖，甲状危象尿毒症，
> 安眠麻醉有机磷，一氧化碳或酒精，
> 电击溺水或中暑，都可造成神志昏。

C

第八章　其　他

昏迷冬春（多）流脑患，秋天乙脑最多见。

昏迷脉缓脑水肿，颅内占位颅内感。

全身感染伴昏迷，考虑中毒（性）脑疾患。

草莓舌是猩红热；肺脑发绀呼吸难。

昏迷高温、全身感，中枢（性）发热颅内感，

先昏后热脑溢血，先热后昏脑膜炎。

昏迷体温血压低，安眠药毒、内泌（低）患。

昏迷高压颅压高，高压脑病溢血变。

昏迷（两侧）瞳孔不等大，颅内高压或脑疝；

双侧瞳（孔）小吗啡毒，桥脑出血（有机磷）中毒变；

瞳扩巅茄酒精毒，低血糖或发癫痫。

注

此处列出了现代医学中能引起昏迷的各个病种（但不可把思路只限于这些病证），在临床上根据某些症状表现，再根据实验室报告，可以较准较快的作出处理措施，这对挽救危急病人大有用处。作为现代中医师，应该了解西医学中的相关诊断，对辨证施用中医药救治患者是大有帮助的。

A、1. 昏迷可由颅内感染性疾病如乙型脑炎、流行性脑脊髓膜炎、脑脓肿、脑内寄生虫（注意口诀含义中指）所致。

2. 昏迷可由颅内非感染性疾病如脑溢血、脑梗死、脑血栓、蛛网膜下隙出血、颅内肿瘤、癫痫、脑外伤、急进性高血压、急性肾炎、妊娠毒血症等所致。

B、3. 昏迷可由全身性疾病中的感染性疾病引起，如流行性出血热、脑型疟疾、斑疹伤寒、中毒性痢疾和中毒性肺炎等。

4. 昏迷可由全身性疾病中的非感染性疾病引起，如糖尿病酮症酸中毒、糖尿病非酮症高渗性昏迷、肝性脑病、肺性脑病、低血糖、甲状腺危象、尿毒症、安眠药中毒、麻醉剂、有机磷中毒、一氧化碳中毒、酒精中毒、电击、溺水、中暑等。

C、5. 儿童患者在冬、春季昏迷应注意流行性脑膜炎，在秋天应注意流行性乙型脑炎。

6. 昏迷伴脉缓者多因脑水肿，颅内占位性病变或颅内感染引起的颅内高压所致。

7. 全身感染伴昏迷，应考虑中毒性脑病。

8. 昏迷见草莓舌者为猩红热。

9. 昏迷伴发绀，呼吸困难者多因肺性脑病所致。

10. 昏迷伴体温升高应考虑全身性感染，中枢性发热或颅内感染等。

11. 先昏迷后发热多是脑溢血，先发热后昏迷应考虑患脑膜炎、乙脑等。

12. 昏迷伴体温降低又血压降低者应考虑安眠药中毒，内分泌低下等。

13. 昏迷伴血压升高者见于颅内高压，脑溢血，高血压脑病患者。

14. 昏迷伴呼吸浅慢者多因安眠药中毒，黏液性水肿等。

15. 昏迷伴深大呼吸者见于尿毒症，酮症酸中毒昏迷等。

16. 昏迷伴鼾声者多因脑溢血所致。

17. 昏迷伴两侧瞳孔不等大者为脑疝，颅内高压等。

18. 昏迷伴双侧瞳孔缩小者为桥脑出血，有机磷及吗啡中毒等。

19. 昏迷伴双侧瞳孔扩大者见于巅茄及酒精类中毒，低血糖或癫痫等。

参考书籍

1. 成都中医药大学函授教材《中医内科学》1984 年版
2. 全国高等中医药院校规划教材《中医内科学》（第五、六、七、八版）
定稿：全国高等中医药院校规划教材《中医内科学》（第九版）